U0346406

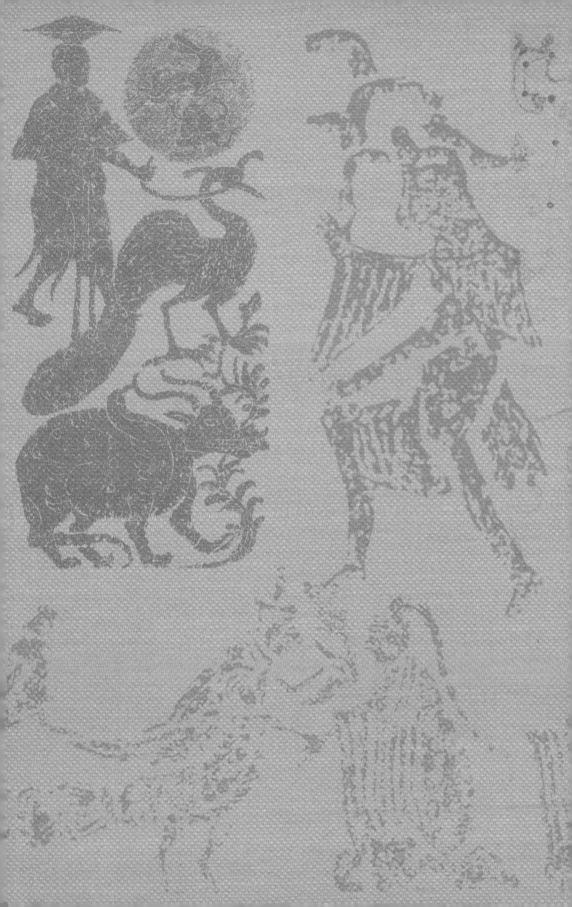

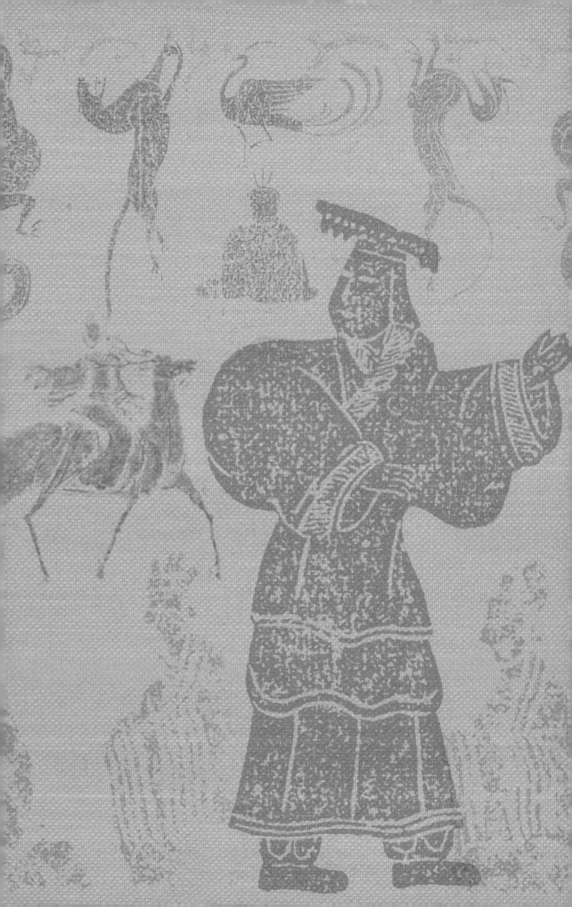

中国古医籍整理丛书

医方一盘珠全集

清·洪金鼎　撰

高晶晶　校注

中国中医药出版社

·北 京·

图书在版编目（CIP）数据

医方一盘珠全集/（清）洪金鼎撰；高晶晶校注 . —北京：
中国中医药出版社，2015. 1（2024. 11重印）
（中国古医籍整理丛书）
ISBN 978-7-5132-2139-9

Ⅰ.①医… Ⅱ.①洪… ②高… Ⅲ.①方书-中国-古代
Ⅳ.①R289. 2

中国版本图书馆 CIP 数据核字（2014）第 273449 号

中 国 中 医 药 出 版 社 出 版
北京经济技术开发区科创十三街31号院二区8号楼
邮政编码　100176
传真　010 64405721
北京盛通印刷股份有限公司印刷
各地新华书店经销
*
开本 710×1000　1/16　印张 22.25　字数 149 千字
2015 年 1 月第 1 版　2014 年11月第 4 次印刷
书　号　ISBN 978-7-5132-2139-9
*
定价　66. 00 元
网址　www.cptcm.com

国家中医药管理局
中医药古籍保护与利用能力建设项目
组织工作委员会

主 任 委 员 王国强

副 主 任 委 员 王志勇　李大宁

执 行 主 任 委 员 曹洪欣　苏钢强　王国辰　欧阳兵

执行副主任委员 李　昱　武　东　李秀明　张成博

委　　　　员

各省市项目组分管领导和主要专家

（山东省）武继彪　欧阳兵　张成博　贾青顺

（江苏省）吴勉华　周仲瑛　段金廒　胡　烈

（上海市）张怀琼　季　光　严世芸　段逸山

（福建省）阮诗玮　陈立典　李灿东　纪立金

（浙江省）徐伟伟　范永升　柴可群　盛增秀

（陕西省）黄立勋　呼　燕　魏少阳　苏荣彪

（河南省）夏祖昌　刘文第　韩新峰　许敬生

（辽宁省）杨关林　康廷国　石　岩　李德新

（四川省）杨殿兴　梁繁荣　余曙光　张　毅

各项目组负责人

王振国（山东省）　　王旭东（江苏省）　　张如青（上海市）

李灿东（福建省）　　陈勇毅（浙江省）　　焦振廉（陕西省）

蔡永敏（河南省）　　鞠宝兆（辽宁省）　　和中浚（四川省）

项目专家组

顾　问　　马继兴　张灿玾　李经纬

组　长　　余瀛鳌

成　员　　李致忠　钱超尘　段逸山　严世芸　鲁兆麟

　　　　　郑金生　林端宜　欧阳兵　高文柱　柳长华

　　　　　王振国　王旭东　崔　蒙　严季澜　黄龙祥

　　　　　陈勇毅　张志清

项目办公室（组织工作委员会办公室）

主　任　　王振国　王思成

副主任　　王振宇　刘群峰　陈榕虎　杨振宁　朱毓梅

　　　　　刘更生　华中健

成　员　　陈丽娜　邱　岳　王　庆　王　鹏　王春燕

　　　　　郭瑞华　宋咏梅　周　扬　范　磊　张永泰

　　　　　罗海鹰　王　爽　王　捷　贺晓路　熊智波

秘　书　　张丰聪

前言

中医药古籍是传承中华优秀文化的重要载体，也是中医学传承数千年的知识宝库，凝聚着中华民族特有的精神价值、思维方法、生命理论和医疗经验，不仅对于传承中医学术具有重要的历史价值，更是现代中医药科技创新和学术进步的源头和根基。保护和利用好中医药古籍，是弘扬中国优秀传统文化、传承中医学术的必由之路，事关中医药事业发展全局。

1949 年以来，在政府的大力支持和推动下，开展了系统的中医药古籍整理研究。1958 年，国务院科学规划委员会古籍整理出版规划小组在北京成立，负责指导全国的古籍整理出版工作。1982 年，国务院古籍整理出版规划小组召开全国古籍整理出版规划会议，制定了《古籍整理出版规划（1982—1990）》，卫生部先后下达了两批 200 余种中医古籍整理任务，掀起了中医古籍整理研究的新高潮，对中医文化与学术的弘扬、传承和发展，发挥了极其重要的作用，产生了不可估量的深远影响。

2007 年《国务院办公厅关于进一步加强古籍保护工作的意见》明确提出进一步加强古籍整理、出版和研究利用，以及

"保护为主、抢救第一、合理利用、加强管理"的方针。2009年《国务院关于扶持和促进中医药事业发展的若干意见》指出，要"开展中医药古籍普查登记，建立综合信息数据库和珍贵古籍名录，加强整理、出版、研究和利用"。《中医药创新发展规划纲要（2006—2020）》强调继承与创新并重，推动中医药传承与创新发展。

2003～2010年，国家财政多次立项支持中国中医科学院开展针对性中医药古籍抢救保护工作，在中国中医科学院图书馆设立全国唯一的行业古籍保护中心，影印抢救濒危珍本、孤本中医古籍1640余种；整理发布《中国中医古籍总目》；遴选351种孤本收入《中医古籍孤本大全》影印出版；开展了海外中医古籍目录调研和孤本回归工作，收集了11个国家和2个地区137个图书馆的240余种书目，基本摸清流失海外的中医古籍现状，确定国内失传的中医药古籍共有220种，复制出版海外所藏中医药古籍133种。2010年，国家财政部、国家中医药管理局设立"中医药古籍保护与利用能力建设项目"，资助整理400余种中医药古籍，并着眼于加强中医药古籍保护和研究机构建设，培养中医古籍整理研究的后备人才，全面提高中医药古籍保护与利用能力。

在此，国家中医药管理局成立了中医药古籍保护和利用专家组和项目办公室，专家组负责项目指导、咨询、质量把关，项目办公室负责实施过程的统筹协调。专家组成员对古籍整理研究具有丰富的经验，有的专家从事古籍整理研究长达70余年，深知中医药古籍整理研究的重要性、艰巨性与复杂性，履行职责认真务实。专家组从书目确定、版本选择、点校、注释等各方面，为项目实施提供了强有力的专业指导。老一辈专家的学术水平和智慧，是项目成功的重要保证。项目承担单位山东中医药大学、南京中医药大学、上海中医药大学、福建中医药大学、浙江省中医药研究院、陕西省中医药研究院、河南省中医药研究院、辽宁中医药大学、成都中医药大学及所在省市中医药管理部门精心组织，充分发挥区域间互补协作的优势，并得到承担项目出版工作的中国中医药出版社大力配合，全面推进中医药古籍保护与利用网络体系的构建和人才队伍建设，使一批有志于中医学术传承与古籍整理工作的人才凝聚在一起，研究队伍日益壮大，研究水平不断提高。

本着"抢救、保护、发掘、利用"的理念，该项目重点选择近60年未曾出版的重要古医籍，综合考虑所选古籍的保护价值、学术价值和实用价值。400余种中医药古籍涵盖了医经、基础理论、诊法、伤寒金匮、温病、本草、方书、内科、外科、女科、儿科、伤科、眼科、咽喉口齿、针灸推拿、养生、医案医话医论、医史、临证综合等门类，跨越唐、宋、金元、明以迄清末。全部古籍均按照项目办公室组织完成的行业标准《中医古籍整理规范》及《中医药古籍整理细则》进行整理校注，绝大多数中医药古籍是第一次校注出版，一批孤本、稿本、抄本更是首次整理面世。对一些重要学术问题的研究成果，则集中收录于各书的"校注说明"或"校注后记"中。

"既出书又出人"是本项目追求的目标。近年来，中医药古籍整理工作形势严峻，老一辈逐渐退出，新一代普遍存在整理研究古籍的经验不足、专业思想不坚定等问题，使中医古籍整理面临人才流失严重、青黄不接的局面。通过本项目实施，搭建平台，完善机制，培养队伍，提升能力，经过近5年的建设，锻炼了一批优秀人才，老中青三代齐聚一堂，有效地稳定了研究队伍，为中医药古籍整理工作的开展和中医文化与学术的传承提供必备的知识和人才储备。

本项目的实施与《中国古医籍整理丛书》的出版，对于加强中医药古籍文献研究队伍建设、建立古籍研究平台，提高古籍整理水平均具有积极的推动作用，对弘扬我国优秀传统文化，推进中医药继承创新，进一步发挥中医药服务民众的养生保健与防病治病作用将产生深远影响。

第九届、第十届全国人大常委会副委员长许嘉璐先生，国家卫生计生委副主任、国家中医药管理局局长、中华中医药学会会长王国强先生，我国著名医史文献专家、中国中医科学院马继兴先生在百忙之中为丛书作序，我们深表敬意和感谢。

由于参与校注整理工作的人员较多，水平不一，诸多方面尚未臻完善，希望专家、读者不吝赐教。

国家中医药管理局中医药古籍保护与利用能力建设项目办公室
二〇一四年十二月

许 序

"中医"之名立，迄今不逾百年，所以冠以"中"字者，以别于"洋"与"西"也。慎思之，明辨之，斯名之出，无奈耳，或亦时人不甘泯没而特标其犹在之举也。

前此，祖传医术（今世方称为"学"）绵延数千载，救民无数；华夏屡遭时疫，皆仰之以度困厄。中华民族之未如印第安遭染殖民者所携疾病而族灭者，中医之功也。

医兴则国兴，国强则医强。百年运衰，岂但国土肢解，五千年文明亦不得全，非遭泯灭，即蒙冤扭曲。西方医学以其捷便速效，始则为传教之利器，继则以"科学"之冕畅行于中华。中医虽为内外所夹击，斥之为蒙昧，为伪医，然四亿同胞衣食不保，得获西医之益者甚寡，中医犹为人民之所赖。虽然，中国医学日益陵替，乃不可免，势使之然也。呜呼！覆巢之下安有完卵？

嗣后，国家新生，中医旋即得以重振，与西医并举，探寻结合之路。今也，中华诸多文化，自民俗、礼仪、工艺、戏曲、历史、文学，以至伦理、信仰，皆渐复起，中国医学之兴乃属必然。

迄今中医犹为国家医疗系统之辅，城市尤甚。何哉？盖一则西医赖声、光、电技术而于20世纪发展极速，中医则难见其进。二则国人惊羡西医之"立竿见影"，遂以为其事事胜于中医。然西医已自觉将入绝境：其若干医法正负效应相若，甚或负远逾于正；研究医理者，渐知人乃一整体，心、身非如中世纪所认定为二对立物，且人体亦非宇宙之中心，仅为其一小单位，与宇宙万象万物息息相关。认识至此，其已向中国医学之理念"靠拢"矣，虽彼未必知中国医学何如也。唯其不知中国医理何如，纯由其实践而有所悟，益以证中国之认识人体不为伪，亦不为玄虚。然国人知此趋向者，几人？

国医欲再现宋明清高峰，成国中主流医学，则一须继承，一须创新。继承则必深研原典，激清汰浊，复吸纳西医及我藏、蒙、维、回、苗、彝诸民族医术之精华；创新之道，在于今之科技，既用其器，亦参照其道，反思己之医理，审问之，笃行之，深化之，普及之，于普及中认知人体及环境古今之异，以建成当代国医理论。欲达于斯境，或需百年欤？予恐西医既已醒悟，若加力吸收中医精粹，促中医西医深度结合，形成21世纪之新医学，届时"制高点"将在何方？国人于此转折之机，能不忧虑而奋力乎？

予所谓深研之原典，非指一二习见之书、千古权威之作；就医界整体言之，所传所承自应为医籍之全部。盖后世名医所著，乃其秉诸前人所述，总结终生行医用药经验所得，自当已成今世、后世之要籍。

盛世修典，信然。盖典籍得修，方可言传言承。虽前此50余载已启医籍整理、出版之役，惜旋即中辍。阅20载再兴整理、出版之潮，世所罕见之要籍千余部陆续问世，洋洋大观。

今复有"中医药古籍保护与利用能力建设"之工程，集九省市专家，历经五载，董理出版自唐迄清医籍，都400余种，凡中医之基础医理、伤寒、温病及各科诊治、医案医话、推拿本草，俱涵盖之。

噫！璐既知此，能不胜其悦乎？汇集刻印医籍，自古有之，然孰与今世之盛且精也！自今而后，中国医家及患者，得览斯典，当于前人益敬而畏之矣。中华民族之屡经灾难而益蕃，乃至未来之永续，端赖之也，自今以往岂可不后出转精乎？典籍既蜂出矣，余则有望于来者。

谨序。

第九届、十届全国人大常委会副委员长

许嘉璐

二〇一四年冬

王 序

中医学是中华民族在长期生产生活实践中，在与疾病作斗争中逐步形成并不断丰富发展的医学科学，是中国古代科学的瑰宝，为中华民族的繁衍昌盛作出了巨大贡献，对世界文明进步产生了积极影响。时至今日，中医学作为我国医学的特色和重要医药卫生资源，与西医学相互补充、相互促进、协调发展，共同担负着维护和促进人民健康的任务，已成为我国医药卫生事业的重要特征和显著优势。

中医药古籍在存世的中华古籍中占有相当重要的比重，不仅是中医学术传承数千年最为重要的知识载体，也是中医为中华民族繁衍昌盛发挥重要作用的历史见证。中医药典籍不仅承载着中医的学术经验，而且蕴含着中华民族优秀的思想文化，凝聚着中华民族的聪明智慧，是祖先留给我们的宝贵物质财富和精神财富。加强对中医药古籍的保护与利用，既是中医学发展的需要，也是传承中华文化的迫切要求，更是历史赋予我们的责任。

2010年，国家中医药管理局启动了中医药古籍保护与利用能力建设项目。这既是传承中医药的重要工程，也是弘扬优秀民族文化的重要举措，不仅能够全面推进中医药的有效继承和创新发展，为维护人民健康做出贡献，也能够彰显中华民族的璀璨文化，为实现中华民族伟大复兴的中国梦作出贡献。

相信这项工作一定能造福当今，嘉惠后世，福泽绵长。

国家卫生与计划生育委员会副主任

国家中医药管理局局长

中华中医药学会会长

王国强

二〇一四年十二月

马序

　　新中国成立以来，党和国家高度重视中医药事业发展，重视古籍的保护、整理和研究工作。自1958年始，国务院先后成立了三届古籍整理出版规划小组，分别由齐燕铭、李一氓、匡亚明担任组长，主持制订了《整理和出版古籍十年规划（1962—1972）》《古籍整理出版规划（1982—1990）》《中国古籍整理出版十年规划和"八五"计划（1991—2000）》等，而第三次规划中医药古籍整理即纳入其中。1982年9月，卫生部下发《1982—1990年中医古籍整理出版规划》，1983年1月，保证了中医古籍整理出版办公室正式成立，中医古籍整理出版规划的实施。2002年2月，《国家古籍整理出版"十五"（2001—2005）重点规划》经新闻出版署和全国古籍整理出版规划领导小组批准，颁布实施。其后，又陆续制定了国家古籍整理出版"十一五"和"十二五"重点规划。国家财政多次立项支持中国中医科学院开展针对性中医药古籍抢救保护工作，文化部在中国中医科学院图书馆专门设立全国唯一的行业古籍保护中心，国家先后投入中医药古籍保护专项经费超过3000万元，影印抢救濒危珍、善、孤本中医古籍 1640 余种，开展了海外中医古籍目录调研和孤本回归工作。2010 年，国家财政部、国家中医药管理局安排国家公共卫生专项资金，设立了"中医药古籍保护与利用能力建设项目"，这是继 1982～1986 年第一批、第二批重要中医药古籍整理之后的又一次大规模古籍整理工程，重点整理新中国成立后未曾出版的重要古籍，目标是形成并普及规范的通行本、传世本。

为保证项目的顺利实施，项目组特别成立了专家组，承担咨询和技术指导，以及古籍出版之前的审定工作。专家组中的许多成员虽逾古稀之年，但老骥伏枥，孜孜不倦，不仅对项目进行宏观指导和质量把关，更重要的是通过古籍整理，以老带新，言传身教，培养一批中医药古籍整理研究的后备人才，促进了中医药古籍保护和研究机构建设，全面提升了我国中医药古籍保护与利用能力。

作为项目组顾问之一，我深感中医药古籍保护、抢救与整理工作的重要性和紧迫性，也深知传承中医药古籍整理经验任重而道远。令人欣慰的是，在项目实施过程中，我看到了老中青三代的紧密衔接，看到了大家的坚持和努力，看到了年轻一代的成长。相信中医药古籍整理工作的将来会越来越好，中医药学的发展会越来越好。

欣喜之余，以是为序。

中国中医科学院研究员

马继兴

二〇一四年十二月

校注说明

　　《医方一盘珠全集》，清·洪金鼎著。洪金鼎（1684—1759），字玉友，临江府新淦县（今江西省新干县）人。本为儒士，康熙五十一年（1712）取中生员，因常年体弱多病，故在学业之余兼读医书，凡数十年，采其所历试历验之方，择其精而可通行者，集为《一盘珠》。雍正十三年（1735）受县令郑兆龙等人资助刊行。当时的《一盘珠》仅有一卷，内容殊少。洪金鼎"特患其略而弗详"，故"复揣摩十余年"，"参稽前贤，检校古方，且于所经治验者步诸名家后尘，汇为十卷"，于乾隆十四年（1749）刊刻《医方一盘珠全集》。其编撰原则和目的是"词尚浅显，理取确据"，"俾穷乡僻壤，医师难以猝应者，得是书而开卷了然，于人或有所济，虽讶其鄙陋，而亦有所不辞也"。

　　《医方一盘珠全集》乃洪氏一生的经验所集，因其通俗易懂，简明扼要，在临床上实用性强，故刊行后被不断翻刻重印，现存版本35种。其中有明确刊刻年代，且时间上最早的是清乾隆五十二年（1787）益庆堂刻本。清简文堂藏板刻本虽没有刊刻年代，但从内容上分析，体例更加完善，错误较少，似更接近于原刻面貌。本次整理以清简文堂藏板刻本为底本，主校本为清乾隆五十二年（1787）益庆堂刻本（简称"益庆堂本"），参校本为国家图书馆所藏之清刻本（简称"国图清刻本"。该本刊行年份不详），他校则以本书所引著作之通行本为校本。整理研究过程中运用的具体方法及注意事项分述如下：

　　1. 原书竖排，改为横排；原书中的繁体字，改为规范简化字。

2. 对全书加用现代标点符号。

3. 凡原书中因写刻致误的明显错别字，以及公认的异体字、俗体字、古字、避讳字、通假字，予以径改，不出校记。其余误、脱、衍、倒错误性异文，及难以判定是非存疑之处，均出校说明。

4. 底本与校本互异，若显系底本错讹而校本正确者，则据校本改正或增删底本原文，并出校记；若底本与校本义均可通，但以校本义胜而有一定的参考价值者，保留底本原文不作改动，并出校记说明互异之处。底本和校本虽然一致，若按文义确系有误者，据文义改正或增删底本原文，并出校记；若有疑问而未能遽定是非者，保留原文不作改动，并出校记存疑。

5. 原书俗写的中药名称，予以径改，如"石羔"改"石膏"，"牛夕"改"牛膝"，"射香"改"麝香"等，不出校记。

6. 原书引录的古代文献，多有剪裁省略，凡不失原意者，一般不据他书改动原文；若对所引之文窜改较多而与原意有悖者，则予以校勘，并出校记说明。

7. 原书每卷前有不同的卷第名，如"增补医方一盘珠""增定洪氏女科一盘珠""增定洪氏小儿一盘珠"等，系由著者陆续增补卷次所致，以上内容保留，合为一书，统称《医方一盘珠全集》。

8. 原书每卷前有"金川邑庠生洪金鼎玉友氏纂，长男濂、次男洛参订"字样，今一并删去。

9. 原书正文标题多有脱漏，今按目录补齐，或根据阅读需要酌情提取，出校说明。

10. 原书目录编排凌乱，且分卷各有目录，今据校订后的正文重新编排目录，一并置于正文之前。

11. 因版式改为横排，原书表示前后顺序的"左""右"分别改为"下""上"。

12. 对个别冷僻字词加以注音和解释。

增补医方一盘珠全集序

太极者，阴阳变化之枢纽也。一阴一阳之谓道，分阴分阳，四象①由此而生。阴中之阳，阳中之阴，天地生克制化之理，不无寒暑灾祥之异。由是人受之而燥湿不均，风气不一，五脏六腑，八节九窍，疾病生焉。可知医者本太极之道，动而生阳，静而生阴，阳变阴合，而生水火木金土，变化莫测，人之所难窥也。世之医者，不能窥阴究阳，而以寸关尺为三部，浮沉洪缓为四季究之。两仪②之变化，五行之生克，其中神而明之，变而通之，能深识其理者，谁信乎？医而得乎阴阳妙道者之尤难也！

余自己未③奉简命南归省亲，旋因儿恙得接洪君玉老，聆其细论，真得诊宗三昧，宜乎所著《医方一盘珠》已走天下矣。庚申④郡试⑤，阿咸⑥游泮⑦，旋来谒余。余以旧声气⑧询及乃伯翁，阿咸则述以自守所刻《一盘珠》，患其略而未详，尚有志全

---

① 四象：指春、夏、秋、冬四时。

② 两仪：指阴、阳。

③ 己未：此指乾隆四年（1739）。

④ 庚申：此指乾隆五年（1740）。

⑤ 郡试：即"童试"，明清两代取得生员的入学考试，包括县试、府试、院试三阶段。院试录取者即可进入所在地、府、州、县学为生员，俗称"秀才"。

⑥ 阿咸：子侄。

⑦ 游泮（pàn 盼）：明清科举制度，经州县考试录取为生员者就读于学官，称游泮。泮，即泮官，原为西周诸侯所设的大学之名，宋后州县皆置，仍沿用此称。

⑧ 声气：消息，信息。

集。余闻其言嘉其志，古人良医良相，相同一事也。追至辛酉①，奉圣天子命引见，仍司礼部祭酒，数载以来，未获相亲。越今春会试②大典，刘君追老应试前来，与余同憩③吾郡公馆。不数日，余承命内提调④赴闱⑤，揭晓⑥始复馆。余将息一二，刘君乃曰：家束北装⑦时，有洪君玉老将梓全集，恭托书词上呈，必请先生一言以弁其端⑧。余笑曰：岂自家人话及自家，何不求诸王公大人咳唾半天，风生珠玉，使斯书增辉乎？刘君曰：唯唯否否，先生系同邑中人，稔⑨知其事，非同门外人隔壁帐也。余遂出管见以抒质词。

夫医者，非仁爱不可托，非聪明达理不能悟，非廉正淳良不能明。洪君聪明智慧，慈祥恻怛⑩，探卢扁⑪之真传，抉孙吴⑫之奥旨，以疏宕⑬其著作之本领，庶几⑭得阴阳妙合之真精焉。他日公诸海内，登斯民于仁寿，奠宇宙于安全，不依然一

---

① 辛酉：此指乾隆六年（1741）。

② 会试：古代科举制度的中央考试，参加的是举人，在乡试后的第二年春天，所以又叫"春闱"或"礼闱"，考中者称"贡士"。

③ 憩（qì 气）：休息。

④ 内提调：科举考官之一，负责管理调度考场内的事务。

⑤ 闱（wéi 围）：考场。

⑥ 揭晓：公布考试录取名单。

⑦ 束北装：指北上赴考。

⑧ 弁（biàn 变）其端：指弁言。弁，古代的一种帽子。因谓放在书籍的前端即序文或前言一类的文字。

⑨ 稔（rěn 忍）：熟悉。

⑩ 恻怛（dá 达）：犹恻隐。怛：忧伤。

⑪ 卢扁：即古代名医扁鹊。因家于卢国，故又名"卢扁"。

⑫ 孙吴：喻指张仲景。张仲景晚年任长沙太守，治所隶属孙吴。

⑬ 疏宕：指文气流畅奔放。

⑭ 庶几：差不多，近似。

参赞天地之化育矣哉。方今圣天子聪明天亶①，博极群书，采而访之，此书应同圭璋②之珍重。余前言良医良相，同一事者，殆难测其所至也。洪君素负异才，以诸生而淹通③乎医理，诊脉而不入于奇幻，珥笔④而非出于杜撰，于先贤之道俱有发明，与二十四大名家应分席而扬镳矣。后之读其书者，诵其歌诀，玩其方脉，神明变化，其于济世之道，岂曰小补之哉！是为序。

时乾隆十四年⑤己巳岁季夏月谷旦⑥
赐进士第承德郎礼部祠祭清吏司主事年家眷同学教弟
王云焕晓园氏顿首拜撰

---

① 天亶（dǎn胆）：帝王的天性为"天亶"。亶：实在，诚然，信然。

② 圭璋：两种贵重的玉制礼器。

③ 淹通：精通，贯通。

④ 珥笔：古代史官、谏官上朝，常插笔冠侧，以便记录，谓之"珥笔"。

⑤ 乾隆十四年：即公元1749年。

⑥ 谷旦：良晨，晴朗美好的日子。旧时常用为吉日的代称。

自　叙

　　医以和元气，正性命。古人按脉立方，原本济世之心而发也，顾其理至微，微故穷究不尽。世之业医者多矣，而启其键钥①，登其堂奥②者，殊寥寥也。予生也晚，负质愚钝，少习举子业，康熙壬辰③冬补弟子博士员④，芸窗披诵，其于岐黄术，杳未窥一耳。余以寒瘦之微躯，恒年抱病，家口五十余人，寒暑屡费调护，因而稽古之暇，间读方书，兼治医理。

　　粤稽⑤黄帝咨岐伯作《内经》，阐乎幽，彻乎微，然有法而无方，后之人朝稽夕考，懵如也。迨及汉唐，始有方药，因症切脉，寻端溯委，医书充栋而鲜有所折衷，非深明其理者，亦或因书而滋误矣。予以樗栎⑥庸材，不辞午夜丹铅⑦，摭拾古人之遗，恒有得心应手之妙。曾以芜调⑧撰为歌诀，名曰《一盘珠》，圆通无滞之意也。前雍正乙卯岁⑨，仰承邑侯⑩郑公、司铎⑪骆康二先生深为许可，速予行世，特患其略而弗详耳。

---

①　键钥：指锁。比喻事物的关键。
②　堂奥：堂的深处。引申为深奥的义理。
③　壬辰：此指康熙五十一年（1712）。
④　弟子博士：即生员，俗称"秀才"。
⑤　粤稽：粤，助词；稽，考核，考查。
⑥　樗栎（chūlì 出力）：不材之木也。用以自谦才能低下。
⑦　丹铅：点勘书籍用的朱砂和铅粉。借指校订之事。
⑧　芜调：芜杂之调。常用作对自己文章的谦称。
⑨　乙卯岁：此指雍正十三年（1735）。
⑩　邑侯：县令。
⑪　司铎：县衙中掌管文教的官职。相传古代宣布教化的人必摇木铎以聚众，故称。

今复揣摩十余年，其于斯道，虽未敢信其有据，而济世之心殊殷殷未有已也。爰是参稽前贤，检校古方，且于所经治验者步诸名家后尘，汇为十卷，词尚浅显，理取确据，付之剞劂氏①，广为传播。俾穷乡僻壤，医师难以猝应者，得是书而开卷了然，于人或有所济。虽讶其鄙陋，而亦有所不辞也，是为序。

时乾隆十四年己巳岁冬月谷旦

① 剞劂（jījué 肌觉）氏：指刻板印书之人。

医方一盘珠康叙

圣贤之书，皆救世之良方也。善教者，因其病而药之。如颜子①明健，只告以四勿②，效速功易。若子贡③，则为聪明累，不先去其多之病，遽告以一贯可乎？然，同是一贯，在曾子④则一服即安，乃又以己试之忠恕公之门人，随用随效。故曾子之学，独得《大学》诀要云。且《大学》，治国平天下之书也。然国与天下，莫先于家。故曰：其家不可教而能教人者，无之。后之学者，徒侈⑤其安邦定国，而试问一家之中，果能父父子子，兄兄弟弟乎？即一父之子，且有分居各爨⑥者，此真病入膏肓，无药救治，吁可叹哉！

昔朱子立宗子之法，亦齐家之要，然宗子果贤则可，否则，一家之性情不一，一家之费用浩繁，岂宗子所能约束而周给哉！惟我西江宋时金溪陆先生子静家，十世义居，择长而贤者总理之。素无田产，蔬畦不盈十亩，而食指⑦千余，令各明于医，择精善者长药料，治生不足，授徒家塾，以束脩⑧之入补之，率其子弟，相与讲道论德，遂成一家理学，真可传而可法者也。

---

① 颜子：指孔子的弟子颜回，以贤德著称。

② 四勿：指"非礼勿视，非礼勿听，非礼勿言，非礼勿动"。语见《论语·颜渊》。

③ 子贡：指孔子的弟子端木赐，字子贡，善于雄辩。

④ 曾子：指孔子弟子曾参，以孝为本。

⑤ 侈（chǐ 尺）：夸大。

⑥ 爨（cuàn 窜）：烧火做饭。

⑦ 食指：指家中人口。

⑧ 束脩（xiū 修）：亦作"束修"，指送给教师的报酬。脩，古时称干肉。

淦邑洪子玉友讳金鼎，称学中名医，试其术百效，予虽贤之，而讶其致远恐泥，曰：子何不学治平之道，而仅以治病闻？曰：治平之道，尚有待焉，遇不遇未可必也。予家世不析爨，至予已五世，人口繁多，田地无几，资药铺养赡，或有馆谷①以助不及。予闻而叹曰：昔陆夫子亦六世未分，后至十世，天子乃旌而表之。今吾子世数相符，以药料利己利人亦同，何数百年未有之事，复见于今哉！

乃袖呈方书，名曰《一盘珠》，皆已试验之良方，欲刻以传人。予曰：此圣贤之公书，父母天地之心也。夫医之为道，自神农氏味百草，察其性，辨其义，始有方书。至黄帝咨岐伯作《内经》，如华佗、叔和，皆有著述，后之医书，不可胜纪。然皆神其术，秘其方，未有如子之公诸世而简明试验者也。洪子勉乎哉！以治病之道治世，则物无疵疠②，民无夭札③；以齐家之道及人，则民吾同胞，物皆吾与。即以此书为圣贤救世之良方可已。予素慕陆先生之教，谬司铎淦邑，不能有所发明。今圣天子崇儒重道，以御纂性理颁示学宫，予将与诸君子讲明而切究之，洪子其共抒所见以佐太平也。是书之刻，深勉之，用自勉焉，且以候采风者，上其事，旌其门，以为天下襄④。

时雍正十三年四月谷旦岁
进士出身特简临江府新淦县儒学司训安成潆水康必达有憨氏书

---

① 馆谷：指塾师的束脩或幕宾的酬金。
② 疵疠：灾害疫病。
③ 夭札：遭疫病而早死。
④ 襄：助理，佐治。

医方一盘珠郑叙

　　洪子金鼎，淦之儒士也，持其所著医方一集，名曰《一盘珠》以示予。予适以簿书①之烦，未及详阅。但以医之为道至微，其用至危。不明于二五②之精者，不足以究其奥。不审于毫厘之差者，不能以善其术。古来良医不一而足，或著为论，或立为方，或仅传其名，无片语只字流载人间。其作之，非以邀名，利济之心孔殷③；其不作，非以靳世④，误用之害不浅。总之，其难其慎之意，不得不作，不敢易作故也。今夫人禀不齐，风气各异，其豪富之家，馔食⑤而安居，其为贫困之人，劳形而苦志。其病同，其受病之源不同，安在所用之药同？若珠之走盘，灵通莹彻，流动不拘，恐医之为方，不如珠之用圆也。

　　洪子曰：生之攻是道也，数十年来矣。所试者不一人，所治者非一病，其中之轻重在手，变化无方者，可以心悟，不可以言传。惟是集所列之方，历试而历验。生以其既效者，笔之于书，传之于人，其便利为更溥⑥也。故取其义为一盘珠，盖择之精，而列其可通行者耳。夫医之为道，其用固不穷，著为方，所以立其体也。今列其方于后，更得是言以展其端，则得

---

①　簿书：官署中的文书。
②　二五：指阴阳与五行。
③　孔殷：很紧急，很迫切。
④　靳（jìn 进）世：厌恶世事。
⑤　馔食：饮食。
⑥　溥（pǔ 普）：普遍，广大。

是方者，不苦于拘方。《易》曰：变而通之以尽利。又曰：神而明之存乎其人。医之为义，不既备哉。予曰：子儒者也，既明其理，更练其事，慎简而行之，当有如珠之利于用者，岂至混鱼目于其中耶？其志可嘉，其事可述也。是为序。

时雍正十三年四月吉旦特简临江府知新淦县事

浭水郑兆龙健麟氏撰

条 论

——是书之刻，不过摭拾古人之遗，删繁就简，开卷了然，令宦游商贾笥箧①中便于携带读书，置之案头，因病寻方，亦易于搜讨。

——是书不刊《脉诀》，古人讲究已极其精，予惭樗栎庸才，敢以芜词步诸名家后尘耶！

——予以读书谈道之余，间读古人方书，兼行医理，或经治验，或经采访，或捡校古方，作为歌诀，刻以传人，于人必有所济。

——读是书者，勿讶其简而不详。古之医书，汗牛充栋，非自少至老，不能详阅。予故就其症之切要者，去其繁文缛②节，因病以立方，病在是，方亦在是，取携不甚便耶。

——是书不注《伤寒论》，仲景诸先生条分缕析，予何敢复赘云。

——是书外科所注不详，因予未经此科学习，《外科正宗》等集，亦易于搜寻矣。

——是书十卷俱编歌诀，令初学者便于诵记，穷陬③僻壤，医师难以卒求者，得以取方应症，活人不几无算耶！

---

① 笥箧（sìqiè 四切）：竹制的小箱子。
② 缛（rù 入）：繁多，繁重，繁琐。
③ 陬（zōu 邹）：边远偏僻的地方。

姓　氏

金川邑庠生①洪金鼎玉友氏纂

长男濂　次男洛　同参订

浭水郑兆龙健麟甫②

南州骆光宸平川甫③

安城康必达有憨甫

金川邓天序卢峰甫

叔祖洪振祖绳武甫

五先生鉴定

胞兄金声　亲侄溥济国学生④　溥源国学生

弟金铣　金镛　金瓯　胞侄汉　沂邑庠生　潢　灏　泮　浩

滨　渭　泗　澜　海　汇　江　清　湘　源　涛波　淮　河

女婿戈其泮　聂于岩　及门诸子谢国逢邑庠生　谢国迎邑庠生

徐以燕邑庠生　熊郁芳邑庠生　周体仁

同参阅

---

① 邑庠（xiáng 详）生：邑为县，庠生为生员，即在县学读书的生员。

② 甫：古代对男子的美称。

③ 甫：原脱，据前后文补。

④ 国学生：即在国子监读书的生员，多由地、府、州、县学生员中选拔，亦有由捐纳而得者。

目 录

增订洪氏小儿一盘珠上卷

增补医方一盘珠卷之一

五运六气所属

五运者，金、木、水、火、土也。

六气者，风、寒、暑、湿、燥、火也。

十二经络所属

手太阴属肺，足太阴属脾。手少阴属心，足少阴属肾。手厥阴属包络，足厥阴属肝。

手太阳属小肠，足太阳属膀胱。手少阳属三焦，足少阳属胆。手阳明属大肠，足阳明属胃。

五脏六腑所属

五脏者，心、肝、脾、肺、肾也。

六腑者，胆、胃、小肠、大肠、膀胱、三焦也。

五脏六腑所主

心者，君主之官，神明出焉。肺者，相傅之官，治节出焉。肝者，将军之官，谋虑出焉。脾者，仓廪之官，五味出焉。肾者，作强之官，伎巧出焉。

胆者，中正之官，决断出焉。胃者，水谷之海，磨谷能消食也。小肠者，受盛之官，化物出焉。大肠者，传导之官，变化出焉。三焦者，决渎之官，水道出焉。膀胱者，州都之官，津液藏焉，气化则能出矣。

脉理命名大要

七表脉 浮、芤、滑、实、弦、紧、洪。

八里脉 微、沉、缓、涩、迟、伏、濡、弱。

九道脉 长、短、虚、细、促、动、结、代、革。

又三脉 数、牢、散。

以上濒湖二十七脉。

七危症脉 弹石、解索、雀啄、屋漏、虾游、鱼翔、釜沸。

奇经八脉 冲、任、督、带、阳维、阴维、阳跷、阴跷。

诊脉撮要条例

《皇极经》云：人之四肢，各有脉也。一脉三部，一部三候，以应天数也。一脉三部，寸关尺也。一部三候，浮中沉也。以应九数也。脉之理亦微矣哉，古之先哲，讲究已极其精详。予生晚近，以樗栎庸才，不能赞一辞。王叔和以七表八里，决人之生死，苦其文理浩繁，非上智之资，不能窥其堂奥。古人云：心中了了，指下难明。其言不诚然乎哉。今撷拾古人之枢要，以为备览。至于深心岐黄之业者，又当详考《难经》《脉诀》，以定人之生死，是则予之厚望也乎。

七表八里总归四脉

浮脉属阳主表，举指轻按得之曰浮。浮而有力为洪，浮而无力为芤，浮而长大为实。

沉脉属阴主里，举指重按得之曰沉。沉而有力为滑，沉而无力为弱，沉而似有似无为微，沉而至骨为伏。

迟脉属阴在脏，举指半重，按之在内，一息三至为迟。迟而有力为涩，迟而无力为濡，迟而似有似无为缓。

数脉属阳在腑，举指轻按而极急，一息六至曰数。数而有力为弦，数而无力为紧。

寸关尺三部主病大概

寸脉主上焦头面之病，关部主中焦胸腹之病，尺部主下焦腰足之病。

五脏脉病虚实论

附刻龚廷贤先生脉理要诀。

肝象木，旺于春，其脉弦，其神魂，其候目，其华在爪，其充在筋，其声呼，其臭臊，其味酸，其液泣，其色青，其藏血，足厥阴其经也，与胆合为腑。肝气盛为血有余，则病目赤，两胁下痛引小腹，怒气则头眩耳聋，是肝气实也，宜泻之。肝气不足，则病目不明，两胁拘急，不得太息，爪甲枯而青，恐如人将捕之，是肝气之虚也，宜补之。

春，肝木旺，其脉弦细而长，是平脉也。反得微短者，是肺之乘肝，金之克木，谓之贼也，大逆不治。反得浮大而洪者，是心乘肝，子之乘母，为实邪，虽病当愈。反得沉而滑者，是肾乘肝，母之克子，为虚邪，虽病当愈。反得缓而大者，是脾之乘肝，土之凌木，为微邪。肝脉实而滑，如循长竿，曰平脉。肝脉急而劲，如新张弓弦，曰肝死。

心象火，旺于夏，其脉洪而大，其候舌，其声言，其味苦，其液汗，其养血，其色赤，其藏神，手少阴其经也，与小肠合①为腑。心气盛，则病胸内痛，两臂痛，喜笑不休，是心气之实也，宜泻之。心气不足，则病胸腹大，腰背相引而痛，惊悸恍惚，舌强，善忧悲，是心气之虚也，宜补之。

夏，心火旺，其脉浮洪而散，曰平脉。反得沉滑者，是肾之乘心，水之克火也，大逆不治。反得弦长，是肝之乘心，母之克子，虽病当愈。反得缓而大，是脾之乘心，子之乘母，虽病当愈。反得微短，是肺之乘心，金之凌火，为微邪。心脉来喘喘连属，其中微曲，曰心死。

脾象土，旺于长夏，其脉缓，其候口，其声歌，其味甘，其

---

① 合：原缺，据前后文及龚廷贤《寿世保元》卷一补。

养肉，其色黄，其藏意，足太阴其经也，与胃合为腑。脾气盛，则病腹胀，溲不利，身重若饥，足痿，脚下痛，是脾气之实也，宜泻之。脾气不足，则四肢无力，食不化，则宜补之。

六月，脾土旺，其脉大阿阿而缓，曰平脉。长夏以胃气为本，反得弦而急，是肝之乘脾，木之克土，为大逆不治。反得微涩，是肺之乘脾，子之乘母，不治自愈。反得浮洪，是心之乘脾，母之归子，当差不死。反得沉而滑者，是肾之克脾，水之凌土，为微邪。脾脉①长而弱，再至曰平，三至曰离经，四至曰夺精，五至曰命尽，六至曰死。脾脉来实而数，如鸡举足，曰脾死。

肺象金，旺于秋，其脉如毛，其候鼻，其声哭，其味辛，其液涕，其养皮毛，其藏气，其神魂，其色白，手太阴其经也，与大肠合为腑。肺气盛，则病喘咳，肩背痛，汗出尸冷，足背痛，是肺气之实也，宜泻之。肺气不足，则少气不能报息，耳聋嗌干，是肺气之虚也，宜补之。

秋，金肺旺，其脉浮涩，曰平脉。反得浮大而洪，是心之乘肺，火之克金，为大逆不治。反得沉而滑者，是肾之乘肺，子之乘母，不治自愈。反得缓大而长，是脾之乘肺，母之归子，虽病当愈。反得弦而长者，是肝之乘肺，木之凌金，为微邪，虽病当愈。肺脉来如微风吹鸟背上毛，再至曰平，三至曰离经，四至曰夺精，五至曰死，六至曰病笃。肺脉来如物之浮，如风吹毛，曰肺死。

肾象水，旺于冬，其脉如石，其候耳，其声呻，其液唾，其养骨，其色黑，其神志，足少阴其经也，与膀胱合②为腑。肾气盛，则病腹胀飧泄，汗出怕风，面目黑，小便黄，是肾气之实也，

---

① 脉：原缺，据前后文及龚廷贤《寿世保元》卷一补。

② 合：原缺，据前后文及龚廷贤《寿世保元》卷一补。

宜泻之。肾气不足，则病腰冷，耳鸣若聋，是肾气之虚也，宜补之。

冬，肾水旺，其脉沉而滑，曰平脉。反得浮大而缓，是脾之乘肾，土之克水，为大逆不治。反得浮而短者，是肺之乘肾，母之归子，为虚邪，虽病可治。反得弦细而长，是肝之乘肾，子之归母，为实邪，虽病自愈。反得浮大而洪，是心之乘肾，火之凌水，虽病不死。脉来辟辟①如弹石，曰肾死。

六腑脉病虚实论

胆象木，旺于春，足少阳其经也，肝之腑也，谋虑出焉。其气盛为有余，则病腹内不安，身躯习习，是为胆气之实也，宜泻之。胆气不足，气上嗌而口苦，心下如人将捕之，是为胆之虚也，宜补之。

小肠像火，旺于夏，手太阳其经也，心之腑也，水液下行为溲便，流于小肠。其气盛②为有余，则病小便热，小腹膜胀，是为小肠之气实也，宜泻之。小肠不足，则寒气客之，惊跳不言，乍来乍去，是小肠之虚也，宜补之。

胃象土，旺于长夏，足阳明其经也，脾之腑也，为水谷之海。胃气有余，则病腹胀，是为胃之实也，宜泻之。胃虚不足，则饥而不受水谷，飧泄，呕逆，宜补之。胃脉实则胀，虚则泄。关脉滑，胃内有寒气，满不欲食。关脉浮大，积热在胃也。

大肠象金，旺于秋，手阳明其经也，肺之腑也，糟粕出焉。气盛为有余，则病肠内如锥刺痛，腰背挛急，是为大肠之气实也，宜泻之。大肠气不足，则寒气客之，是大肠之气虚也，宜补之。

---

① 辟辟：原作"碎碎"，据《素问·平人气象论》及龚廷贤《寿世保元》卷一改。辟辟，王冰注：辟辟如弹石，言促又坚也。

② 盛：原缺，据前后文及龚廷贤《寿世保元》卷一补。

诊其右手寸口脉，浮则为阳，阳实者，大肠实也。

膀胱象水，旺于冬，足太阳其经也，肾之腑也，五谷五味之津液，悉归于膀胱。气化血脉，以成骨髓也，而津液之余，入胞则为小便。其气盛为有余，则病小便不通，小腹肿痛，宜泻之。膀胱气不足，则寒气客之，小便数而多也，面色黑，宜补之。

三焦者，上焦、中焦、下焦是也。上焦之气，出于胃口，并①咽以贯膈，布胸内，走腋下，上至舌，下至足阳明，与荣卫俱行，主纳而不出。中焦之气，亦并于胃口，受气者，泌②糟粕，承津液，化为精微，上注于肺，化而为血，主不上不下也。下焦之气，别回肠，注于膀胱而渗入焉，主出而不纳。故水谷并居于胃，成糟粕而俱下于大肠也。

定死脉形候歌

指下如汤沸涌时，且占夕死定无疑。尾掉摇摇头不动，鱼翔肾绝亦如期。

去疾来迟热劈劈，命绝脉来如弹石。三阳谷气久虚空，胃气分明屋漏滴。

散乱还同解索形，髓竭骨枯见两尺。虾游状如虾蟆游，魂去行尸定生忧。

雀啄连连来数急，脾无谷气定难留。欲知心绝并荣绝，如刀压刀细推求。

更有肺枯并胃乏，如麻戚促至无休。指下浑然如转豆，三光正气已漂留。

诊五脏六腑气绝死症

病人肝绝八日死，何以知之？面青，目不见人。

---

① 并：原缺，据《灵枢·营卫生会》及龚廷贤《寿世保元》卷一补。
② 泌：原缺，据《灵枢·营卫生会》及龚廷贤《寿世保元》卷一补。

病人筋绝九日死，何以知之？手足爪甲青，呼骂不休。

病人胆绝七日死，何以知之？眉为之倾。

病人心绝一日死，何以知之？肩息回视。

病人脾绝十一日死，何以知之？口冷腹热，泄利不觉，出无时度。

病人胃绝五日死，何以知之？背脊痛，腰重，不可反覆。

病人肺绝三日死，何以知之？口张，气出不收。

病人肾绝四日死，何以知之？齿枯，面黑，目黄色，腰折，汗流如水。

病人骨绝，齿黄落，十日死，脉浮无根底。

寻常感冒

寻常感冒病犹轻，微微发散自然瘳。病轻药重还增病，香苏香豉二方灵。服后有痰寒热并，芎苏散与败毒寻。若兼头痛肢节疼，十神汤用自分明。藿香平胃因时用，呕吐伤食见奇猷①。

香苏散　治四时微冒风寒。

香附　紫苏　陈皮　甘草各等分

生姜引。

葱白香豉汤　治同上。

葱白五根　香豆豉三钱　姜一片

芎苏散　治感冒风寒，微寒微热，表里不分，兼有痰咳。

半夏　茯苓　陈皮　甘草　紫苏　干葛　柴胡　川芎　枳壳桔梗各等分

四肢麻痹，加桂枝一钱，防风八分，生姜引。

人参败毒散　治冬月春月，感冒风寒，头痛寒热。此方体虚之人宜用。

---

① 猷（yóu 由）：功业；功绩。

人参体实①者不用　桔梗　甘草　川芎　茯苓　枳壳　前胡　羌活　独活　柴胡各等分

生姜引。腹痛加香附、白芍，四肢冷加桂枝。

十神汤　治同上。生姜为引。

麻黄体虚之人不用　干葛　紫苏　香附　陈皮　白芍　川芎　白芷　升麻　甘草

藿香正气散　治伤食感冒。

紫苏　大腹皮　陈皮　桔梗　甘草　白苓　半夏　厚朴　白芷

生姜引。腹痛加山楂②、神曲，寒加桂枝，热加柴胡，渴加黄芩。

平胃散　治伤食。

苍术　陈皮　川朴　甘草

呕加藿香、砂仁，腹痛加白芍，小便少加赤苓、猪苓、泽泻、车前子，灯心引，便秘加枳壳，热加白芷、柴胡。

小柴胡汤　治伤感发表后，热不退兼口渴。

半夏　人参体实者不用　柴胡　黄芩　甘草

灯心为引。小便赤少加车前，呕逆口渴加竹茹、麦冬。

大柴胡汤　治感冒表后，大热烦躁，大便秘结。

大黄　半夏　枳壳　黄芩　赤芍　柴胡

姜枣引。

枳桔二陈汤　治感冒，痰结胸中。

陈皮　半夏　茯苓　甘草　枳实　桔梗各等分

有热加柴胡，食积合平胃散用之。

---

① 实：原作"虚"，据益庆堂本改。

② 楂：原缺，据益庆堂本补。

中风门

岐伯曰：中风大法有四，一曰偏枯，二曰风痱，三曰风懿，四曰风痹是也。偏枯者，半身不遂，肌肉偏不用而痛，言不变，志不乱，病在分腠之间，温卧取汗，益其不利，损其有余，乃可复也。风痱者，身不痛，四肢不收，志乱不甚，言微知则可治，甚则不能言，不可治。风懿者，奄忽①不知人，咽塞舌强不能言，病在脏腑，先入阴后入阳，治先补阴后泻阳，发其汗，身转软者生，汗不出，身直者死。风痹者，类风状，风胜则周身走注疼痛，寒胜则骨节掣痛，湿胜则麻木不仁。

石顽②曰：中风四法，方治颇烦，今每例采一专方，为逐症之纲旨。如偏枯，用八风续命汤；风痱，用竹沥饮子；风懿，用独活汤；风痹，用附子散。《千金》所谓变动枝叶，各依端绪以取之。端绪愈纷，则探求愈惑，圆机之士，谅不能固守成法也。

中风不治诸症歌

发直吐沫，摇头上撺，鱼口气粗，眼目直视，喉声如锯，面赤如妆，汗出如珠，循衣摸床，神昏不语，爪甲青黑，大吐大泻，吐血下血，其脉坚急，躁疾短涩，此等诸症，皆为不治。

八风续命汤　治中风偏枯，半身不遂。

肉桂　当归　人参　石膏煨熟　干姜炒黑　甘草　杏仁去皮尖
独活　黄芩酒炒。各等分

本方去石膏，加白芍、防风、防己、附子，名小续命汤，生姜引，治同上。

竹沥饮子　治风痱，身不痛，四肢不收，志乱不甚者。

---

① 奄忽：忽然，突然。
② 石顽：清初医家张璐，字路玉，号石顽老人，著有《张氏医通》《本经逢原》《诊宗三昧》等。

川芎　防己　附子　人参　白芍　黄芩　甘草　肉桂　羚羊角　石膏煅　杏仁　麻黄捶去灰，开水泡过炒　防风各等分

竹沥、姜汁引。

独活汤　治风懿，奄忽不知人，咽中闭塞，手足摇曳。

肉桂　白芍　甘草　独活　瓜蒌仁捶去油。各等分

生姜引。

附子散　治风痹，手背不仁，口面歪斜。

麻黄捶，开水泡炒　附子　细辛　干姜　肉桂　人参　防风　羚羊角刲为末　川芎

竹沥、姜汁引。

中风诸方备考列后

乌药顺气散　治一切中风初起，四肢顽麻。

乌药　川芎　麻黄捶　枳壳　陈皮　干姜　白芷　甘草　桔梗　僵蚕

姜引。

千金三黄汤　治中风，手足拘急，百节疼痛，不思饮食。

麻黄捶　黄芩　独活　细辛　黄芪蜜炒

姜汁引。

排风汤　治中风，五脏诸症，口眼歪斜。

白术土炒　当归　肉桂　川芎　白鲜皮　杏仁去皮尖　防风　甘草　独活　白芍　麻黄捶　白苓

姜汁引。

三生饮　治中风昏迷，痰涎壅，并口眼歪斜，半身不遂。

生南星一两　川乌五钱　生附子五钱　木香一钱五分　姜七片

水煎。如脉沉微，多见脱者，倍加人参，竹沥、姜汁引。

舒筋三圣散　治口眼歪斜，左急右缓，血脉受邪者。

当归　肉桂　玄胡各三钱

姜引。

参归三圣散　治风中血脉，左半边废，口目左斜。

当归　人参　肉桂　玄胡各三钱

姜引。

正舌散　治中风，舌强不正。

全蝎尾水洗，滚醋炮炒干，三钱　茯苓一两，姜汁拌，晒干

共为末服。

星香散　治中风，痰涎潮塞，不省人事，服热药不得者。

制南星三钱　广木香一钱五分

共为末，生姜汤下。

省风汤　治同上。

制南星　九套牛胆南星各一钱五分　防风一钱　法制半夏　黄芩酒炒　甘草各七分

水煎服，生姜引。

中风外治方

荆芥散　煎汤洗。

荆芥　苦参　白芷　羌活　独活　黄柏　防风各等分

又方治同。

外应散　加姜葱煎汤洗。

羌活　独活　藁本　荆芥　苦参　防风　白芷　紫苏　藿香　大蓼　杉木　川椒　樟叶　石南藤皮

异人传授单方

异人传授一单方，蛇皮烧灰用二分。研细末。生熟明矾五分用，为末吹鼻自能言。醒后能言寻药用，中风之症自然痊。

上药三味，共研细末，每用二三分吹鼻，得嚏自醒，醒后又吹，能言即修方调治。

中寒门

冬月正伤寒，仲景诸先生讲究已详，予惭谫劣①，何能复赘？姑就中寒一症，及四时感冒风寒，论列诸方，以备参考。

中寒之病肾为根，肾气虚而寒易侵。气弱体虚调护失，乘凉卧地也伤人。四肢僵直俱厥冷，昏迷腹痛口失音。治法只宜用②温散，五积理中里面寻。

五积散　治中寒头痛，四肢酸疼，肩背拘急，呕吐冷痰，腹中微痛等症。

白芷　陈皮　厚朴　桔梗　枳壳　川芎　白芍　甘草　茯苓　苍术　当归　半夏　肉桂四肢微寒换桂枝　干姜　麻黄捶去灰，开水泡过，五分。体虚者不用，换熟附子一钱

姜枣引。

理中汤　治脏腑中寒，口噤失音，四肢僵直，口鼻气冷，小腹微痛等症。

干姜　白术　人参　炙甘草　附子各三钱

姜枣引。

中寒身冷如冰外治方

用干柴一把烧热地一片，去柴灰，以醋二瓶倾地上，乘热气用秆席一床，以中寒人睡上，用絮被盖定，候热扶起用药，真神方也。

中暑门

暑气内扰于营则汗，上迫于肺则烦喘，内干于心则多言，总不离乎热伤心胞而蒸肺经之症也。

《金匮》云：太阳中暍，发热恶寒，身重而疼痛，其脉弦细芤

---

① 谫（jiǎn 剪）劣：浅薄。
② 用：原缺，据文义和诗歌体例补。

迟，小便已洒然毛耸，手足逆冷，发汗则恶寒甚，下之则淋甚。此因暑而伤风露之邪，手太阳之标症也，东垣特立清暑益气汤，补仲景之未逮也。

王节斋曰：夫暑者，相火行令也，夏月人感之，自口齿而入，伤心之胞络，其脉多虚，治暑之法，以去湿热，清心，利小便为主，气伤宜补真气为要也。

诸症列方于后以备参考

香薷饮　治伏暑，口燥咽干或吐泻等症。

香薷　厚朴　扁豆各等分

姜引。此方乃祛暑和中之要药，体虚人不可服，恐发汗不止。

——体实气盛，烦渴饮水者，加黄连，名黄连香薷饮。

清暑益气汤　治体虚伤暑，发热恶寒，脉微无力。

炒黄柏　升麻　苍术　白术　陈皮　青皮　泽泻　人参　甘草　黄芪　干葛　川芎　当归　北五味　麦冬　神曲

姜枣引。

——行人农夫日申劳役而得暑症，此热伤，阳症也，必苦头痛发热，汗泄肌肤，大热而渴，先服香薷饮，次服益元散，或白虎汤。

益元散一名天水散，一名六一散　治暑月，小便不利。

滑石六两，水飞过　甘草一两

共为末，冷水调服二三钱。本方加神砂，名神砂六一散。

白虎汤　治伤暑，烦热而渴。

石膏八钱　知母三钱　甘草一钱

本方加人参，名人参白虎汤。

——避暑于凉亭水阁而得暑症，此暑伤阴症也，必头痛恶寒，身体拘急，发热无汗，宜先服清暑益气汤，次服消暑十全散。

香薷　扁豆　厚朴　陈皮　白术　甘草　白苓　木瓜　藿香

紫苏

薷苓汤　治伤暑发热，口渴，小便不通。

香薷　扁豆　厚朴　猪苓　泽泻　白苓　白术土炒

灯心引。

十味香薷饮　治伤暑，体倦神昏，头重吐泻。

香薷　人参　黄芪　白术　白苓　甘草　扁豆　陈皮　厚朴

木瓜各等分

六和汤　治伤暑霍乱，呕泻不止。

香薷　人参　白苓　甘草　扁豆　厚朴　木瓜　杏仁　半夏

藿香　砂仁

生脉散　治气虚伤者，多汗，心脉空虚。

人参　麦冬去心　北五味

炒糯米为引。

——夏月无故卒倒，手足搐搦，冷汗如珠，昏不知人，死在须臾，急用研蒜水灌鼻中，取其通窍即活。如无蒜，又用一方：以热土围脐，开一大孔，以热小便淬之，此以热导热之义也。二方屡用神效，醒后精神不安，即用生脉散、清暑益气之类以补之。

医案

——小儿年八九岁，夏月酷暑，四小儿在外打瓦子嬉戏，至午刻大渴，唤母要茶吃。母以茶与之，入口即死，浑身大热，请予往治。父母惊惶曰：必不治矣。予曰：不妨，此中暍症也。以热茶饮之，随闭其热，速以蒜水灌鼻中四五匙，喉中忽响，少顷能言。又以冷水调蒜汁服之，即全愈。皆曰予医神妙不可测也，予曰：不过以古人成方用之以见效耳。又以治数农夫中暍，皆效。

中湿门

风、寒、暑，皆能中人，惟湿气积久，留滞关节，非如中风、中寒、中暑之暴也。湿郁久为热，热留不去，热伤血不能养筋，故为拘挛。湿伤筋不能束骨，故为弱痿。湿热加之，气湿争热，故为肿，诸阳受气于四肢也，今人见膝间关节肿痛，全以风治，误矣。

罗必炜①治湿歌诀

问君何以知中湿，杂于杳冥不自识。非专雨水是湿根，天气地气汗气亦。中人身体觉沉重，骨肉酸麻行不疾。渐加浮肿及身黄，治法利便除身湿。五苓除湿渗湿先，加减消详用五积。又有风湿腰疼痛，独活寄生汤可食。

中湿诸方列后以备参考

五苓散 利水除湿之主方。

猪苓　白术　白苓　泽泻　肉桂各等分

灯心引。

本方加苍术、陈皮、厚朴、甘草，名胃苓汤，治湿常用。

除湿汤 治中湿通用。

苍术　白术　白苓　甘草　干姜　橘红　丁香

生姜引。

五积散 治寒湿客于经络，腰膝酸疼等症。

白芷　陈皮　厚朴　桔梗　枳壳　川芎　赤芍　甘草　赤苓
苍术　当归　半夏　桂枝　麻黄虚人换防风

生姜引。

独活寄生汤 治风湿腰腿酸疼、两足浮肿等症。

独活　寄生　当归　防风　白芍　牛膝　地黄　细辛　茯苓
秦艽　肉桂初起用桂枝　川芎　杜仲　甘草

① 罗必炜：明代太医，约生活于嘉靖、万历年间，著有《太医院增补珍珠囊药性赋》。

生姜引。

羌活胜湿汤　治风湿上冲，头重如裹，似有物蒙之也。

羌活　独活　防风　川芎　苍术　甘草

生姜引。

除风湿羌活汤　治同上，兼有热。

羌活　防风　柴胡　川芎　苍术　升麻

生姜引。

神术汤　治风木之邪内干湿土、下血等症。

苍术　川芎　羌活　白芷　甘草　细辛

生姜引。

升阳除湿汤　治湿泄，肠风下血。

防风　苍术　白术　白苓　白芍

生姜引。

茵陈汤　治湿热发黄，小便黄。

茵陈　栀子　大黄

灯心引。

增补医方一盘珠卷之二

头痛门

脉

寸口脉短者，头痛。浮滑为风痰，易治。短涩为虚[1]，难治。浮弦为风，浮洪为火，沉缓为湿。

薛立斋云：偏正头风，乃挟痰涎风火，郁遏经络，甚则目昏紧小，或二便秘涩。宜针头出血，开郁解表，内服逍遥散，葱豉为引，或用川芎茶调散，加石膏、白菊。

头痛偏正歌

头痛偏正有主方，通用清火蠲[2]痛汤。蔓荆白芷羌独活，川芎薄荷细辛防风。白菊黄芩与甘草，细茶一撮共煎尝。左痛因知为血热，加入柴胡胆草良。右痛气虚宜补气，人参黄芪当归白术自然康。

右痛，本方去羌活、黄芩、细茶，倍加参、芪、归、术。

大头症

头大如斗属天行，烦热口渴不堪言。或红或肿生黄泡，加减消毒饮能痊。羌活防风白芷薄荷叶，黄芩黄柏与黄连。牛子连翘荆芥穗，柴胡甘草并玄参。外把绣针针血出，肿消热退自然痊。

雷头风

头痛，耳中如闻雷鸣是也。

雷头风发苦难言，羊粪取来不值钱。只用五钱研细末，温酒调吃即安然。吃后若还痛不止，清震汤煎亦可痊。方载本门后。

天白蚁

头中如蛙虫响者是也。

---

① 虚：此下原衍"指"字，据《医通》卷五删。

② 蠲（juān 娟）：原作"觸"，据文义改。蠲，除去，免除。

此症原来火为根，茶子为末最为先。芽茶研末亦可。吹入鼻中立时效，奇方何必叩神仙。响属火，茶子轻清，散遏伏之火，故头痛药中多用茶引，即此可悟矣。

头顶痛

虚阳冲顶脉无力，大补元阳最为急。人参白术黄芪桂附投，志肉枣仁当归白芍入。略加苍耳与天麻，黑姜熟地川芎觅。手足皆寒脉短涩，此症百中难救一。

真头痛

满头痛如刀劈，手足冷，皆过节，天柱低也，旦发夕死。

真真头痛髓海亏，手足冷兮天柱低。百会穴中将艾灸，三壮。十全大补倍参芪。倍加熟附子。稍愈再将六味投，地黄汤。倍加桂附始能医。此病十中全一二，求医用药莫迟迟。

眉棱骨痛

眉棱骨痛另有方，因挟风痰。半夏天麻荆芥防风。僵蚕川芎与白芷，细辛白附更为良。

头痛辨论十条

《医通》撮要。

——怒气则太阳作痛，先用小柴胡汤加茯苓、炒黑栀仁，后用六味地黄丸，常服以滋水降火。方载本门后。

——头痛必吐清水，不拘冬夏，食姜即止者，此中气虚寒，用六君子汤加当归、黄芪、炮姜、木香。六君：人参、白术、白苓、广皮、半夏、甘草。

——烦劳则头痛，此阳气虚，不能上升，用补中益气汤加川芎、蔓荆子。补中益气：黄芪、人参、甘草、白术、当归、柴胡、升麻、陈皮。

——痰湿头痛，发则呕吐痰涎，此湿痰上攻所致，宜用导痰汤加川芎、细辛。导痰汤：苍术、白术、陈皮、半夏、白苓、桔梗、甘草、细辛、橘红、川芎。

——热厥头痛，虽当严冬，犹喜风寒，其痛便止，略见温暖，其痛便甚，宜用选奇汤加柴胡、黄连酒炒、荆芥、芽茶。方载后。

——卒然头摇，项颈强痛，少阳经病也，宜用小柴胡汤，去人参，加防风。

——摇头腹痛，不大便，大柴胡汤下之。二方在后。

——老人摇头，气血虚也，宜十全大补汤加羌活。方载后。

——人病后摇头，气血虚也，宜十全大补加羌活。

——头痛止则腹痛，腹痛止则头痛，此脾阴血虚，胃中有火，随气辄上辄下，用川芎、白芍各三钱，黄连吴黄水炒干、广木香另研末各三分。不应，加童便、香附、葱白为引。

——外感头痛，自有表症可察，其身必寒热，脉必紧数，或多清涕，或兼咳嗽，或遍身酸痛，是皆邪寒在经而然，散去寒邪，兼清太阳，其痛自止，宜用人参败毒散。方载后。

头痛三捷法

头痛偏正有外方，川芎蚕砂各一两，僵蚕一岁加一只，三个葱脑三片姜，十个全蝎连头尾，瓦罐炉中炆①热汤，厚纸封口开一孔，对冲头痛自安康。

又外治法

火砖一口放炉中，烈火烘烘快煅红，用醋一碗淋砖上，絮包枕脑气相冲。

头风久痛苦难言，豆豉葱根一并煎，蜈蚣蛇蜕同全蝎，三味烧灰共一钱，义取祛风真妙诀，轻者一服即安然。重则三服自然全愈。

又外方 用米一碗，炒热布包，扑头上立止。

又方 用大追风散，治头风攻注。方在后。

---

① 炆：微火加热。

头痛医案

一人头痛，头中如鸡子常动，请予往诊。予想此症，古书无考，因思脑髓结核如鸡子，髓海之水不足以养之，家贫无药峻补，遂令食上暴寡鸡子①—百个以补元阳，亦取象于子之义耳，不一月而安。此治法虽不见方书，神而明之，则又存乎其人。

一人头痛即目暗，肾子缩入小腹，诸医服头痛药，皆不应，请予往治。予曰：此房劳过度。用八味地黄汤，十剂而愈。后用十全大补汤十剂，永不复发。

一人患头痛，小便艰涩，医用小柴胡汤、选奇汤，皆罔效。予用金匮肾气汤，略加苍耳子、天麻，升降水火，四剂而痊。

程文彬治一妇患头风，虽盛暑，必以帕蒙首，稍见风寒，痛不可忍，百药不效。盖因脑受风寒，气血两虚，气不能升，故药不效。令病人口含冷水，仰卧，以姜汁灌入鼻中，痛立止，开久郁之风寒也。与补中益气汤加细辛、川芎、荆子、白芍，数服而安。

——寒湿郁痛，以蒜汁滴之。

——火郁头痛，以莱菔汁滴之。

头痛诸方考

选奇汤　治风火头痛。羌甘仅可发散，得黄芩以散火，乃分解之良法也。

羌活　黄芩酒炒　防风各钱半　甘草一钱　生姜一片

冬月去黄芩，加豆豉，葱白为引。

川芎茶调散　治久风化火头痛。

川芎　白芷　羌活　防风　荆芥　薄荷　甘草各一钱　香附二两

---

①　暴寡鸡子：指孵化未成的鸡蛋。

共为散，食后茶调下。

芎辛汤　治热厥头痛。

川芎钱半　细辛五分　白芷一钱　甘草六分　芽茶一撮

清震汤　治雷头风，头痛耳中如闻雷鸣。

升麻　苍术各四钱

荷叶一大片为引。

逍遥散　治郁火头痛。

当归　白术土炒　白芍酒炒　白苓各一钱半　柴胡酒炒　甘草各一钱　丹皮　栀仁

薄荷引。

小柴胡汤　治因怒头痛。

半夏八分　柴胡一钱半　黄芩一钱半　甘草八分

去人参，加黑栀仁一钱，防风一钱。

大柴胡汤　治头摇，腹痛，大便闭。

熟大黄三钱　枳壳一钱　半夏八分　黄芩酒炒，一钱　甘草八分　赤芍一钱

姜枣引。

羌活附子汤　治大寒犯脑，厥逆，头痛，齿亦痛。

麻黄捶，一钱　黄芪一钱　苍术五分　羌活七分　防风　升麻　甘草各三分　附子一钱　白芷　僵蚕　黄柏各五分

姜引。

半夏苍术汤　治头痛，胸中有痰，兀兀欲吐。

升麻　柴胡　藁本各五分　茯苓　神曲　苍术　半夏各二钱　甘草四分

宝鉴石膏散　治风热头痛。

石膏一两　麻黄去节，泡，半两　何首乌　干葛各七钱半　茶一撮

春夏麻黄减半。

三因芎辛汤 治寒厥头痛，与中风相似。

附子生用　川乌生用　南星姜汤泡去涎水　干姜生用　川芎各一钱　甘草一钱　生姜七片　芽茶一撮

水煎凉服。面赤加葱白，不应，加酒炒黄连三分。

大追风散 治一切头风攻注，属虚寒者。

制川乌　防风　羌活　川芎　全蝎水洗，去足　地龙炙　制南星　天麻姜水炒　荆芥　甘草　僵蚕姜水炒　石膏

共为末。

大三五七散 治头风眩晕，口眼歪斜。

天雄制，三两　细辛三两　枣皮五两　干姜炒，五两　防风七两　茯苓七两

共为散，每服二钱。

半夏白术天麻汤 治痰厥，头痛目眩。

黄柏姜汁炒　炮姜　泽泻　天麻　黄芪姜汁炒　人参　苍术　神曲　白术　半夏　橘红　麦芽　茯苓各等分　生姜三片

一字散字者，二分半是也　治头风。

雄黄研，水飞过　细辛各一钱　生川乌尖三钱

共为散，每服一字，茶调下。

十全大补汤

人参　黄芪蜜炙　白术土炒　白芍酒炒　当归身　甘草　肉桂　熟地黄酒蒸　川芎　白苓各等分

人参败毒散 治外感头痛。

桔梗　甘草　川芎　白苓　枳壳　前胡　羌活　独活　柴胡　人参

金匮肾气汤

枣皮　淮山各一钱　泽泻八分　熟地黄二钱　丹皮　白苓各八分　肉桂　熟附子各一钱　车前　牛膝各一钱

姜枣为引，炼蜜为丸亦可。

鼻病门

经曰：肺开窍于鼻，肺气通于鼻，肺和则鼻能知香臭矣。又曰：宗气走于鼻而为臭。夫宗气者，胃中生发之气也，损其脾胃，则营运之气不能上升，邪塞孔窍，故鼻不利，不闻香臭也，宜服丽泽通气汤。主方。

鼻病治例歌十条

不闻香臭最难当，只用丽泽通气汤，或兼风火鼻不通，防风汤苍耳散二良方。

鼻渊

涕脓而臭为鼻渊，肺家湿热要清凉。桔梗川芎薄荷叶，细辛白芷与羌活防风，荆芥连翘兼牛子，石膏加入更相当。

鼻流黄水

鼻流黄水有单方，丝瓜藤用五尺长，火烧存性为末用，温酒调吃即安康。吃后若还仍不止，防风通圣更为良。

鼻流清水

涕清不臭属虚寒，辛温之剂用干姜，辛夷附子与人参黄芪，当归川芎白术白芍细辛防风。若因病后为肺绝，任是仙方命不长。

鼻流浊涕

鼻流浊涕常不干，苍耳散用最为良，白芷辛夷苍耳子，薄荷加入是神方。

鼻中瘜肉

鼻中瘜肉难为治，医人束手而待毙，实热急投凉膈散，宜绝佳酒与厚味。

鼻中垂肉

鼻中垂物为鼻痔，略与瘜肉为少异。湿热胜兮痰流注，不痒不痛君须记。苍术_{黄芩}黄连半夏_{南星}，神曲山楂麦芽配，白芷甘草一同煎，服之不过七八剂。

外方用白矾、杏仁、樟脑、麝香、狗胆、水猪油同研，绵裹纳入鼻中，频换自消。

鼻痛而臭

痛极而臭不可闻，外有单方窍自利。白矾雄黄与樟脑，麝香阿魏同瓜蒂。六味研成为细末，吹入数次瘜自费①。

鼻外人中烂

此二方异人传授，屡试屡验，不可忽视。

鼻外人中常赤烂，搔痒奇方难卒辨。雄狗头骨烧存性，_{能散瘀血止痒。}辛夷散加真有验。为末服之三五两，服后红肿自然散。_{狗头骨二两，辛夷散共二两，同为细末。}又服补中益气汤，_{十余剂。}自尔除根再不患。若作肺热用清凉，医者误人真堪叹。

又单方外治法

用旧毡帽_{烧灰}，盐青果核_{烧灰}，麻油调搽日数次，神效。

鼻涕不干

老人鼻涕常不干，我有单方一刻安。独蒜五个捣成泥，贴上足心三五换。

鼻疳痛②

又单方 治鼻孔烂穿，名鼻疳。

鹿角_{烧研灰，一两} 枯矾一两 人发五钱，_{烧灰}

三味共为细末，先用花椒煎汤洗净，后用末药掺上即愈，如不收口，又用松香烧存性，研末掺上即收口。

---

① 瘜自费：瘜肉自然消耗磨灭。费，有消耗之意。或为"废"之音误。
② 鼻疳痛：原缺，据原书目录补。

鼻病诸方考

丽泽通气汤　治久风鼻塞，不闻香臭。

羌活　独活　防风　苍术　升麻　葛根各八分　麻黄四分　川椒五分　白芷一钱　黄芪钱半　甘草七分

姜葱引。冬月，倍麻黄，加细辛三分。夏月，去独活，加石膏三钱。

防风汤　治风火鼻塞，不闻香臭。

防风一钱　麻黄五分　升麻　官桂各五分　木通　栀仁　石膏各一钱

苍耳散　治鼻塞。

苍耳子　辛夷心　薄荷　白芷各三钱

共为末，姜葱汤调下。

防风通圣散

防风　川芎　当归　白芍　麻黄　连翘　薄荷　大黄　芒硝各一钱　石膏　黄芩　桔梗　甘草各二钱　滑石三钱　荆芥　白术　栀仁各七分

共为细末，姜汤下。

凉膈散　治上焦实热，鼻生瘜肉。

大黄　芒硝　甘草各一钱　连翘一钱半　栀仁　黄芩　薄荷各五分

竹叶为引。

辛夷散　治鼻塞，或涕出不止。

辛夷心　细辛　藁本　升麻　川芎　白芷　木通　防风　甘草各等分

共为末，茶清调下。

芎劳散　治鼻䶊。

川芎　槟榔　辣桂　麻黄　防己　木通　细辛　菖蒲　白芷各

二钱　木香　花椒　甘草各一钱

共为末，姜一片，苏叶煎汤调下。

温肺散　治鼻塞，阳明鼻塞。

升麻　黄芪　丁香各一钱　羌活　葛根　甘草　防风各五分　麻黄不去节，二钱

水煎，葱白为引。

神愈散景岳方　治风热在肺，鼻浊涕，窒塞不通。

细辛白芷与防风，羌活当归半夏芎，桔梗陈皮茯苓辈，十般等分剉和同。三钱薄荷姜煎服，气息调匀鼻贯通。

搐鼻法千金方　治鼻齆。

通草　细辛　附子

三昧共为末，蜜和，绵裹纳鼻中。

易简单方　治瘜肉。

用枯矾为末，绵胭脂裹纳鼻中，数日，瘜肉随落。

白矾散　治酒齆鼻。

白矾　硫磺　乳香各等分

共为末，绵裹擦之。

一方用茄捣汁调末药敷患处，尤妙。

齿痛门

齿也者，统属足少阴肾经。分上下，上属足阳明胃经，下属手阳明大肠经。男子八岁肾气实，发长齿更，八八则齿发落，女子以七为数。盖肾主骨，齿乃骨之余，髓之所养，故随天癸之盛衰也。有八九十岁①而齿发不落者，此先后天之气足，不在此例。薛立②斋云：湿热盛而痛者，小承气汤下之。

---

①　十岁：原书破损，据益庆堂本补。
②　薛立：原书破损，据益庆堂本补。

——上下牙痛，牵引入脑，脉洪数有力者，用凉膈散加酒蒸大黄泻之。

——大肠积热，牙根肿痛，用清胃汤。

——得热则痛，得凉则止者，小承气汤加甘草、黄连。

——风毒上攻，牙缝有红肉弩出，消风散，临卧半漱半服。

——牙痛，用清凉药更甚者，用荜茇、川花椒、薄荷、细辛、龙脑、青盐，共为末，擦之。

——肾虚而牙痛者，必长出，不红不肿，用六味地黄汤加骨碎补，有风加刺蒺藜。

——肾经虚寒，牙根冷痛者，用八味地黄汤加细辛。

——胃中实热，口臭不可近，牙根疳蚀出血，乃恣食肥甘所致，宜用清胃汤加熟大黄、茵陈，泻二三次，使胃热去而齿自安矣。

牙痛总论歌

牙床红肿属阳明，生地青皮赤芍黄芩，风痒羌活防风荆芥穗，连翘归尾薄荷细辛。痛极脉洪为实热，大黄加入下之灵，若还臭烂牙关紧，好手医人心胆惊。牙根出血不红肿，此是肾经虚火冲，六味加倍骨碎补，更添柏叶有奇功。老年牙痛有奇方，蒺藜为末用炒黄去刺，每用一钱炒猪肉，一齐下酒最为良。此方屡试屡验，痛则止，长出即收，常服固齿不落。

牙痛诸方考

小承气汤　治湿热牙痛红肿。

大黄酒炒　川厚朴　枳实各三钱

石膏引。

凉膈散　治牙疼牵入脑。

大黄　芒硝不用煎　甘草各一钱　连翘钱半　栀仁炒黑　黄芩

薄荷各五分　青皮一钱　淡竹叶五分

石膏引。

清胃汤

生地　青皮　知母　木通　赤芍　丹皮　甘草各等分

消风散　治牙缝红肿吐肉。

川芎　羌活　防风　荆芥　藿香　茯苓　僵蚕姜水炒　蝉蜕去
头足　陈皮　甘草　厚朴各八分

共为末，茶调下。

擦牙单方

如神散　治牙痛红肿，一擦即肿消痛止，屡验。

麝香　冰片各五厘　上儿茶二分　硼砂五分　白矾五厘

共为细末，擦牙根。真神方也。

又方　治牙根风肿赤痛。

苍耳子　蒺藜子　花椒　薄荷

同煎汤漱口。

又方　治风虫牙痛。

丝瓜囊一个烧为末，擦之效。

又方　治牙根臭烂。

刀豆壳烧灰，加冰片擦上，涎出即安。

舌症门①

伤寒三十六舌辨，《医通》绘图，又演为《舌鉴》②一百二十
种，讲究已极详明，但其旨太烦，临病难以取阅，予姑就各种奇
症，详列于后，以备参考。

舌肿

又名木舌。

---

① 门：原缺，据本书体例补。
② 舌鉴：清代医家张登著。

忽然舌肿似猪肝，针刺两边血出安。若是中央针一下，血流不止反为殃。逢中一针则伤心也，心开窍于舌故耳。

舌下虫形

舌肿舌下若虫形，医人不识令人惊。微火烧针烙舌下，虫消木舌自平平。内服黄连泻心汤。

舌胀满口

舌胀塞口不能言，只用蒲黄末一钱，乳调涂上自然痊。又用川连汁呷吞。

舌生重舌

舌下复生一小舌，名为重舌苦难言。此是上焦真实热，黄芩黄柏与黄连。

又单方　兼治木舌、重舌、舌肿等症。

用黑枣一个，去核留肉，贯入青矾一钱，纸包煨熟，去枣不用，只用青矾一二分，调水以笔涂之，木舌涂两边，重舌涂舌下，小舌涂数次即消。真经予试验，神方也。

舌中出血

舌中出血流不止，炒研槐花末擦之。七情厚味皆能致，凉膈散服最为宜。方见牙痛门。

弄舌症

俗名蛇舌风，当分虚实，误用祛风药必死。

弄舌微微吐又收，得于病后最难瘳。实热舌红兼有刺，川连一味好推求。经云：吐舌属实，弄舌属虚。予分虚、实、蛇舌三条。久病心虚生弄舌，归脾汤服或能留。参芪当归远志肉，茯神白术酸枣仁，甘草广香龙眼肉，说与医人仔细求。

蛇舌风

蛇舌风生又不同，长捲两边兀兀动。只用雄黄一大块，点之数次立时松。

吐舌症

吐舌出口如蒲扇，此症医人真莫辨。人中白内加冰片，鹅毛刷上立时痊。若还收入问何方，一钱一服好川连。

小舌生红泡

与咽喉症不同。

舌根小舌生红泡，我有良方一时效。二两蛇床罐内烧，烟吸喉中立刻消。

落小舌

小舌忽落最难医，朱砂为末急吹之。吹到一次二三次，依然复上始为奇。古方用竹签夹盐片点，不及此方之神效。

舌上白苔

舌上白苔塞满口，两腮皆有肺经生。肺热也。硼砂调水与雄黄，鹅毛刷上自然痊。

又单方　神效。

用鹅屎擂烂，澄清调水，以毛刷洗口数次，白苔即落。

舌上黑苔

此方外用青布展指上，蘸蜜糖，磨黑苔上即退。内服黄连、黄柏、栀仁、黄芩各七分。

耳 病 门①

耳症经义

耳者，肾之官也。在脏为肾，在窍为耳。南方赤色，入通于心，开窍于耳。脾不及，令人九窍不通，名曰重强。肝虚则目无所见，耳无所闻，善恐如人将捕之。肺虚则少气，耳聋，咽干。

论症

耳之闭有五，曰火闭，曰气闭，曰邪闭，曰窍闭，曰虚闭。

---

①　耳病门：原缺，据原书目录补。

——火闭者，因诸经之火，壅塞清道，或胀或塞，或红或热，治宜清火，火清而闭自开也。

——气闭者，多因肝胆气逆，忧郁所结而然，非虚非火，治宜顺气，气顺心舒而闭自开也。

——邪闭者，因风寒外感，乱其营卫，解其邪而闭自开也。

——窍闭者，必因损伤，或挖伤，或雷炮震伤，或患聤耳所伤，宜用开通之法以治之也。

——虚闭者，或肾虚，或病后，或劳倦过度，治宜大培元气，自开也。

耳鸣虚实论

耳暴鸣而声大者多实，渐鸣而声细者多虚。少壮热盛者多实，中衰无火者多虚。饮酒厚味，素多痰火者多实，质清脉细，素多劳倦者多虚。

耳症总论歌

外感风寒耳红肿，疏风发表自然松。前胡桔梗薄荷升麻，柴胡知母北防风，细辛甘草石菖蒲，黄芩黄柏小川芎。

耳内排脓名聤耳，我有良方可速除。升麻赤芍菊花蔓荆，生地桑皮与前胡，木通甘草同知母，服之脓血自然无。

耳中瘙痒流黄水，此症皆因肾有风。六味丸加蒺藜子，服之水竭五音通。

左右自鸣如蝉咽，医人当作肾虚攻。六味地黄丸可服，黄柏知母见奇功。服后若还仍不止，清痰降火自然松。

诸虫入耳痛难容，忽然红肿热烘烘。古有神方来速治，猫屎滴耳虫自融。以生姜擦猫鼻，其屎自出，用鸭毛蘸滴耳中。

耳症治论

——耳闭血虚有火，宜用四物汤加栀仁、柴胡。

——耳闭中气虚弱，宜用补中益气汤。

——耳闭血气俱虚，宜用八珍汤加柴胡。四物四君。

——因怒耳聋，或鸣者，宜用小柴胡汤加川芎、当归、山栀仁。

——耳闭午前甚者，阳气实也，宜用小柴胡汤加黄连、栀仁。

——耳闭午后甚者，阴血虚也，宜用四物汤加白术、茯苓。

——肾虚耳闭，宜用六味丸加柴胡、白芍。

——头晕目眩，眉心或痛，而耳闭者，痰也，宜用六君子汤加细辛、白芷、石菖蒲。

——气逆耳闭，宜用六安煎加香附、丹皮、厚朴、枳壳。

——火盛耳闭，大便结者，沉香滚痰丸下之。

——素秉虚弱之人，忽然耳闭，宜用大补元煎加菖蒲。

——忧愁思虑太过而聋者，宜用平补镇心丹、辰砂妙香散。

——阳虚于上者，宜用补中益气汤，或用归脾汤。

——耳聋用补剂，宜以川芎、菖蒲、远志、柴胡、升麻之类加减用之。

耳症诸方考

四物汤　治血虚耳聋。

当归　川芎　白芍　熟地各等分

补中益气汤　治气虚耳闭。

黄芪蜜炙　人参　白术土炒　当归各钱半　柴胡酒炒　升麻　陈皮　甘草各七分

小柴胡汤　治肝火耳闭。

柴胡二钱　黄芩　半夏　人参　甘草①八分

六味丸　治肾虚耳闭。

熟地八两，酒蒸　枣皮四两　淮山药四两　丹皮三两　泽泻三两

---

① 甘草：原作"黄芩"，益庆堂本作"黄芪"，据《伤寒论》小柴胡汤方药组成改。

白苓三两

炼蜜为丸。

六君子汤 治痰多耳闭。

人参 白术土炒 白苓 甘草 半夏 陈皮各等分

六安煎景岳新方 治逆气耳闭。

陈皮 半夏 白苓 甘草各钱半 杏仁 白芥子各七分

大补元煎景岳新方 治耳闭，元气不足。

人参一二钱 山药二钱 熟地二三钱 杜仲二钱 当归二三钱 枣皮一钱 枸杞二三钱 甘草二钱

平补镇心丹 治耳闭，劳心太过。

人参 龙齿 白苓 茯神各三钱 麦冬 五味 车前各钱半 远志 天冬 山药 熟地各二钱 朱砂为衣 枣仁三钱

辰砂妙香散 治耳闭，思虑太过。

黄芪 山药 茯神 远志 人参 炙草 桔梗各三钱 麝香一钱，另研 木香二钱，勿见火

朱砂为衣。

归脾汤 治阳虚耳闭。

黄芪 当归 白术 枣仁 志肉 茯神 甘草各一钱 木香五分

耳症单方

一方 治聤耳。

枯矾一钱 全虫十个，洗净炙干 麝香三分

上药共为末，吹耳效。

一方 治耳出脓水。

枯矾一钱 发灰一钱 银朱一钱 新绸烧灰，五分

上药共为末，吹耳效。

又方 治聤耳出水。

熟石膏 雄黄 硫黄 枯矾各一钱

上药共为末，用纸条粘入耳中效。

又方

金银花五钱烧灰，入枯矾、冰片各一分，共为末，吹耳效。

又方　治耳鸣。百发百中。

牛脑髓一个　川芎一两　朱砂三分

二味共为末，放脑髓内煮酒吃，二三次，永不鸣矣。

又单方　治耳聋。

芥菜子捣碎，以人乳调和，绵裹塞耳，数易之即闻。

又方　治耳聋。

巴豆一粒，去壳　斑蝥虫一只，去翅足

二味合捣膏，用绵裹塞耳中，再易之即闻。

口病门①

口病经义

口者，脾之所主也。脾气通于口，脾和则口能知五味矣。脾热则口甘，肝热则口酸，心热则口苦，肺热则口辛，肾热则口咸，胃热则口淡。

口病总论歌

口为脾胃之所归，脾和五味自能知。酸则肝经有实热，生地胆草柴胡芍白青皮。外加胆草、知母、木通。

辛为脾家气上乘，麦冬知母与青皮，更加桑皮同地骨，增入黄芩信有灵。

咸乃肾液之所钟，六味汤中北味同，乌贼骨添知母入，奇方服后见奇功。方见耳病门。

淡味时时在口中，有虚有实不相同，实则藿香与木香，苍术

---

① 口病门：原缺，据原书目录补。

陈皮厚朴攻，虚用六君为细末，黄芪当归白芍芎。方见耳病门。

苦口由来胆之根，龙胆泻肝汤为先，小柴胡汤加减用，麦冬胆草始能痊。二方载本门后。

口疮臭烂有单方，一两倍子熟煎汤，更把白矾加少许，时时漱口自安康。

口症治论

——口苦者，名曰胆瘅。夫胆者，中精之府，五脏取决于胆，咽为之使。人数谋虑不决，胆虚气上逆而口为之苦也，宜用龙胆泻肝汤，方见本门后。或用小柴胡汤。方见耳症门。

——口酸者，肝胆实热也，佐金丸加神曲、胆草。方载本门后。

——口辛者，肺气上溢也，宜用生脉散加桑皮、地骨皮、黄芩。方见本门后。

——口咸者，肾液上乘也，六味丸方见耳症门。加五味、乌贼骨。

——口淡者，胃热也，有虚有实，实用甘露饮加广香、藿香，方载本门后。胃虚口淡，六君子汤方载耳症门。加黄芪、当归。

——口臭不可近，宜用甘露饮加犀角、茵陈。方载本门后。

——单方治口臭，用香薷浓煎汁含之，徐徐咽下。一方用知母、地骨皮、桑皮、栀仁、麦冬、甘草、食盐，煎汤噙下。

——壮盛之人，口臭如登厕，凉膈散下之。方见牙痛门。

口病诸方考

龙胆泻肝汤　治口苦。

柴胡　泽泻各钱半　车前　木通各一钱　当归　胆草各八分　生地二钱

煨石膏一钱为引。

佐金丸　治口酸，兼吐清水，或左胁痛。

川连六钱　吴萸一钱，同川连煮干

共为末，米糊为丸。

生脉散 治口辛。

人参三钱　麦冬去心，二钱　五味子一钱

灯心为引。

甘露饮 治口疮口臭。

天冬二钱　麦冬一钱五　生地　熟地二钱　茵陈　枳壳　黄芩
石斛　甘草各八分　枇杷叶布拭去毛，一片

平胃散 治口淡不知味，并不思食。

苍术漂　陈皮　甘草各一钱　川厚朴姜水炒

本方加藿香、砂仁各六分，名香砂平胃散，用煨姜为引。

咽 喉 门①

咽喉经义

咽喉者，水谷之道也。喉咙者，气之所以上下者也。会厌者，音声之户也。悬雍者，音声之关也。四者同出一门而用各异。喉以纳气，故喉气通于天。咽以纳食，故咽气通于地。会厌管其上以司开阖，掩其咽则食下，不掩，其喉必错。四者相交为用，缺一则饮食废而死矣。

咽喉急症歌

此症杂方甚多，惟此方便于取效，活人众矣。

咽喉肿痛在须臾，速取雄黄燕子泥，烧酒调匀和作饼，令卧喉外即敷之。涎出口开陈壁土，煎汤一碗速饮之，双鹅单鹅②皆有效，秘授仙方共羡奇。

此咽喉一神方也，牙关紧闭者，一敷即开。雄黄恐难卒办，单用燕子泥亦可。如无燕子泥，用烧纸数张，以烧酒浸湿贴喉外，随干随换。此以热导热之义也，百发百中，不可轻视。

---

① 咽喉门：原缺，据原书目录补。
② 双鹅单鹅：双侧或单侧咽喉红肿。鹅，常例作"蛾"。

咽喉治论

——咽喉肿痛，大便闭结，六脉俱实，宜凉膈散下之。方载鼻病门。

——走马喉风，头痛发热，先用豆豉浓煎探吐，后用荆芥、防风、牛子、甘草、桔梗、连翘、薄荷、犀角，如口不开，以牙皂末吹鼻取嚏，方可下药。

——外感风寒喉痛，但治外感，其喉痛自止。

——喉中初起微痛，桔梗三钱，甘草一钱，灶心土为引，或用玄参。

——阴虚咳嗽，久之喉痛，用六味地黄汤加玄参、桔梗。

——阴虚火炎，以致喉痛，用八味地黄汤，冷水顿冷服，随食饭一二口压之，不令桂、附热气上腾，此偷关而过，引火归源。

又景岳新方

熟地三钱　川牛膝二钱　甘草八分　泽泻二钱　熟附子一钱　上桂一钱

水煎，以冷水对①服，引火归源。

予每用此二方，桂、附另用黑铅同蒸水，冲六味吃，取铅重镇，直走入肾经，火不上腾而下达，真神妙莫测也。

喉痛单方

一方　用鹅卵石烧红，放在小坛内，以醋淬之，开口对冲效。

一方　用葫芦瓢煎水吃，效。

一方　用食盐火煅，以竹签头蘸盐，点红泡上即消。

一方　用硼砂、雄黄、儿茶、冰片，吹入喉中效。

一方　用蛇皮烧灰二三分，枯矾二分，生熟石膏各二分，冰片、硼砂各五厘，共为细末，吹入喉中效。此方予每用之神效。

---

① 对：通"兑"，掺兑。

医案

张景岳先生治一人喉痹十余日，头面浮大，喉颈粗极，气急声哑，口疮痛楚之苦。察其脉，微弱之甚，询前所服之药，皆芩、连、栀、柏之类，遂用镇阴煎：熟地、川膝、泽泻、甘草、附子、肉桂，水煎，以冷水顿冷，徐徐咽之，尽消如失。

薛立斋先生治一妇人，咽间作痛，溃而不敛，诸药不应。先以土萆薢汤，即土茯苓，又名冷饭柑。数剂而敛，又以四物汤加茯苓、黄芪，二十余剂而安。

又治一小儿，先于口内生疮，后延于身，年余不愈。以土茯苓为末，乳汁调服毋以白汤调服，月余而愈。

又治一妇人，脸鼻俱蚀，半载不敛，治以土茯苓而愈。

按：土萆薢汤，即用土茯苓一味。本治淫疮，味甘而利，善去湿热，和血脉，所以凡诸疮毒，皆宜用之。

景岳治一小儿，误吞铁钉入喉，用朴硝二钱，磁石一钱，并研为细末，熬热猪油，加蜜和调，药末吃尽，三更时忽俾下一物，大如芋子，拨而视之，则钉在其中矣。

按：铁畏朴硝，磁石吸铁，非油则无以润，非蜜则未必吞，合是四者，同功合力，裹护而出矣。

予治一人，咽喉中生一核，微痒不痛，遂用蛇床子烧烟吸喉中，立消。此非实火，乃虚风也，故用蛇床子烟熏之而愈。

予又治一人，喉中如悬一石榴，微微作痛。细考《医通》得一方：用土牛膝根洗净，入好醋三五匙同研汁，就鼻孔滴入，丝断珠破而愈。《医通》云：此症非咽痛，乃鼻中生红丝如发，悬黑泡如石榴，垂挂咽门致饮食不入也。

附载诸骨哽喉

水獭足爪治鱼骨哽喉，鹅涎治稻芒哽喉，鸭涎治螺蛳哽喉，磁石芒硝治铁哽喉，水银灰治金银哽喉，荸荠治铜钱哽喉，狗涎治猪骨哽喉，橄榄核磨水治鱼骨哽喉。不能饮食者，吃三四次即能进食，此方屡效。

气痛门①

九种气痛

一曰饮，二曰食，三曰气，四曰血，五曰冷，六曰热，七曰悸，八曰虫，九曰疰。九种心痛，乃久客之剧症，即肾水乘心、脚气攻心等症之别名也。凡言心痛，即胃脘痛也，言心包络受邪，不在脏也。真心一痛，手足必青②至节，旦发夕死，夕发旦死，小腹一线冷气冲心是也。

——脉坚实，按之心下满痛者，为实，宜用大柴胡汤。方载头痛门。

——脉弦数者，木克土也，宜用小建中汤，取白芍酸收，土中泻木也。方载本门后。

——脉沉细，是水来侮土，宜用理中汤，取干姜味辛，土中泻水也。方载本门后。

——脉沉微，大寒客于心胸，呕逆不能食，痛不可忍，宜用三物大建中汤，上散浊饮寒气，下安太阴。方载本门后。

——脉沉微，气痛绵绵不已，无增无损，宜用术附汤加草豆蔻、川厚朴。方载本门后。

丹溪曰：诸痛不可补气。此言惟邪实气滞者避之，余不必泥也。

气痛总论歌

气痛当分久与新，抱③撄寒痛急须温。若还痛久多成郁，藿香

---

① 气痛门：原缺，据原书目录补。

② 青：当作“清”，冷。《太素》卷二十六作“清”。

③ 抱：似作“暴”，疑音近之误。

正气桂为君。菖蒲白芍与良姜，青皮乌药佐其功。

藿香正气用紫苏，大腹陈皮桔梗咀，甘草茯苓半夏曲，厚朴白芷枣姜扶。此气痛主方也。初起用桂枝，久则用肉桂。

又方气痛用当归，玄胡良姜五灵脂各味一钱，木香艾叶同为引，管教痛止笑嘻嘻。

实热痛兮难以按，平胃散加青木香，更用黄芩兼枳壳，赤芍香附共煎尝。按之痛定乃为虚，丁香白蔻与吴萸，良姜桂附各五分炒白芍三钱，藿香艾叶立时除二味各六分。

腹胀脾疼怎抵当，椒姜之外有丁香。三般等分罗为末，调入白盐与白汤。

水磨乌药治脾疼，每服须教一盏浓。一片陈皮一苏叶，再煎浓服有神功。

心与脾疼有妙方，良姜切碎等槟榔。两般同炒研为末，米饮同调服亦良。

单方治心腹气痛

——胃脘当心而痛，用荔枝核烧微焦一钱，广木香七分，共为末，每服一钱，数服除根。兵部手集方①治心腹气痛，用小蒜以醋煮熟，服后再不发。

——胸膈胃脘大痛，用排气饮、正气散之类皆不见效者，但用牙皂角，以微火烧烟甫尽取为末，烧酒调送七八分即止。方载本门后。

——肾气逆上攻痛，必从脐下上升，小便难，此名心疝，用生韭汁和五苓散，以茴香煎汤下。

——腹中气痛，用白芍五钱，甘草二钱半，水煎服，立止。盖酸以收之，甘以缓之也。

---

① 兵部手集方：唐朝薛弘庆据兵部尚书李绛所传整理而成。原书已佚，但历代本草方书中多有引用。

——痰气胸膈作痛，用生白矾五分，枯矾二分半，槟榔二钱半，共为末，砂糖和为丸，吞下即安。

又单方　治九种气痛。

鸽屎一两炒存性，研末，酒调吃，每服一钱。

气痛诸方考

小建中汤　治中虚气痛。加黄芪，名黄芪建中汤。

白芍三钱　桂枝一钱半　甘草一钱

生姜、大枣引。

理中汤　治中寒气痛。或加附子二钱。

干姜一钱半　白术二钱　人参　甘草各一钱

术附汤

白术二两　附子半①两

共为细末，每服二三钱。

大建中汤　治气痛怯寒。

桂枝一钱半　白芍三钱　甘草一钱　当归二钱　人参二钱　枣子五枚　胶糖五钱

排气饮　治中气不和，左右疝痛。

陈皮一钱半　木香七分　藿香一钱半　香附二钱　枳壳一钱半　泽泻二钱　乌药二钱　川朴一钱

平胃散　治胃脘气痛饱胀。

苍术漂　陈皮　厚朴姜水炒　甘草各等分　香附酒炒　青皮醋炒。各二钱

生姜引。

---

① 附子半：原缺，据益庆堂本补。

腹痛门①

腹痛论

《内经》云：劳役过甚，饮食失节，中气受伤，寒邪乘虚入客，阳气不通所致，故腹卒然而痛。

腹痛条例②

——中脘痛属太阴，用理中汤。方见气痛门。

——脐腹痛属少阴，用真武汤。方见本门后。

——小腹痛属厥阴，用当归四逆汤加吴萸。方见本门后。

——外感兼宿食而腹痛者，用藿香正气散。方见气痛门。

——心腹大痛，欲吐不得吐，欲泻不得泻，名干霍乱，急以盐汤灌之，吐后服藿香正气散。方见气痛门。

——腹中绵绵而痛无增减，欲得热手按，及喜热饮食，脉见沉迟者，寒也，用理中汤加肉桂、藿香、砂仁。方见气痛门。

——腹中时痛时止，热手按而不减，脉见洪数者，热也，用二陈汤加厚朴、枳实、黄芩、黄连、黑栀仁。方见本门后。

——腹痛如水响，乃火击动其水也，用二陈汤加黄芩、黄连、木香、枳实、木通。虚人用六君子汤加藿香、砂仁、猪苓、泽泻。方载耳症门。

——饮食过伤，腹痛饱胀，用木香槟榔丸下之。方见本门后。

——腹中常有积热而痛，宜调胃承气汤下之。方见本门后。

按：腹痛，手可重按者属虚，宜参、术、姜、桂之类。手不可按者是实，宜大黄、芒硝下之。夹食微痛，宜用山楂、神曲、麦芽之类消之。

——脐腹忽大痛，人中见黑色者，多死。

---

① 腹痛门：原缺，据原书目录补。
② 腹痛条例：原缺，据原书目录补。

——腹痛，胃脘当心痛，脐下一线冷气直上冲心者，多死。

——腹痛，或上或下，或有休止，止即能食，或有块梗痛则呕吐清水，是虫痛也，用理中汤加花椒、乌梅。方见气痛门。

——腹痛，心脘如锥刺不可忍，以人捶打则止，不打又痛，是虫啮心痛也，以虫得震动而伏耳，宜理中汤加花椒、乌梅、雷丸、鹤虱、葱脑，苦楝根为引。

——腹痛口渴不已，随饮随渴者，虫在胃脘吸其津液耳，用苦楝根皮二三两煎汤，加麝香二三分，饮之立止。

予治一人腹痛，腹中如蚯蚓之走，按之有形，口渴不已，用姜、葱、花椒同煮，面糊敷之，内服苦楝根加麝香，口渴立止，下虫数十条，口鼻俱出小虫，顿愈。次日又复如是，此腹中有母虫，生生不已，阅二日而死。

腹痛诸方考

真武汤《千金》名玄武汤

白术六钱　熟附子　白茯苓　白芍　甘草　生姜各一两

四逆汤　治中寒，腹中微微作痛，按之则减。

熟附子　黑姜各五钱　甘草六钱

姜枣引。

二陈汤　治腹中痰气作痛。

茯苓　半夏　陈皮　甘草各等分

木香槟榔丸

木香　槟榔　青皮　陈皮　枳壳　莪术　黄连各一两　黄柏
香附　大黄各三两　丑牛四两

滴水为丸。

调胃承气汤　治实热腹痛。

大黄　芒硝各三钱　甘草二钱

灯心引。

椒梅汤 治腹痛口渴，饮水不已，兼呕清水，此虫渴也。

花椒一钱　乌梅三个　葱脑三个　槟榔一钱

胁 痛 门①

胁痛论

胁痛多属于肝，亦不可执一而论也。左右者，阴阳之道路。故肝主阴血而属左，脾主阳气而隶于右。左胁多怒伤，或留血作痛，右胁多痰积，或气滞作痛。虽然痰气亦有流于左胁者，与血相持而痛，血积亦有伤于右胁者，必因脾气之衰也，或悲伤肺气所致也。详列症治于后。

胁痛条例②

——伤寒胁痛，用小柴胡汤，不大便加枳壳。方见头痛门。

——寒气引胁下痛，用理中汤加枳实。方见气痛门。

——胁痛气喘，用分气紫苏饮。方见本门后。

——胁痛吐血者，此热伤肝也，用小柴胡汤去半夏、黄芩，加丹皮、鳖甲。方见头痛门。

——胁痛，小便赤涩者，湿热也，用龙胆泻肝汤。方见口病门。

——左胁痛，脉弦者，肝火也，用柴胡、栀仁、当归、青皮、白芍。不已，加吴萸、炒川连。

——因怒伤肝，左胁痛者，用柴胡疏肝散。方见本门后。

——气滞作痛，不得俯仰屈伸，用二陈汤加木香、枳壳、香附。方见气痛门。

——悲伤肺气，以致右胁痛者，用推气散加桔梗、白芥子。方见本门后。又方，用川芎、枳壳二味作汤服之。

——两胁走痛，乃湿痰流注在胁下，用导痰汤加芥子、枳壳、

---

① 胁痛门：原缺，据原书目录补。
② 胁痛条例：原缺，据原书目录补。

香附、木香，甚则用控涎丹，导而下之。方见本门后。

——积食寒痰流于胁下，痛若锥刺，手不可近，用神保丸。方见本门后。

——气虚人，脉沉细，不拘左右胁下痛，多从劳役伤脾得之，用六君子汤加川芎、木香、当归、肉桂。方见耳症门。

——肾虚人，胸膈胁肋，不拘左右隐隐微痛，乃肾虚不能纳气归源，气虚不能生血之故，宜用补骨脂、杜仲、牛膝以补肾，当归、熟地以和血，又用六味地黄汤加肉桂，以收全功。

——咳嗽引胁下痛，为水饮停蓄，用小青龙汤。方见本门后。

——干咳嗽引胁下痛，发寒热，为郁结所致，用逍遥散。方见头痛门。

——胁下硬满引痛，干呕气短，汗出不恶寒，用十枣汤。方见本门后。

——胁下有块作痛，乃劳力所致，用逍遥散，左加木香、青皮、鳖甲，右加芥子、山甲。方见头痛门。

——内伤胁痛不止，用香油半杯、生蜜一杯，和匀服，立止。

——胁下肿痛，乃少阳胆经湿热留薄也，用小柴胡汤加枳壳、川芎。体实去人参，加龙胆草，体肥痰盛加白芥子。

——胁痛连腰脊，不能转侧，服六味丸加杜仲、续断。不效，必用八味丸加小茴。

胁痛诸方考

分气紫苏饮

紫苏　桔梗　陈皮　白茯苓各钱半　桑皮一钱　大腹皮一钱　草果仁五分

柴胡疏肝散

柴胡　枳壳　川芎　香附各钱半　陈皮　白芍　甘草各七分

推气散　治右胁胀痛不食。

姜黄　枳壳各钱半　肉桂　甘草各七分

导痰汤

枳壳一钱半　陈皮　半夏　茯苓　南星　甘草各一钱

控涎丹　此方惟善用者，始见奇功，体虚人不可用。

白芥子　大戟　甘遂各等分

共为末，醋糊丸，如胡椒大。

神保丸　治胁下胀痛，大便不通。

胡椒二钱半　木香二钱半　全蝎七只　巴豆霜二分半

共为末，汤浸蒸饼为丸，朱砂为衣。

小青龙汤

桂枝　麻黄　半夏各一钱　细辛　五味　炮姜各五分

十枣汤　治胁下硬痛，有水气，脉弦数。

芫花　甘遂　大戟各等分

共为末，先煮大枣十个，取水去滓，内末药，强人服五分，瘦人服三分，下后随食稀粥。

加味逍遥散　治郁气左胁痛，神效。

当归　白术　白芍　白苓各一钱半　柴胡一钱半　丹皮一钱　栀仁一钱　薄荷五分

腰　痛　门①

腰痛经义②

《内经》言太阳腰痛者，外感六气也，言肾经腰痛者，内伤房劳也。腰者，肾之府也，转摇不能，肾将惫矣，多不治也。详列症治于后。

---

① 门：原脱，据本书体例补。
② 腰痛经义：原缺，据原书目录补。

腰痛条例①

——风痛者，脉必浮，或左或右，痛无定处，牵引两足，用小续命汤。方载本门后。

——寒痛者，其腰如冰，其脉必紧，得热则减，得寒则增，用干姜附子汤加肉桂、杜仲。方载本门后。

——兼风寒痛者，用五积散，热服微汗之。方载本门后。

——内蓄风热痛者，脉必洪数，口渴，便闭，用小柴胡汤去半夏，加羌活、续断。方见头痛门。

——便闭腰痛，更兼腹痛，口渴烦躁，用大柴胡汤。方见头痛门。

——湿痛者，或久入水中，或著雨露，以致腰下冷痛，脉必浮缓，用渗湿汤。方载本门后。

——肾虚又卧湿地，湿气流入腰膝，偏枯冷痹，用独活寄生汤。方载本门后。

——腰痛兼湿者，痛必酸麻，用三痹汤。方载本门后。

——腰痛挟湿热者，痛必酸麻，口渴，用羌活胜湿汤合二妙散。二方俱载本门后。

——肾虚腰痛，痛不能立，热手摩之则稍减者，用烧羊肾散。方载本门后。

——闪挫腰痛甚，忽然不可俯仰者，用复元通气散。不效，必有停血，用复元活血汤。二方俱载本门后。

——因气滞腰痛者，初用乌药顺气散。不应，用八味顺气散。二方俱载本门后。

——腰痛因痰流注者，脉必滑，或沉伏，动作便有痰，或一块作痛是也，用导痰汤加香附、乌药、枳壳。方载本门后。

——肝气不调达，睡至黎明则腰痛，时欲转侧，早起则止是也，

---

① 腰痛条例：原缺，据原书目录补。

用柴胡疏肝散，方见胁痛门。或用二妙散加柴胡、防风。方见本门后。

——腰痛如带束紧者，此带脉为病，用调肝散。方载本门后。

——肾虚腰痛，牵引足膝，用青蛾丸加蝎尾，补肾兼补肝也。方载本门后。或用六味丸加苁蓉、故纸、鹿茸，或用六味丸加龟板、当归、杜仲、续断。

腰酸

腰痛或有寒湿之不同，腰酸悉属房劳肾虚，惟有补之一法，用青蛾丸，或八味丸加故纸、杜仲。或走精，用六味丸去泽泻，加鳔胶、沙蒺藜、五味子、益智仁、牡蛎粉各一钱，乌豆为引。

腰痛诸方考

干姜附子汤合青蛾丸　治腰酸如神。

附子制熟　干姜各三钱　故纸　杜仲各三钱

五积散　本方加乌药，去麻黄，神效。

白芷　陈皮　厚朴　桔梗各一钱　枳壳　川芎　白芍　甘草各七分　白苓　苍术　当归　半夏各钱半　肉桂　干姜各一钱　麻黄捶，酒炒，体虚人不可用

渗湿汤

炙甘草　苍术　白术各一钱　茯苓　干姜各二钱　丁香　橘红各二分半

姜枣引。

独活寄生汤

独活　杜仲　细辛　寄生　人参　当归　川芎　白芍　茯苓　牛膝　甘草　肉桂　熟地　防风　秦艽各一钱

生姜引。

三痹汤

人参　黄芪酒炒　白术　当归　川芎　白芍　白苓各一钱　甘草　肉桂　防己　防风　川乌炮制各五分　细辛三分　姜三片　枣二个

羌活胜湿汤

羌活　独活各二钱　薰本　防风各钱半　荆子　川芎　炙草各五分

外加防己五分。

烧羊肾散

甘遂　肉桂一作附子　杜仲　人参各一钱

共为末，入羊肾中煨熟服之。无羊肾，以猪腰子代之。

复元通气散

茴香炒，一钱　穿山甲炒成珠　玄胡　牵牛　陈皮　甘草各八分　木香七分，勿见火

共为末，砂糖酒下。

复元活血汤

玄胡钱半　当归二钱　甘草六分　山甲七分　熟大黄三钱　桃仁五十粒，研　红花三分　花粉五分

乌药顺气散

麻黄　橘红　乌药各二钱　僵蚕　川芎　枳壳　炙草　白芷　桔梗各一钱　干姜五分

共为末，姜枣汤下。

八味顺气散

人参　白术　茯苓　甘草各一钱　青皮　橘皮　白芷　乌药各钱半

导痰汤

茯苓　陈皮　半夏　甘草　南星　枳实各一钱

脚 痛 门

脚痛条例①

脚痛初起，无非湿滞，治宜分利为主。

凡脚膝中湿，或腰腿酸痛而兼肿者，宜除湿为主。

寒湿外侵，致成脚痛者，其症疼痛拘挛，身恶寒，脉弦细，治宜温经除湿为主。古人治此之法，大抵热药多，寒药少，每用麻黄、川乌、桂、附、干姜之类。《内经》曰：湿淫于内，治以苦热。正以乌、附、麻黄，走而不守，故能通行经络，姜、桂辛热，故能助阳退阴，病无不愈。

——外感寒湿，流注于足，致成脚气，痛不可忍者，宜鸡鸣散。

——寒湿内侵，阳虚阴盛，经络之气不行，致成肿痛，用独活汤，或用六物附子汤。方载后。

——寒湿兼风袭者，或脚冷，或酸痛，宜用独活寄生汤。方载后。

——湿热下壅，足胫肿痛，宜防己饮或二妙散。不愈，用当归拈痛汤。方载后。

——脚痛，气喘不得眠，宜行滞降气为主，常服槟榔汤。方载后。

脚痛诸方备考

鸡鸣散 治脚气第一品。

槟榔　橘红　木瓜各三钱　吴茱萸开水泡过，六分　紫苏　桔梗各一钱

生姜引，宜鸡鸣服。

独活汤

独活　生地黄　干葛　肉桂各一钱　白芍酒炒　炙甘草各一钱

麻黄捶灰，开水泡过

生姜为引。

---

① 脚痛条例：原缺，据原书目录补。

六物附子汤

附子　防己　桂枝　白术土炒。各一钱半

独活寄生汤

寄生　杜仲　牛膝各一钱半　北细辛六分　人参　秦艽　白苓　桂枝各一钱　白芍酒炒　熟地黄　汉防己　苍术开水泡炒　川芎　当归各二钱

姜枣引。

防己饮

白术　木通　防己　槟榔各二钱　甘草　犀角　苍术　生地　黄柏

二妙散

苍术　黄柏酒炒。各三钱

姜汁引。

当归拈痛汤

当归　茵陈　羌活　防风各味一钱半　知母　泽泻　猪苓　白术土炒。各一钱　人参　苦参　升麻　干葛　苍术　黄芩　甘草各八分

生姜引。

槟榔汤

槟榔　香附　陈皮　紫苏各二钱　木瓜　五加皮　甘草各一钱

生姜引。

足指痛经验方

足之大指起于肝，忽然红肿痛如针，但流黄水不作脓，此为肝火下来侵。单方只用陈猪肉，贴之痛止不须惊。内服柴胡香附米，川膝川连川郁金，芪术归芍远志肉，茯神广香酸枣仁。服之不过七八剂，肿消痛止自快心。若还爪下生黑块，任是仙方不显灵。此肝气绝也。如是背上红肿，用淡醋炆梨树叶贴之，日换三四次，红肿即消。

痛风历①节风诸方备考

舒筋散 治血脉凝滞经络，过节肿痛，第一神方也。

玄胡索醋炒 全当归 上肉桂各味三钱

共为末，酒下。

赶痛汤 治瘀血湿热，流注经络，遇空窍处，即肿痛等症。

明乳香箬炙去油 没药炙。各一钱 香附酒炒 地龙一名蚯蚓，酒炒，五条 红花 甘草 牛膝酒炒 五灵脂酒炒。各七分 当归 川羌活 甘草节各钱半

生姜引。

虎附散 治白虎历节风，走注疼痛。

虎胫骨酥炙 熟附子各二两

炼为丸，酒吞下。

活络丹 治历节风。

川乌炮制 地龙瓦制 制南星 乳香箬炙去油 没药炙。各一钱五分

酒煎，生姜引。

附子丸 治历节风。

熟附子 制川乌 肉桂 川花椒开水泡过 石菖蒲 甘草各二两 天麻煨 骨碎补姜水炒 白术各一两

炼蜜为丸，酒吞下。

---

① 历：原作"中"，据后文改。

增补医方一盘珠卷之三

眩晕门

眩晕总论①

眩晕不是寻常样，恍如人立舟车上，恰似中风非是风，两目昏昏或耳聋。

肥人②多是痰生病，痰泛昏昏不一途，头眩眼花痰作逆，清痰祛眩③汤立苏。

劳神过度眩晕症，多属怔忡心不宁，归脾半夏与天麻，一服煎来心自停。

色欲过度肾家虚，肾气虚而目眩晕，无寒无热身无主，八味真武悉可除。

劳力饥寒得眩晕，速宜益气与补中，天麻半夏砂藿用，医人用药莫从容。

伤食停痰得眩晕，莫作虚痰一样同，香砂平胃寻常药，一服煎来眩自松。

真阳不足眩晕症，四肢厥冷见病根，速煎附子理中汤，徐徐吃下自然痊。

眩晕诸方备考

清晕化痰汤 治眩晕之总司也。

陈皮 半夏 白苓 黄芩酒炒。各钱半 枳实 川芎 白芷各一钱 北细辛六分 制南星 防风 羌活 甘草各八分

---

① 眩晕总论：原缺，据原书目录补。
② 肥人：原书破损，据益庆堂本补。
③ 清痰祛眩：原书破损，据益庆堂本补。

清痰祛眩汤

制南星　法半夏　天麻煨　苍术漂。各一钱半　川芎　陈皮　茯苓　桔梗各一钱　枳壳　乌药　黄芩酒炒　羌活　甘草各八分

归脾汤加减

黄芪蜜炒　白术土炒　人参　当归各一钱　茯神去骨　志肉去骨　枣仁各八分　广木香为末，三分　甘草　半夏　天麻煨

姜汁引。

八味地黄汤

熟地黄二钱　枣皮　山药各一钱　丹皮　泽泻　白苓各八分　熟附子　肉桂各一钱

姜枣引。

真武汤

附子炮制　白术土炒　白芍酒炒　茯苓　甘草各一钱

加减补中益气汤

黄芪蜜炙　人参　白术土炒　当归各一钱　柴胡　升麻二味酒炒　甘草各七分　陈皮　半夏　天麻　藿香　砂仁炒。各八分

香砂平胃散　四肢冷加黑姜。

苍术　陈皮　厚朴姜水炒　甘草各二钱　藿香　砂仁各一钱

煨姜引。

附子理中汤

干姜　白术　人参　甘草　附子各一钱五分

姜枣引。

加减人参养营汤　治虚痰虚火，心虚眩晕等症。

当归　熟地黄　白芍　白苓各一钱　人参　甘草各七分　麦冬去心　五味九粒　陈皮　半夏　枣仁　志肉去骨，甘草水炒。各一钱　肉桂　附子　制南星　天麻煨。各八分

四物二陈汤　治血虚痰晕。

当归　川芎　白芍　生地黄　陈皮　半夏　白苓　甘草
姜枣为引。

痫症门①

痫症论

痫症与中风相似，发时昏不知人，卒然扑地，目上视，口眼
歪斜，手足抽掣，或口吐涎沫，醒后又复发，有连日发者，有一
日三五次发者，俗云猪圈风是也。治法不外丹溪先生痰与热二者
而已，予每见用桂、附者，必成癫狂，慎之。

痫症治法

牛马猪羊鸡五痫，治先寻火与寻痰。脉滑沫出痰为病，脉散
腮红火热肝。治法先分痰与火，识破枢机总不难。

脉滑沫出痰为病，白术僵蚕天麻兼，南星半夏石菖蒲，茯神
细辛与人参，广皮牙皂同甘草，竹沥姜汁莫嗔嫌。

脉数腮红火热肝，清痰降火始能安。瓜蒌黄芩黄连柴胡白芍，
胆草川贝郁金当，细辛桔梗石菖蒲，广皮胆星竹沥凉，橘红半夏
陈枳实，要愈还加广木香。

痰迷心窍不癫狂，语言不出不须慌。三两明矾半生半熟郁金七
两，作丸吞服自然康。

痫症古方备考

导痰汤　主方五痫初起轻者，服之即安。

陈皮　茯神　桔梗　北细辛　石菖蒲　瓜蒌仁捶去油　薄荷
牛胆九套南星②　黄芩　天麻　雄黄　川郁金　川贝母　甘草各
七分

---

① 痫症门：原缺，据原书目录补。
② 牛胆九套南星：天南星研末，装入牛胆中阴干，每年换牛胆一次，
九年是为牛胆九套南星。

竹沥、姜汁引。

朱砂丸龚廷贤方 治五痫神效。

朱砂一钱，水飞过 全蝎二钱，去头尾，水洗净，炙干 胆草二两 制南星二两 巴豆仁五钱，石灰一碗，炒红，入仁在内，灰冷取仁，将灰又炒，以仁入内，取出，草纸捶去油，灰不用

上为末，面糊为丸，姜汤下。

又单方 治五痫。

黄丹一两 白矾二两

二味银罐中煅红为末，入芽茶一两，不落水猪心血为丸，绿豆大，朱砂为衣。

四七汤 治痫症因忧郁而起者，本方加木香、南星。

茯苓 半夏 甘草 厚朴一方无厚朴，有肉桂

六味丸加鹿角胶 治痫症，阴虚夜发者。

熟地 枣皮 淮山药 茯苓 丹皮 泽泻 鹿角胶
姜枣引。

清神汤 治痫发心热，痰迷心窍者。

黄连生研 茯苓 枣仁生研 石菖蒲 柏子仁各钱半 甘草五分
姜汁、竹沥为引。

泻青丸 治肝经实热，痫发腮红咬牙者。

当归 川芎 栀子炒黑 大黄 羌活 防风 胆草各等分

凉膈散 治热痰结胸发痫，面赤，口渴，烦躁者，以此下之。

大黄三钱 芒硝 甘草 炒黑栀仁 连翘 黄芩各二钱 薄荷七分

医痫无双丸

制南星 法半夏 当归身 生地黄 石膏各一两 天麻七钱
僵蚕 荆芥穗 独活 犀角剉末 白苓 志肉 麦冬 枣仁 辰砂
人参 白术 陈皮 川连各五钱 白附 牛黄 珍珠 川芎 黄芩

甘草各三钱　金箔三十片

上药共为末，炼蜜为丸。

医案

予治一人，每发痫时，面白口吐涎沫，此脾虚风痰上涌。予用白术、白苓、半夏、南星、陈皮各一钱，天麻、僵蚕、细辛、菖蒲各五分，牙皂三分，即醒。后用六君子汤加天麻，十剂以收全功。

予治一妇人，每发痫时，脉散腮红。诸医以脉散为虚，用桂附六君子汤，转至咬牙，手足抽掣，月信每月在前三五日，行经前二三日发痫更甚。予用洗肝散数剂，行经对月怀孕。

洗肝散

薄荷　当归　川活　栀仁　熟大黄　木通　甘草各一钱

外加黄芩、香附各一钱，十余剂全愈。

疸症门①

五疸症

发黄疸症分五名，总为湿热在脾经，脉大垂危微细吉，治湿利水发汗平。湿在上焦先发散，羌活防风北细辛，柴胡川芎兼白芷，独活紫苏赤茯苓，苍术葛根吴神曲，生姜甘草不须惊。发表之后用猪苓，白术茯苓泽泻停，肉桂用之多与少，为君还是用茵陈。

阴疸症

面黄带黑色，脉细无力，神力不足。

女劳阴疸另有方，劝君切莫用寒凉。四物四君茵陈入，少加桂附自平康。不愈速投八味丸，管教阴疸见奇方。

---

① 疸症门：原缺，据原书目录补。

四物四君

当归　川芎　白芍　熟地　白术　白苓　甘草　人参各一钱

八味丸

熟地　枣皮　淮山　泽泻　丹皮　白苓　肉桂　附子

黄疸症①

又治黄疸单方

用小螺子二十只生，播②烂炆水酒吃下即安。大田螺亦可用。

又方　治黄疸兼肿。依方法制。

五倍子半斤，炒黑色　青矾四两，姜汁炒白色　神曲半斤，醋炒黄色

三味共为末，姜汁一盏，红枣子去核取肉半斤，同药捣为丸，忌食生冷。

一方加针砂二两醋炒红，忌食盐。

痢 症 门③

痢症三忌

一忌发汗，一忌人下，一忌利小便。

痢症三要

——初起要逐污行气，不可骤补，补则毒留。

——行滞解毒后，要和血和气，半消半补。

——痢渐愈，要补血补气，庶免肿症寒厥。

东风散　痢症主方，随时加减，百发百中。

苍术　地榆　当归　赤芍　黄芩　甘草　丹皮　红花　枳壳　槟榔　山楂肉　厚朴　青皮各一钱

艾叶为引。

---

① 黄疸症：原缺，据原书目录补。

② 播：似作"捶"，疑形近之误。

③ 门：原缺，据原书目录补。

——血止腹痛，本方去当归、地榆，加乌药、香附各一钱。

——里急后重，痛不可忍，本方加青木香、桃仁各一钱。

——白多红少，气虚微痛，本方加吴萸、干姜各味五分。

痢症总论

东风散主方

东风苍术地榆归尾，赤芍黄芩甘草施，丹皮红花陈枳壳，槟榔楂肉厚朴青皮。血止归尾榆红去，乌药香附换为奇。里急后重苦难当，加入青木香桃仁泥。白多微痛气虚寒，吴萸干姜不待迟。有热略加北柴胡，疟痢兼行疟后医。

久痢气虚虽和血，当归白芍川芎生地啜，故纸小茴香附米，乌药甘草真可遏。艾叶为引，不痛加粟壳以收之，石榴皮亦可。气虚足肿恐为殃，古用补中益气汤，此是痢中王道药，故纸还加广木香。方载本门后。

噤口痢

噤口痢症有验方，砂糖少许与煨姜，食盐火煅二三分，陈仓米炒一撮共煎汤。若还初起为火盛，木香黄连丸服不须慌，吃后胃开能入药，苍术陈皮川朴良，砂仁当归同白芍，藿香暖胃共煎尝。

外方用田螺捣烂，敷脐立效。

怀胎痢症

怀胎痢症苦难言，好把三奇汤速煎，黄芪三钱防风八分，加上陈枳壳一钱。舌上黑苔兼口渴，三分增入好川连。若还破气兼行血，忽然胎下是谁愆。

临产下痢

临产下痢不须慌，只用三物胶艾汤。阿胶艾叶石榴皮，徐徐吞下自然康。加荆芥一钱，当归、川芎各一钱，尤妙。痛加玄胡一钱。

痢症古方备考

养脏汤 治痢便脓血如鱼脑髓，后重脱肛，脐腹疗痛。

人参　白术各钱半　肉桂　诃子煨，取肉　广木香　肉蔻去油

粟壳蜜炒，五分

黑枣、煨姜为引。

温脾汤　治久积热痢下赤白。

熟大黄四钱　人参　甘草　炮姜各二钱　熟附子一钱

厚朴汤　治二三年热痢不止。

厚朴　干姜　阿胶蒲黄炒成珠　黄连吴萸水炒。各一钱五分　石榴

皮　艾叶各五分

椒艾丸　治久痢，完谷不化，肌肉消瘦。

川椒　乌梅肉　艾茸　干姜　赤石脂火煅，水飞过

醋糊为丸。

黄芩汤　治下痢干呕。

黄芩　人参　干姜　桂枝　半夏各一钱　大枣五个

伏龙肝汤丸　治胎前下痢，产后不止，小腹结痛，不可攻下。

山楂肉炒黑　一两　熬枯砂糖二两

共为丸，伏龙肝吞下，每服三钱。

黄连犀角散　治蛲虫痢，大肠或痒，或虫从谷道中溢出。

犀角剉末　黄连　木香各一钱　乌梅十个

共为散，乌梅汤调下。

又单方　治热痢①初起，神效。

草药，名撮斗张珍珠，和根煎水吃。此药一叶内一珠。

又单方　治热痢不止。

用石榴叶和米擂作饼，蒸熟吃效。

又方　治伤暑热痢，服药不效。

用马齿苋菜煎汤代茶，多吃即效。

---

① 痢：原缺，据文义补。

补中益气汤

人参五分　黄芪蜜炒，二钱　白术土炒，一钱　当归二钱　柴胡酒炒　升麻酒炒。各五分　陈皮　甘草各七分　故纸盐水炒，一钱　广木香三分，磨水

煨姜、黑枣引。

疟疾门①

疟疾总论

疟疾犹如政虐民，有寒有热病非轻，恍如潮水依时候，总之无痰疟不成。寒疟温疟痎疟瘴疟风疟劳疟疫，先哲留心各列名。予把古方分门类，删繁就简易搜寻。再有经验数神方，治疟依方疟自停。

洪氏经验新方

新疟只用薄荷防风，紫苏苍术桂枝川芎，前胡羌活青皮厚朴，甘草白芷有奇功。姜葱引，戥分随意加减。此方体实之人，感冒风寒发疟者，二剂神效。

不愈柴胡半夏黄芩，甘草猪苓白茯苓，泽泻肉桂青皮厚朴，白术草果神如效。此方解表之后，无不应验。

不愈槟榔用三钱，常山等分一同煎，十个丁香七个红枣，竺黄川贝各八分，乌豆炒四十单九粒，炆酒吃下即安然。体虚加人参、肉桂。

久疟经旬不得安，三日二日又来当，此是骤补邪入内，医人到此总无方。补中益气加桂枝二三钱，少佐半夏与羌活防风，服过二剂羌防去，倍加石斛首乌尝。服后自然寒必退，再加茯苓与肉桂干姜，十全八味皆可用，管教久病自安康。无论三阴并寒湿，依方取用总无妨。

---

① 疟疾门：原缺，据原书目录补。

经旬久疟苦缠绵，服药解散又依然，白糖只用三钱许，烧酒调吃即安痊。

久疟当归用五钱，桂枝白芍各三钱一同煎，略加半夏与陈皮，添上柴胡各七分。

异人传授一单方，胡椒白芷与硫黄，三味等分同为末，米糊为丸烧酒吞。每疟之日，清早服三钱。

阴疟茯苓与当归，首乌贝母一同咀，各味三钱姜枣引，服后方知此药奇。

草药单方鹅不食，临疟之期蒸水吃，用之不过一两许，服之微汗疟自息。

古方备考

——夏秋之间发疫疟，沿门阖境皆是也。其症壮热，多汗而渴，宜服达原饮。

黄芩酒炒 一钱　白芍生用　槟榔　川朴姜水炒。各八分　知母一钱　草果一个，煨，去壳　甘草八分

生姜、红枣引。

——疫疟，壮热，谵语，狂闷，宜服凉膈散。

大黄生用，三钱　芒硝三钱　连翘去心，一钱　黄芩一钱　黑栀仁一钱　淡竹叶一钱　甘草八分

灯心为引。

——暑天发疟，但热不寒，口渴，宜服白虎汤。

石膏三钱　知母二钱　甘草一钱　糯米一撮

——秋凉后发疟，或伤食饱闷，寒热呕吐，宜服清脾饮。

柴胡一钱五分　半夏　黄芩各八分　草果煨，去壳取仁，一钱　甘草　白术各七分　青皮　川厚朴各一钱五分

——寒多热少者，宜服柴胡桂姜汤。

柴胡一钱五分　半夏一钱　人参一钱　黄芩一钱　甘草八分　肉桂

一钱　干姜一钱五分

　　——疟发于午前，初起是阳分受邪，易愈，宜柴胡汤加桂枝、白芍。

　　柴胡一钱五分　半夏一钱　黄芩　甘草各七分　桂枝一钱五分　白芍一钱

　　生姜为引。

　　——疟发于午后，是阴分受病，必用升发其邪，宜补中益气汤加桂枝一钱五分。

　　黄芪　白术各一钱　当归一钱五分　人参五分　升麻　陈皮各五分柴胡八分

　　姜引。

　　——疟夜发名鬼疟，此邪入血分，宜升散血脉之邪，当服内补建中汤加升麻、首乌。

　　肉桂一钱　当归三钱　白芍二钱　甘草一钱　升麻七分　柴胡七分首乌一钱

　　姜枣引。

　　——山岚瘴疟，须用祛瘴涤痰之药，宜服七宝饮。

　　常山炒　槟榔各二钱　草果一个，煨，去壳　青皮　陈皮　甘草各七分　川厚朴二钱

　　生姜引。

　　——疟发夜热不止，体壮实者，宜常山饮截之。

　　常山　槟榔　青皮各二钱　穿山甲土炒成珠，一钱五分　甘草七分当归二钱

　　生姜、乌豆引。

　　——三阴疟发，微寒微热，脉虚无力，不烦不渴，宜服八味地黄汤。

　　熟地黄二钱　枣皮一钱　淮山药一钱　白茯苓八分　泽泻八分

丹皮八分　肉桂一钱　熟附子一钱

——古方鬼哭丹、斩鬼丹、鳖甲丸、疟母丸之类，惟善用者，始见奇功，否则恐无益而有损矣，慎之慎之。

泄泻门

泄泻总论①

脉伤于风则浮，伤于寒则沉细，伤于暑则沉微，伤于湿则沉缓。微小者生，数大者死。凡泄泻有湿，有火，有寒，有气虚，有食积，有脾泄，有肾泄，有痰泄，各种不同，分例而治之，庶无误矣。

泄泻十一条②

——泻水而腹不痛者，湿泄也，宜服胃苓汤。

苍术漂，炒　川厚朴姜水炒　猪苓　泽泻　陈皮　白术土炒　白茯苓　白芍酒炒。各味一钱　甘草五分　肉桂五分

——泻水而腹不痛，兼外感头痛，风湿也，宜服升阳除湿汤。

苍术漂，炒　陈皮　羌活　防风　柴胡　猪苓　泽泻　麦芽炒　神曲炒　甘草　藿香各等分

灯心、煨姜为引。

——泄泻，饮食入胃，完谷不化者，虚气也，宜服香砂六君子汤。

藿香梗　砂仁炒。各七分　白术土炒　法半夏　陈皮　白苓　甘草各二钱　人参五分

煨姜引。

如服前方不应，是③脏寒也，又服健脾理中汤。

---

① 泄泻总论：原缺，据原书目录补。
② 泄泻十一条：原缺，据原书目录补。
③ 是：原作"无"，据益庆堂本改。

人参　白术土炒　白苓　白芍酒炒。各八分　陈皮　苍术　炮姜
升麻　甘草　肉豆蔻煨，去油　诃子煨，去核

红枣为引。

——泄一阵即痛一阵，火泄也，宜服黄芩芍药汤。

黄芩酒炒　白芍酒炒　甘草生用。各等分

灯心为引。

如服前方不应，又服加味①四苓散。

白术　白苓　猪苓　泽泻　木通　黑栀仁炒　黄芩　白芍　熟
大黄　甘草

——泄泻或多或少，或时泻时止者，痰泄也，宜服加味二陈汤。

陈皮　半夏　白苓　白术　苍术　川厚朴　砂仁　淮山药
车前　木通　甘草各等分

灯心为引。

——泄时腹痛甚，泄后痛减者，食积也，宜服保和丸消导之。

苍术　陈皮　川厚朴　白术　白苓　半夏　砂仁　香附　神
曲　白芍　甘草各等分

灯心为引。

——泄泻，四肢厥冷，肚腹微痛者，寒泄也，宜服加味理中汤。

白术土炒　干姜炒焦　人参　白苓　砂仁煨　川朴　苍术　熟
附子　甘草各等分

姜枣引。

——泄，日夜无度，肠胃虚寒不禁，宜服八味散以温之。

人参　白术土炒　肉蔻煨，去油　干姜　甘草　粟壳醋炒　诃子
煨，去核　熟附子各等分

姜枣为引。

---

① 味：原缺，据文义补。

——泄，暑气逼于外，阴冷伏其中，宜服连理汤以和之。

干姜　人参　白术　甘草各一钱　赤苓　川连酒炒，五分

灯心为引。

——五更泄泻，肾虚也，宜服六味合四神丸。

熟地黄二钱　枣皮一钱　淮山一钱　泽泻一钱　白苓一钱　丹皮一钱　故纸一钱　肉豆蔻煨　去油　吴萸五分　北五味九粒

不应，加熟附子、肉桂各一钱。

——泄泻，经年不止者，属寒积也，宜服备急丸，神效。

巴豆仁去油净，一钱　干姜炒黑，五钱　熟大黄五钱

炼蜜为丸。

——大泻如倾，元气渐脱，手足冷至节，宜速用回阳饮以救之。

人参一钱　熟附子三钱　黑姜三钱　肉桂三钱

——久泻，谷道不合，或脱肛，乃元气下陷，大肠不行收令而然，宜服加味补中益气汤。

黄芪蜜炙，二钱　人参一钱　白术土炒　当归土炒。各二钱　川升麻酒炒　陈皮各六分　诃子一个，煨，去核　肉豆蔻一个，煨，捶去油　五味九粒　乌梅肉二钱　炒糯米半杯　炙甘草一钱

——老年泄泻多气虚，更宜风药以胜之，当服加味补中益气汤。

黄芪　人参　白术　白芍　当归各味二钱　升麻六分　川活　防风各五分　小茴　故纸各一钱

——老人消运不及，膨胀作泄，宜服九味资生丸。

人参二钱　白术二钱　白苓二钱　炙甘草一钱五　橘红八分　山楂肉醋炒　神曲醋炒。各七分　豆蔻一钱　川连酒炒，三分

加木香三分。

又集单方备考

——食下即响，响而即泻，诸药不效，以生红柿核纸包，水湿煨熟，食三四个即止。柿饼内者亦可。

一方　用鸡子一个，开一小孔，入胡椒七粒，红纸封口，微火煨熟，用好酒送下，连椒一齐吃下即止。

一方　泄泻腹痛甚，生姜、豆豉、胡椒煎汤热服，立止。

一方　暴泄初起，用车前子、甘草煎汤服，即止。

一方　久泄不止，用糯米炒熟一升，磨粉，每日调吃一二盏，即愈。

一方　治夜间泄泻，久而不止，用公猪肚一个，炒糯米半升入猪肚内炊熟取出，晒干为末，打糊和六味地黄丸全料，加肉豆蔻一两，吴萸五钱，故纸一两，北五味一两，为末，炼蜜和为丸，每日早晚服一两，服完即安。

一方　治吐泻不止，用棉纱一两，煎水吃效。

一方　浆水散，治夏天酷暑，暴泻如水，周身疼痛，汗出，脉弱，少气，甚者加吐，此名紧急症。

熟附子一钱　干姜一钱　甘草八分　良姜七分　肉桂一钱　半夏一钱

浆水煎服。

二神丸

补骨脂盐水炒，一两　肉豆蔻煨去油，一两

四神丸

补骨脂一两　肉豆蔻一两　吴萸五钱　木香五钱

体虚之人去木香，以五味子代之。

大便闭门①

经云：脉多沉伏而结，阳结脉多沉实而数，阴结脉多伏而迟。老人虚人便闭，脉雀啄者死。夫阴阳二气，贵乎不偏，然后津液流通，则传送如经矣。调养乖张，遂成闭结之患。

---

① 门：原脱，据原书目录补。

——大肠实热，精神壮旺，大便闭结者，用大黄汤。

生大黄　芒硝　牙皂各等分

水煎，一服立通。轻则用小承气汤，微利即通。

生大黄　川厚朴生用　陈枳实各二钱

灯心为引。

——大便闭结，上下气不相接，及老年血枯，宜服润肠汤。

当归油润者　生地黄　熟地黄各三钱　火麻仁碾碎，二钱　桃仁去皮尖，七粒　红花七分　川升麻七分　熟大黄三钱　甘草一钱

生白蜜为引。

——便闭，脾虚不能运化，倦怠懒于言动，宜服补中益气汤。

黄芪蜜炒，一钱五分　白术土炒　当归各二钱　人参五分　北柴胡　升麻　陈皮　甘草各一钱

生白蜜、麻油煎熟为引。

又方　同上治。

熟地黄　肉苁蓉酒洗　当归　黄芪蜜炒。各三钱　人参五分　桃仁去皮尖，七粒　火麻仁

用蜂蜜为引。

——气闭饱胀，用导气丸。

广木香另磨汁　槟榔　枳壳　火麻仁各三钱

——伤食便闭，用导滞散。

苍术　陈皮　枳壳　川厚朴　山楂肉　神曲　香附　黄芩各二钱

古方蜜导法

用蜜炼熟，捻如指长二三寸，蘸皂角末少许，纳入谷道中，良久粪自出。

又方　用姜针蘸蜜，插入谷道中，粪自出。

又方　用甘遂五分面粉裹，火煨熟，取出为末，入麝香三厘，以

饭捣为丸，淡姜汤下，立通。或小便不通、大便不通、大小便俱不通者，皆效。

小便闭门①

经云：三焦者，决渎之官，水道出焉。膀胱者，州都之官，津液藏焉，气化则能出矣。仲景曰：卫气行则小便宣通。又曰：脾病则九窍不通。丹溪云：以吐法通小便，上窍通而下窍之水出焉。然升提止可施于涓滴不通者，若淋滴短少者，非所宜也。东垣云：小便不通，分在气在血而治之，以渴与不渴而辨之。渴而小便不利，热在上焦气分。不渴而小便不通者，热在下焦血分。各分治例于后。

——膀胱有热，小便不通，宜服八正散。

车前子　瞿麦　萹蓄　山栀仁炒黑　熟大黄　木通　甘草梢　滑石末各等分

禹功散　治同上。

陈皮　法半夏　赤茯苓　山栀仁炒黑。各一钱　猪苓　泽泻　白术土炒。各七分　条黄芩一钱　升麻　甘草梢各五分

导②水散　治同上。

当归　瞿麦　车前子　滑石末　赤茯苓　泽泻　猪苓　石莲子去壳　山栀仁　黄连酒炒　知母　甘草各等分

——小便不通，用寒凉药不效，是元气虚而不能输化，补中益气汤。

黄芪　白术　当归各二钱　人参　升麻　柴胡　陈皮　甘草　泽泻各七分

蚯蚓五条为引。

---

① 门：原脱，据本书体例补。
② 导：原作"甘"，据益庆堂本改。

如不应，又服七味地黄汤。

熟地黄二钱　枣皮一钱　山药一钱　泽泻　白苓　丹皮　肉桂各七分

灯心为引。

单方备考

一方　用朴硝为细末，每服二钱，大茴煎酒调吃效。

又方　用猪胆汁对热酒中，服之立效。

又方　用蚯蚓屎研，冷水澄清服之效。

又方　用皮硝煎化，以布蘸水搭膀上，小便即出。

又方　用葱一把，剉烂炒热，布包熨脐即通。

又方　用紫苏煎汤入火盆内，令病人坐上熏蒸，外用炒盐熨脐上，小便即通。

洪氏经验新方

一人患小便不通，淋滴作痛，服药通利皆不应。予用黄荆子、苦瓜根、芽茶、通草煎吃，小便即出。

一人患小便不通，痛不可忍，服凉药、补剂皆不应。予用六味地黄汤，每剂用通草五钱、蚯蚓十数条瓦炙干煎汤代水煎药，服二十余剂全愈。后生二子。

一人患小便不通，通则如米泔。予用猪苓、泽泻、赤苓、生地黄、苍术、木通、木瓜、甘草梢，灯心为引，即效。

一人患小便不通，兼头痛。予用六味地黄汤加车前子、川牛膝、蚯蚓五条，引火下行，小便通，头痛亦止。

一人患小便不通，小腹作胀。予用小便一碗，放玉茎入小便内，小便即出。取同气相求之义也，即效，真奇方也。

一人患小便不通，久而不愈，自用灯心透入即愈。授①予梓以

<hr>

① 授：原作"牧"，据益庆堂本改。

传人，亦奇方也。

呕吐门①

得食即呕知为火，停久而吐却是寒。久疾胃虚食不下，呕来完谷更难医。呕酸与苦为胃热，清水不渴胃虚寒。呕哕有声无物出，肾水亏分见端的。若还尘水成盆吐，脾败也。任是仙丹命不长。

——呕吐，因外感风寒，内伤饮食，头痛，腹痛，宜藿香正气散。

紫苏梗　大腹皮　陈皮　川厚朴各二钱　桔梗　茯苓　半夏白芷各一钱半　藿香　甘草各一钱

腹痛加山楂、白芍，热加柴胡。

——呕吐，有痰有火，宜清热导痰汤。

橘红皮　法半夏　白茯苓　山栀仁炒黑　黄芩水酒炒。各等分

竹茹、灯心为引。

——呕吐，有实火，口渴，腹痛，宜服黄连石膏汤。

川黄连酒炒，一钱　煨石膏三钱　竹茹一钱

灶心土为引。

——呕吐，胃虚不渴，宜服香砂六君汤。

人参　白术土炒　白苓　干姜炒黑。各一钱　广皮　半夏　藿香砂仁

煨姜引。

——胃寒呕吐，小腹微痛，宜服丁香和胃饮。

干姜　吴萸　公丁香　人参各五分

大枣引。

——呕吐神倦，胃口不纳食，四肢无力，宜服胃关煎。

① 门：原脱，据原书目录补。

熟附子　黑干姜　上肉桂　川花椒去目　藿香　砂仁各一钱

小腹微痛，加吴萸三分为引。

——呕吐有声无物，肾虚也，宜服七味地黄汤。

熟地黄二钱　淮山药一钱　净枣皮一钱　上肉桂一钱　泽泻八分

丹皮八分　白苓八分

川花椒为引。

单方　治呕吐如神。

食盐煅，三分　蜜糖三钱　煨姜三钱　炒米一撮

共煎服。

——呕吐即出蛔虫，吐虫活者即是火，易治。虫腐烂者不治，脾胃败绝也。

乌梅肉二①钱　川花椒一钱　槟榔一钱　白矾一钱，半枯半生　藿香　砂仁各六分　干姜炒黑，七分

又单方　治虫呕。

用老葱脑煎水吃，以葱能化虫为水也。

烧针丸　治胸膈呕吐不止。

黄丹　朱砂　白矾煅过。各等分

为末，以黑枣肉为丸，如黄豆大，每用三四丸临用时，以针尖于灯火上烧过，研烂，米泔水调下。

——腹胀经久，忽泻数升，昼夜不止，服药不验，乃为气脱，用益智仁浓煎汤服，立效。

——呕吐泄泻外治单方

用雄黄一两研烂，枯矾五钱，葱脑五个，五倍子一两，肉桂一钱，麝香一分，同捣烂作饼，敷脐上，熨一炷香久，即安。

又单方　治吐泻不止。

---

① 二：益庆堂本作“三”。

用棉纱一团煎水吃，即效。

——呕吐黄水，吞酸气痛，用加味逍遥散。

当归二钱　白术　白芍各二钱　白苓　柴胡　薄荷　栀仁　香附　青皮各一钱

又单方　治同。

用炒盐一撮　豆豉一撮　炒米半杯　吴萸五分

煎吃效。

霍乱门①

挥霍变乱也。其症心腹卒痛，呕吐泄泻。

脉大者生，脉微弱而迟者死。脉大者，气少不语、舌卷囊缩者，皆不治。

霍乱须分湿与干，吐空泄尽始能安。藿香正气是总司，香砂平胃亦良方。甚则转筋仍厥逆，理中姜桂用祛寒。

——冒四时不正之气，吐泻暴作，宜服藿香正气散。

藿香　紫苏　陈皮　厚朴姜水炒　半夏　白苓　白芷　桔梗　大腹皮　甘草各等分

煨姜引。

——霍乱转筋加木瓜。

——霍乱腹痛加白芍、香附。

——霍乱饮食不化加山楂、神曲。

——霍乱小腹冷痛加肉桂、干姜。

——霍乱寒热加柴胡、前胡。

——霍乱冒暑加香薷、扁豆。

——霍乱上吐下泄，手足厥冷转筋，乃阳虚也，宜服理中汤。

人参　白术　干姜　甘草

---

① 门：原作"症"，据本书目录改。

洪氏经验新方

一人患霍乱，水药皆不能入，手足冷至节，举家惶然无措，请予往治。予用烧针丸二颗，研为末，水调，以茶匙挑入鼻中，随下喉中，少顷，又挑入鼻中三次，后即以理中汤灌下，即不吐。又用八味地黄汤二剂，手足即暖。次日，吐泻皆止，但腹绞扰不宁，莫名其状，自谓必死。予曰：无碍，此症乃吐空泄尽，虫无养而然。用安蛔理中汤，二剂全愈。

烧针丸

黄丹　朱砂　白矾枯

三味共为末，以黑枣肉捶为丸每用时，放针尖上，入焰火上烧过，研烂，滚米泔水调吃。

理中汤

附子　干姜　人参　白术　甘草

八味地黄汤

附子　肉桂　熟地　枣皮　山药　丹皮　白苓　泽泻

安蛔理中汤

花椒　乌梅　干姜　人参　白术　附子　砂仁　炒米

一人患吐泻霍乱，予用开水一盏、井水一盏对服，稍安。又用花椒、食盐、吴萸，同煎吃，即安。

一人患霍乱，上不得呕，下不得泄，冷汗如水。予用炒盐半杯，入童便一碗温服，少顷，得吐即安。

一人患霍乱转筋，予用皂角末吹鼻，得嚏稍愈，又用生姜一两，捣烂煎水吃，即安。

一人患霍乱，吐泻如倾，予用樟树皮，煎水温服，效。

关 格 门①

<small>此症与霍乱相似，欲呕不得呕，欲泄不得泄。</small>

此症阴阳皆易位，名为关格病难挨，水浆不入知为格，不通小水为塞关。欲呕不呕二便涩，生死分明反掌间，惟有熨脐探吐法，起死回生也不难。<small>用炒盐布包熨脐中，得小便即解。</small>

又方　用牙皂煎汤，浴小腹及阴囊，极效。如不愈，又服水药方。

陈皮　半夏　茯苓　甘草　木通　枳壳　当归各一钱半

煨姜引。

又方　用茯苓、半夏、白术、干姜、附子、猪苓、泽泻、肉桂各一钱。

又单方　用牙皂、细辛、巴豆，共为末，绵裹纳鼻中，得嚏即效。

呃 逆 门②

呃逆须当辨虚实，虚或二三实六七。脉浮而缓为易治，两关弦紧医费力。便闭声粗知是火，声低呃缓为虚极。膈热还须竹茹汤，胃虚柿蒂丁香觅。再有单方堪取用，随时加减真有益。

——实热呃逆，宜服竹茹汤，不用引。

竹茹　半夏　柿蒂　甘草　陈皮

——虚寒呃逆，宜服柿蒂丁香饮。

干姜　人参　白术　丁香各一钱　柿蒂　甘草各一钱

如四肢厥冷，加附子、肉桂各五分。

单方　用纸条插鼻中，得嚏呃即止。

又方　治连呃二三十声。

---

① 门：原脱，据原书目录补。
② 门：原脱，据原书目录补。

用生姜汁合蜜糖煎热服，即止。

又方　治病后久虚发呃。

用半夏五钱，生姜五钱，煎服效。

又方　治体虚常呃，但二三声。

用公丁香三十七粒，家莲子去心二十七个，二味同煎一碗，去渣，煨姜一片，糯米半升煮粥，去姜啜粥，呃即止。

洪氏经验新方

——妇人产后七日内，患呃逆，门外即闻其声，连呃不止，手足抽掣，诸医用附、桂、丁香、柿蒂等药皆不效。予用半夏五钱，生白蜜五钱，先吃。随用当归二两，川芎一两，荆芥穗炒黑三钱，钩藤钩十只，柿蒂二个，肉桂六分，黑姜六分，即安。

——男子常患呃逆，声低懒言语，予治之，朝用补中益气汤加沉香为引，升清降浊，暮用六味地黄汤加北五味，纳气归元，各数剂而愈。可知，医不执方，惟合宜而用。

反胃门

此症得之少年者，多可治，得之老年者，十难治一二。

反胃多因肾气虚，脉沉不足定多咀。得食即呕知为火，停久而吐胃多亏。脉数有力为痰火，清痰降火可施为。脉芤因知为血隔，活血即须鹅血灵。血气未枯随症治，沫多羊粪药休施。

——隔噎反胃初起，用五隔宽中饮。

青皮　陈皮　丁香　厚朴　甘草　香附　砂仁　白蔻　木香各等分

又方　治反胃初起，或因吐血后隔食。

当归　桃仁　陈皮　厚朴　红花各一钱半　大腹皮　川连吴萸水炒　半夏　黑栀仁　甘草各七分

又方　治实热隔食。

陈皮　半夏　茯苓　连翘　神曲醋炒　山楂各二钱　川连姜汁炒，

三钱

竹沥为引。

——脾虚反胃，朝食暮吐，暮食朝吐，用藿香、橘红皮、丁香、人参、甘草煨、干姜各一钱。

古单方备考

一方　用虎胫酥炙为末，每服二钱，人参淡姜汤下。

一方　用猫胞衣一具，炙脆为末，每服二钱，加麝香五厘，酒下。

一方　用人参浓煎，加姜汁三匙服。

一方　取田螺一斗，水浸取泥，晒干为末，烧酒调吃。

一方　用蜣螂转土为末，姜汤调下。

洪氏经验新方

一人患反胃四五月，每食下，胸膈微痛，作血腥①气，停一二时，食物复吐出，诸医罔效，请予调治。诊得关脉浮芤，因询致病根由，乃曰为暴怒，吐血数口以致此病。予曰：脉芤，必有瘀血停于胃口。遂用生鹅血一盏食下，忍之再三，勿令即吐，后片时，吐出瘀血半碗，是夜少试稀粥，竟不吐出，渐次多食，半月后方许食饭，再服八味丸，凡一料，全愈。其家疑予有异术，不过以生鹅血、八味丸，能治是病？予曰：非也，常考药性，鹅性最凉，利五脏血，能涌吐胃中瘀结，开血膈吐逆，此以血引血，同气相求之义也，因以获效，何术之异耶。

一人患反胃，热涎口渴，予用蜣螂转土丸一个，淡姜汤调吃一次，又用田螺泥烧酒，调吃一次，稍进稀粥，又进水药方。

真川连三钱　广皮　橘红　半夏各一钱

竹沥、姜汁为引。

___

① 腥：原作"醒"，据文义改。

一妇人反胃，夜食朝吐，他医以暖胃药罔效。一日读东垣书谓：反胃有三，气、积、寒也。上焦吐者从于气，中焦吐者从于积，下焦吐者从于寒。此妇脉沉而迟，暮食朝吐，小水利，大便秘，为下焦吐也。法当通其秘，温其寒，复以中焦药和之，遂以吴萸、小茴、丁香、肉桂、半夏，二十余剂而安。

张石顽治杨伯乾子，年及三旬，患反胃，吐出原物，全不秽腐，大便艰涩，小便时白时黄，屡用六君子、理中汤、六味丸，皆罔效。此肾脏真阳太亏，不能温养脾土之故，遂用八味地黄丸，一料而愈。

邹恒友治泰伯源，患郁膈，先用啄木鸟，入麝香一钱熬膏，以小罐收贮，时时嗅鼻，以通其结，内服加味逍遥散。当归、白术、白芍、白苓各一钱，柴胡、丹皮、黑栀仁、薄荷各七分，藿香、砂仁各六分，不数剂而安。

肿症门

肿症多般莫乱为，说与医人仔细医。风肿皮肤多麻闭，只消发散莫狐疑。气肿时消时又复，香平散用最为宜。食积肿来肚腹疼，消食行气以治之。阳水肿兮小便涩，五皮八正任君施。阴水身凉脾肾损，实脾金匮二方奇。更有血肿从何辨，皮肤赤脉乱如丝，散血清凉行小水，商陆汤煎实可医。

看肿症法

——上肿下消，皮肤麻闭，当发汗，宜服越婢汤。

——肿症，以手指陷，起迟者，水肿也，当服五皮饮。体虚，二便皆清，宜服金匮肾气汤。

——肿症，以手指陷，随起者，气肿也，宜服木香流气饮。

——肿症，下肿上消，乃元气下陷，当升提，宜服补中益气汤。

——因食积，肿症腹痛，宜消导，当服香平散。

诸方考

越婢汤 治风肿感冒，初起体实者，得汗自消。

麻黄去节，三钱 石膏煅，八钱，甘草一钱

生姜引。

越婢汤加白术 治面目肿浮，小便利。

麻黄去节，捶碎，水炮 石膏煅 白术 甘草

姜皮引。

五皮饮

姜皮 茯苓皮 桑白皮 大腹皮 五加皮

八正散

车前子 瞿麦 萹蓄各二钱 滑石末 栀仁炒黑 大黄酒炒 木通 甘草

姜皮引。

香平散

香附炒，为末 牵牛炒，为末 三棱 莪术醋炒 苍术 陈皮厚朴 甘草各等分

芪芍桂枝汤 治发热汗出，四肢浮肿。

桂枝 白芍各三钱 黄芪蜜炒，五钱

水煎服。

禹功散 治发汗后肿不消。

牵牛四两，炒 小茴 广木香各一两

共为末，姜皮汤下。

牛黄散 治水肿体实者。

牵牛 生大黄各三两 陈米饭炒枯，一两

神曲打糊为丸。

防己黄芪汤 治身肿，汗出怕风。

防己一钱五分 黄芪蜜炒，一钱五分 白术一钱，土炒 甘草八分

姜皮为引。

防己茯苓汤 治身肿，水气在皮肤。

防己 黄芪_{蜜炒} 肉桂各三钱 赤茯苓六钱 甘草一钱

共为末。

补中益气汤 治体虚冒风发肿，升清降浊。

黄芪 当归各二钱 白术 广陈皮 川升麻各八分 人参 柴胡

甘草各六分 桂枝 防风 木通 木瓜

姜皮引。

复元丹 治脾肾两虚，发肿，怕风。

附子二钱 白术土炒 肉桂 吴萸开水炮 川花椒 小茴 广木

香 肉豆蔻煨，去油 木瓜 泽泻 白苓各一钱

姜皮引。

实脾丸 治脾虚发肿。

白术 附子 干姜 白苓 木瓜 广木香 草果仁 川厚朴

槟榔各等分

共为丸。

浚川丸 治水肿腹胀，体实脉旺者。

甘遂面裹煨，三钱 芒硝三钱 郁李仁一钱 牵牛 大黄各三两①

为丸。

舟车丸 治同。

牵牛炒，二两 甘遂面裹煨 芫花醋炒 红芽大戟醋炒。各一两

青皮 槟榔 陈皮 木香各五钱 轻粉一钱

水糊为丸。

金匮肾气丸 治肾虚肿症。

熟地黄四两 白苓三两 牛膝 肉桂 泽泻 车前 枣皮 山

---

① 两：益庆堂本作"钱"。

药　丹皮各一两　附子五钱

炼蜜为丸。

单方　治水肿。

用葫芦壳煎水吃，效加牵牛子尤妙。

又方　用蝼蛄，一名土狗，焙干为末，酒调吃二分，效虚肿禁用。

又方　用鲤鱼入蒜满腹，煮食大小便齐通后，用健脾丸。

又方　伏龙肝烧红，以好酒淋之，澄清服，效。

治验

一人患水肿，脉虚无力，日久不消，予用补中益气汤加桂枝、防风、防己，生姜引，先服二帖，又用补中益气汤去桂枝、防风，加木通、木瓜、木香，蚯蚓五条为引，四帖全愈。

一人患肿症，脾肾两虚，下肿上消，肾囊如碗大，小便短少，诸医朝用补中益气汤，暮用金匮肾气汤，皆不应，请予治之。予曰：当服补中益气汤，兼进肾气丸。彼曰：前已服过。予曰：阳分当阴受，阴分当阳受。送令朝服金匮肾气汤，加蚯蚓为引，暮用补中益气汤，加花椒、木瓜、木通、木香，各四剂而愈。

一妇人年十八，患两足浮肿，皮下红丝乱纹，发热，每日放湿地下退火三四次，稍得安坐，诸医皆用利水和脾之药，皆不应，请予往诊。予曰：此症名为肤血胀，非肿症比也。遂用红商陆一两，丹皮、生地黄、红花、木通、赤芍、木瓜、牛膝、归尾各五钱，黄柏、桑皮、甘草各三钱，共为末，每服四钱而安。

一人患黄肿，三年不愈，予用小田螺二十余个打碎，炊水酒吃二三次，全愈。

一人患气肿，腹硬，利水和脾皆不应，予用荞麦粉，每日炊稀粥吃数次，气下行即愈。

一人患气肿，腹痛，用消肿药不应，予用三消饮，槟榔三钱，香附、牵牛各三钱，为末，服之全愈。

一人患肿症，气急少食，予初用槟榔三钱，香附、牵牛各三钱，广木香一钱五分，共为末，每服二钱，服完气急稍愈，胃口不开，大便艰涩。

又用熟大黄、牵牛、槟榔各三钱，广木香、公丁香、白豆蔻、川花椒、北芥子、吴神曲各二钱，水酒为丸，每日吃三次。

又服水药一日一帖：生黄芪三钱，防己一钱五分，桂枝、赤苓、防风、木瓜、桑皮、五加皮、大腹皮、姜皮、茯苓皮各一钱，渐愈。外用葱白、生姜、桂枝、苍术各一两，煎水洗脚，以开腠理。

又用复元丹以收全功。

白茯苓一钱五分　肉桂一钱　川椒　广木香　白豆蔻　丁香　吴萸各六分　泽泻　木瓜　牛膝各一钱

姜皮为引，服十剂。

又用金匮肾气丸，肿不复发，步履如常。

吐血门

吐血之脉宜微弱，最忌弦长与洪数。若还初起兼外因，加减参苏饮的确。医人皆知先降火，不知发散为斟酌。误求速止败血留，变生寒热难捉摸。不能慎始成劳瘵，反言吐血无妙药。

又有腹满胸胁疼，暴血呕来异块落，吐则倾盆或数碗，加减承气为要药。咯血咳血不同看，此是肾虚阴火铄，我曾随症有验方，依方取用无差错。误听庸工杂药投，不如不药犹可乐，此是吾儒金口诀，见效方知是先觉。

吐血三宜

——宜行血，不宜止血，行则不止自止，止则血凝，不归经络，变生寒热，病日危矣。

——宜养肝，不宜伐肝，养肝则血有所归，伐肝则肝虚不能藏血，血愈不能止矣。

——宜降气，不宜降火，气降则火降，降火则伤脾，不能统血矣。

吐血三禁

——禁骤用京墨、童便、阿胶、茅根、韭汁、草药之类，恐败血未尽，遏之自不再吐，必致发寒发热，为害非轻。

——禁多用黄芩、黄连、黄柏、知母之类，伤脾滑泄，为害深矣。

——禁专用人参、黄芪，肺热还补肺，必致咳逆不已，慎之。

吐血一症，人知气逆血溢，火升血泛，不知血在脏腑，另有膈膜隔定，极薄极脆，一有所伤则破，破则血溢于上矣。伤处有瘀血凝结，血来则缓，若阴火骤冲，血来而潮之上涌。须乘此时瘀血荡尽，缓缓清理，不可骤补，亦不可用耗散之药，治血有本矣。

吐血不治诸症

——肉脱热甚者，死。

——咳血，上喘下泄者，死。

——嗽而左不得眠，肝胀者，死。

——右不得眠，肺胀者，死。

——颈上左右筋跳者，死。

——鼻窍扇动，气粗者，死。

吐血用药大概论

气有余便是火，血随气上，补水则火自降，顺气则血不逆。阿胶、牛膝、丹皮，补水之药。苏子、橘红、沉香，顺气之药。童便者，引血归下窍，兼有行瘀之能。藕汁者，达血使无滞，而有止涩之力。

脉来沉实，腹中满痛，或吐血块，或为蓄血，当归、桃仁、赤芍、玄胡、莪术、大黄之属。

怒伤肝木，则血逆于上，沉香、木香、青皮、赤芍、丹皮之属。

劳心失血，莲肉、枣仁、山药、茯神、紫菀、柏子仁、丹参。房劳吐血，熟地、枸杞、牛膝、杜仲、鹿茸、人参之属。

血热，地骨皮、丹皮、犀角。血寒，桂心、附子。血热不止，山栀灰、黄连灰。血瘀，发灰、大黄灰、三七灰。血寒，干姜灰。血滑，棕灰、莲房灰。血虚，地黄灰。

三七、郁金行血中之气，侧柏叶凉血中之热，大蓟、小蓟行血中之滞，茅根导之使下行也。

吐血八条①

——吐血初起，吐而不止，带紫黑色者，宜柏叶汤主之。

柏叶炒，三钱　干姜一钱　艾茸一撮　马通汁一杯，马粪是也

无马通，童便代之。凡马属午，血亦属午，同气相求之义也。

人之吐血，皆风火使然。柏叶秉西方金气，可制肝木之逆，则血有所藏。艾叶之温，可使火反归阴，而宿藏于下。用马通以降血逆，尤属相宜。用干姜以行血，使无留滞之患。用童便，能散血归经。此吐血初起第一神方也。

——吐血初起，其色鲜紫黑色，成块，心烦躁，口渴，便秘，宜泻心汤。

黄连酒炒　黄芩酒炒。各一钱　大黄酒炒，三钱

凡治血症，既已行血破瘀，须按心、肝、脾三经用药。心生血，脾统乎血，肝藏血，归脾汤，三经之药也。远志、枣仁补肝以生心火，茯神补心以生脾土，参、芪、甘草补脾以固肺气，木

---

① 吐血八条：原缺，据原书目录补。

香者，香先入脾，总欲使血统于脾，故曰归脾。凡有郁怒伤肝，思虑伤脾，犹宜也。

火旺者，加入炒黑山栀仁、丹皮。火衰者，宜八味地黄汤。

吐血初起，脉俱洪①数者，属外因，须用参苏饮，去人参，加当归，倍茯苓。盖茯苓能守五脏真气，泻肾中伏火。二三剂后，脉数退而洪不退者，用六味地黄汤，加沉香以纳气归源。

——吐血初起，上膈壮热，胸腹满痛，或血紫黑，脉来洪大弦长者，宜用当归、丹皮、荆芥、酒炒大黄、玄胡粉、桃仁以下之，此釜底抽薪之法也。

——吐血太多，面白神昏，懒于言语，独参汤加橘皮，所谓血脱益气也。

——呕血者，大呕而出，犹龙奋于泽，波涛为之沸腾也。呕血症，治有三：一属暴怒火逆伤肝，其症胸胁痛甚，宜柴胡疏肝散加大黄；一属极劳奔驰伤肝，其症遍身疼痛，或时发热，宜犀角地黄汤加当归、肉桂、桃仁；一属竭力房劳伤肝，其症面赤足冷，烦躁口渴，宜生脉散合八味丸，阳衰不能内守而呕者，异功散研八味丸。

医案

一人中年，劳碌太过，或伤食，以致咳②痰而带血丝，服清肺消痰药过多，声渐不清，而至于哑，夜卧不安，醒时口苦舌干。予用参、芪各四钱，麦冬、当归、贝母各一钱，远志、枣仁、丹皮、茯神各八分，菖蒲、甘草各五分，伤食加山楂、神曲，服年余而得全愈，非深信而不疑者不能也。

石顽治一人，年八十二而痰中见血，服宁嗽止血药不应。因

---

① 洪：原作"红"，据文义改。
② 咳：原作"硬"，据文义改。

其平时多火，不受温补之药，遂以六味地黄汤加人参、北味、麦冬、玉竹，煎膏服之，取金水相生，源流俱泽，而咳血自止矣。

又治一人，久患吐血，或一碗，或数碗，神气昏昏欲脱，灌童子小便亦不止。同道商无策，因思瘀结之物既去，正宜峻补，遂进独参汤，稍定，因脉数无力，略加肉桂、炮姜、童便少许，一夜中尽参二两，明晨其势稍定，血亦不来，而粥食渐进，脉息渐和，改用六味地黄汤，调治半月而安。

一人患虚劳吐血，一夕吐出如守宫虫一条，头足宛然，色如樱桃，不终朝而死。

苏宾旭新婚后，于五月中吐血数升，昏夜邀视，汤药不及，命煎人参五钱，入童便与服。次日，诸医咸集，皆曰人参补截瘀血，难以轻用，议进生地、山栀、牛膝等味。予曰：六脉虚微而数无力，无瘀可知，血脱益气，先圣成法，若谓人参补瘀，独不思血得寒则凝，反无后患耶？今神昏莫主，转侧昏昏，非峻用人参，何以固其元气之脱乎？遂复进人参一两，二服顿安。后以六味、保元汤，间服而痊。

一人患吐血，一二次后不复吐，因内伤食，外感风寒，潮热口渴，泄泻足肿，咽喉肿痛。皆谓已成劳瘵败症，必不治矣，请予往诊，六脉弦数，面赤，肌肉不瘦，合室惶然，速求妙剂。予曰：此症血病已安，不过夹食伤感之小恙耳。遂用藿香正气合平胃散，二剂而泄泻自止，再用柴苓汤二剂，寒热顿除，再求调养之方，不过平胃散、二陈汤而已。皆笑药味平常而功自大，非神见不能有此。予曰：果而确，无难焉。

一人患吐血，腹中及手足皆发热，每日一二次，予用熟大黄、发灰、山羊血、川三七、童便，一日一剂，半月全愈。

吐血次第方①

予每治吐血之症，次第用药，屡试屡效，列方于后以备考。

初服宜加减参苏饮，治吐血初起兼外感。

紫苏叶　陈皮　桔梗　前胡各味一钱　广木香另磨　甘草各五分　香附　当归各味一钱　白苓三钱，为君

水煎二剂，童便为引。

次用加减地黄汤。

生地黄汁　丹皮　赤芍　柏叶炒。各二钱　桃仁七粒，去皮尖　茜草酒炒　白苓　橘红各一钱　甘草　木香另磨水

茅根为引，服二剂。

又次用加减清肺汤。

茯苓　当归　生地黄　白芍各一钱半　紫菀酒洗　玉竹蜜炒　百合蜜炒　柏叶各一钱　甘草六分

童便、水、酒为引，服十剂。

又次用加减养荣汤。

当归　黄芪蜜炒　白术土炒　白芍酒炒　熟地　白苓　志肉甘草水炒　玉竹各一钱　石斛　橘红皮各七分　北五味七粒　甘草　人参各三分　何首乌二钱

姜枣为引，服十剂。

以上数方，治吐血之总司，不误用止血之药，可收全功。

治血七条

——治暴血吐紫黑块，此釜底抽薪之治也。

茜草酒炒　熟大黄各三钱　桃仁十粒，去皮尖　荆芥炒黑，一钱半　柏叶　艾叶各一钱

童便为引。

---

① 吐血次第方：原缺，据原书目录补。

——治郁怒呕血不止，此平肝解郁清火之治也。

北柴胡　香附　橘红　山栀仁炒黑　大黄酒炒　枳壳　茜草　丹皮　赤芍　青皮　甘草各一钱

童便为引。

——治房劳过度吐血，面赤足冷。

生地黄汁半杯　丹皮　泽泻　茯苓各七分　枣皮　山药各一钱　茜草一钱　乌贼骨微炒，研末，一钱　丹参酒炒，一钱

水煎服。

又服后方调养元气，八味合生脉散，古医案。

人参三分　麦冬五分　去心　五味子七粒　熟地黄二钱　山药　枣皮各一钱　茯苓　泽泻　丹皮各八分　熟附子　上肉桂各四分

童便引。

——治吐血阴虚，骨蒸潮热，咳嗽，古医案。

玉竹四两，合六味地黄丸。病至此，十难治一二。

——治咳血，痰中见红丝。

生地黄汁　丹皮　泽泻　茯苓　枣皮　山药　百合蜜水炒　川贝母　款冬花　紫菀　麦冬　天冬去心　桑皮　侧柏叶炒。各等分

白果去心为引。

——治咯血，不咳而喉中咯出。

紫菀茸　茯苓　山药　白芍各三钱　丹皮

童便一盏对服，四剂。

又服六味地黄汤加牛膝十余剂，可收全功。

鼻中出血、耳中出血、目中出血、舌中出血、毛孔出血、口鼻出血，诸方详载于后，随时取用。

——鼻中出血名鼻衄。

人乳一杯　童便一杯　好京墨磨水，半杯

和匀温服，立止。

又方　侧柏叶_{生用}一两，炆水和京墨对服，立止。

又方　用淡豆豉煎水吃，即效。

又方　用发烧灰，吹入鼻中即止。

又方　用丝茅花塞鼻，冷水湿脑，后又用茅根煎水吃，神效。

清肺止血汤　鼻出血，服之即止，止后服之，除根。

丹皮　生地黄_{瓦炙干}　桑皮　柏叶_{炒黑}　桔梗_{各三钱}　赤芍药

归尾　荆芥_{炒黑}　牛子_{各一钱}　丝茅根_{五钱}

为末，每服三钱，京墨、童便调吃。

耳中出血

内服柴胡清肝散，外用龙骨煅研末吹之。

目中出血　此乃积热伤肝。

用栀仁、豆豉、犀角_{磨水}、秦皮、丹皮、赤芍、柴胡，水煎服。

毛孔出血

宜服当归、黄芪、人参、甘草，外用绿豆粉、龙骨末，以麻布兜定，周身扑之，即止。

口鼻出血

宜服归脾汤，加童便为引。

舌中出血

用蒲黄煎汤漱口，或用槐花为末擦之，即止。

增补医方一盘珠卷之四

咳嗽门

经云：肺脉浮主风，肺脉数主热，肺脉沉细主虚寒。大抵咳嗽，肺脉浮大者生，肺脉沉细微，如虾游者死。

咳嗽总论歌诀

咳嗽由来有数端，医人莫作一同看。感冒风寒兼发热，鼻塞声重并咽干，参苏饮内为斟酌，一服两解雪浇汤。

热痰咳嗽皆因火，面赤心烦鼻血多，心胸紧满咽喉痛，清热导痰汤自和。

痰停中脘因伤食，饱闷呕吐多恶食，唾泪稠浓兼腹痛，平胃二陈二方觅。

久嗽无非正气亏，腠理不密涕清稀，四肢怯冷血不足，补中益气又何疑。

水泛为痰肾属虚，八仙长寿是良图，日中咳少夜偏多，金水六君煎可活。

咳嗽诸方备考

加减参苏饮 治咳嗽之总司也。

紫苏　陈皮　桔梗　前胡　半夏　茯苓　干葛　甘草　枳壳

木香另磨水　人参体实者不用

生姜引。

——体实人，伤寒咳嗽，怯寒无汗，加麻黄、桂枝。

——服本方二剂，咳嗽不愈，加干姜。

——咳嗽发热，本方加柴胡、黄芩、白芷，胁痛加北芥子。

——服本方二三剂，仍吐清痰，去木香，加猪苓、泽泻。

清热导痰汤　治火咳，热痰结胸。

白苓　陈皮　半夏　制南星各一钱　枳实　桔梗　黄芩　瓜蒌仁捶去油　甘草各七分　桑皮　川贝母各八分　杏仁七粒，去皮尖

平胃二陈汤　治伤食腹痛，停痰咳嗽。

苍术　陈皮　甘草　厚朴盐①水炒。各一钱　白苓　半夏　山楂神曲炒。各八分

加减补中益气汤　治久咳气虚。

黄芪蜜炒　人参　当归　白术土炒。各一钱　升麻　柴胡酒炒。各五分　陈皮　甘草各七分　北味七粒　麦冬去心，六分　白芍酒炒　白苓二钱

八仙长寿丹　治肾水泛为痰。

熟地二钱　枣皮　山药　白苓各一钱　丹皮　泽泻各七分　麦冬去心，六分　北味七粒

金水六君煎　治夜咳不愈。

熟地四钱　当归四钱　白苓三钱　半夏　陈皮　甘草　核桃煨姜引。

单方四金膏　治久咳肺虚，宜润肺。

细茶四两，为细末　白果四两，去心，捶烂　核桃肉四两，捶烂

上三味，和白蜜四两，熬成膏，瓦罐收贮，每早开水化服。

又单方　治同上。

萝卜一两　芝麻五钱　白果七粒　米糖一两　白苓五钱

上五味，同蒸水一大碗，每早空心服。

又单方

粟壳一钱　生姜二片　核桃肉二钱

同煎吃。

---

① 盐：益庆堂本作"姜"。

痰病门

痰饮之病有数般，通用加减二陈汤，不拘风热并寒湿，随时加减自然康。

予按：古方分数治，药味平常，功效良。

二陈汤 治痰病之总司也。

陈皮　法半夏　茯苓各二钱　甘草一钱

水煎服，生姜引。

——痰因火动，口渴，烦躁，加黄芩、栀仁各一钱。

——痰在皮里膜外，加姜汁、竹沥为引。

——痰在胁下，加芥子五分。

——痰结胸，加枳实、桔梗。

——伤食停痰，加苍术、厚朴。

——眼眶下如炭烟熏黑者，火动其痰也，加蒌仁、川贝母各一钱。

痰病诸方备考

清热导痰汤 治热痰迷心窍，或喘急，或狂言，或流热涎等症。

白苓　陈皮　半夏　牛胆南星各一钱　枳实　桔梗　黄连酒炒黄芩各七分　瓜蒌　甘草

灯心为引。

千金化痰丸 治脾虚，热在肺窍，顽痰能软，结痰能开等症。

半夏　陈皮　茯苓　牛胆南星各一两　枳实　海石火煅　花粉黄芩各八钱　知母　当归　天麻煨　白附姜水炒。各一钱　防风　大黄白术土炒。各七分

神曲打糊为丸。

青州白丸子 治风痰，或痰迷心窍、手足搐逆等症。

生南星四两　半夏十两　生白附三两　生川乌二两

共为细末，春七日，夏三日，秋八日，冬十日，水漂，一日一换，以箩盘子晒干，姜汁、米糊为丸。

沉香滚痰丸　治热痰结胸，大便艰难。

大黄八两　黄芩四两　沉香五钱，另为末　煅礞石一两，为衣

控涎丹　治痰入心之包络，其人如痴如醉，少言语，如畏人捕捉，或手足微动等症。

红芽大戟三钱　甘遂面裹煨，二钱　北芥子一钱

共为末。

姜桂六君汤　治虚痰上涌，气虚痰冷。

白术　白苓　广皮　半夏　人参　甘草　附子　肉桂

喘急门

经云：脉滑而手足温者生，脉沉而四肢寒者死。肺脉浮数主外感，肺脉实大主肺胀。

——外感风寒，发热，无汗而喘者，主表实也。

——有汗而喘者，主表虚也。

——喘而大便坚实，热邪传里也。

——热汗如雨，肺脉七八至，两鼻扇动者，乃肺①胀喘急也。

——喘而胸中紧满，或作嘎声者，气喘也。

喘症诸方备考

五虎汤　治外感风寒，无汗而喘。

麻黄捶，三钱　杏仁去皮尖　甘草

细茶一撮为引。有痰，合二陈汤用。

补中益气汤　治有汗而喘，气不接续。

黄芪蜜炒　人参　甘草　白术土炒。各一钱　当归一钱　柴胡
升麻　陈皮各七分

三一承气汤　治喘而大便坚实，热邪传里也。

大黄　芒硝不用煎　厚朴　枳实各一钱五分　甘草　木香另磨水
槟榔各七分

灯心引。

泻肺汤　治肺胀喘促。

葶苈子　桑皮　杏仁七粒　北芥子　苏子　枳壳各等分

白蜜为引。

三子养亲汤　治气喘，胸中紧满作嘎声。

苏子　芥子　莱菔子各一钱

不用引。

苏子降气汤　治虚阳上攻，痰涎壅盛，咳嗽气短。

苏子　陈皮　厚朴　前胡　肉桂　半夏　当归　甘草各等分

姜引。

沉香散　治腹胀气喘，坐卧不安者。

沉香　木香俱为末　枳壳　萝卜子

八味地黄汤　治喘急久不愈，肾气虚寒。

熟地二钱　枣皮　山药各一钱　丹皮　泽泻　白苓各八分　附子
肉桂各七分

姜枣引。

鼓　胀　门

经云：脾脉大而坚涩者，胀也。胀，脉浮大者易治，虚小者
难治。鼓胀，脉实者生，虚者死。丹溪云：七情内伤，六淫外感，
饮食不节，房劳致虚，脾胃不能传化，鼓胀之所由生也。其症有
四：一曰血胀，一曰气胀，一曰谷胀，一曰水胀。朝宽暮急为血

胀，暮宽朝急为气胀，四肢浮肿为水胀，大便艰难为谷胀。

鼓胀诸方备考

香砂和中汤 治鼓胀初起之总司也。

藿香 砂仁炒 苍术漂 厚朴姜水炒。各一钱 半夏 茯苓 枳
实 青皮醋炒。各一钱 神曲 山楂 甘草 白术土炒。各八分
生姜引。

加减六君汤 治虚胀之总司也。

人参 白术土炒 白苓 广皮去白。各一钱 半夏 甘草 白蔻
各八分
煨姜为引。

散血消胀汤 治血胀，小便多，大便黑。

归尾一钱五 五灵脂 官桂 乌药炒 甘草六分 广木香各六分
半夏一钱一分 莪术煨，八分 紫苏三分 砂仁一钱
生姜引。

启峻汤 治脾肾俱虚，腹胀少食。

人参 黄芪 当归 白术各一钱五分 陈皮八分 甘草 肉桂各
五分 茯苓一钱五分 干姜八分 肉蔻煨 沉香各八分 附子一钱五分

鸡矢醴 治鼓胀，内有湿热停积。

骟鸡矢白，但以陈米喂养，勿与杂食，则矢干有白，微炒入
无灰酒煮热服。如无，即以鸡内金炙脆为末，陈米饭为丸。

中满分消丸 治气胀、水胀，热服。

人参 白术 姜黄 猪苓 甘草 砂仁 干姜 泽泻 陈皮
知母 白苓 枳实 半夏 黄连姜水炒 黄芩酒炒 厚朴各等分

秘传紫金丸 治诸般怪气鼓胀。

紫金香附及针砂，二味平平一两加，莪术三棱肉豆蔻，丁香
橘红缩砂仁五钱赊，牵牛青香木香丁皮辈，故纸陈皮莫浪夸，更加
江子十五粒，黄肿如刀去削瓜。不问山岚并瘴气，水鼓气蛊立时

瘕，酒疸气隔攒心痛，腹内肠鸣及痞麻，不论小儿诸痞块，一服犹如风落花。醋煮糊丸梧子大，空心五十不须嗟。黄甫仙丹加大黄，姜黄青皮槟榔却针砂。

针砂用醋炒黑，研细末，同诸药再研细末为丸。此丸初服作泻，服三四次则不泻矣。气痞消后，宜调养脾胃。

秘传鼓胀槟榔丸　治蛊胀。

贯众一两　鹤虱一两　芜荑一两　雷丸五钱　槟榔二两　香附一两　川楝肉一两　三棱醋炒　莪术醋炒。各七钱　胡连五钱　白芷梢八钱　乌梅肉五钱　熟大黄一两，火重者倍加　芒硝八钱　澄茄一两　法半夏一两

共为末，炼蜜为丸吞丸作吐者，用煎鸡子一块先食，随用花椒一钱，为末。开水服后，用此丸吞下，即不吐。

又方治蛊胀名乌金散　为末水调服。

鸡内金不拘多少①　紫金皮三钱　灵脂三钱

血蛊，加玄胡三钱。

不寐门

心虚不寐不须惊，加味定志丸自平，人参远志石菖蒲，茯神柏子与枣仁，炼蜜为丸临卧服，管教熟睡至天明。

胆虚不睡不安宁，恍如人捕又多惊②，无痰无火兼自汗，只用三③两酸枣仁，为末每服二钱半，竹叶汤下末留停。

病后虚烦不得眠，只用温胆汤速煎，半夏茯神与枳实，陈皮甘草枣仁增，远志去心甘草制，加些竹茹自然痊。

日夜劳心虚火动，多痰少睡心不宁，加减养心汤速用，清痰

---

① 不拘多少：原缺，据益庆堂本补。
② 惊：原缺，据益庆堂本补。
③ 三：益庆堂本作"一"。

降火与安神。参连归芍远志肉，麦冬柏子与枣仁，陈皮甘草兼半夏，金箔十张并茯神。

怔忡门

心血不足患怔忡，惕惕如人将捕之，养血清心汤可用，生地白芍当归身，麦冬枣仁远志肉，甘草陈皮茯神咀，煎来不过三五剂，服后方知功效奇。

懊憹心乱患怔忡，又与心虚治不同，朱砂安神丸可服，炼蜜为丸心里攻。朱砂一钱水飞过，当归熟地二两融，甘草黄连二钱半，细末为丸服自松。

颠狂门

颠狂初起亦非狂，语言错乱不须慌，三两白矾郁金七两，作丸吞服自然康。

颠发无时大发狂，水火不避杀人强，此是上焦实真热，苦参一味作丸康。

颠狂谵语有单方，只用四两生大黄，加入三钱小牙皂，为末三服下之良。

言鬼言神不甚狂，古人也有一神方，三个虾蟆三服用，烧灰为末酒调尝。

痰迷心窍又心虚，语言恍惚似痴迷，莫作颠狂同颠治，安神定志笑嘻嘻。六味汤中加远志，人参白芍与当归，更用菖蒲同枣仁，神志安宁病自离。

实热颠狂有验方，黄连解毒用清凉，大黄黄连并栀子，黄柏同煎数服康。

交肠症

交肠一病，乃女人之疾，大便从小便而出，小便从大肠而出，虽见于方书，而世罕见，姑就医案二条以示后。

绿石山治一妇，产后六七日，恶露不行，腹胀喘满，大便从前阴而出，问其故，因昔日酷嗜烧酒，所产之儿身无骨管①，因而惊骇，遂患此症。用归芎汤加莪术、肉桂、炒黑山楂，一服瘀血即行，二便如常。

又治陆圣祥之女，方四岁，秋患血痢，稀粪出于前阴，作冷热不调，食积而治，用猪苓、泽泻、白术、茯苓、肉桂、甘草、木香、黄连，二剂而愈。

肠鸣门

《内经》云：肠鸣有五症。

——曰脾虚，腹满肠鸣，飧泄，食不化，宜服枳实理中汤。

人参　白术　甘草　干姜　枳实　木香　茯苓

灯心引。

二曰中气不足，肠为之苦鸣，宜服加味六君子汤。

人参　白术　白苓　甘草　陈皮　半夏　木香

灯心引。

三曰邪在大肠，肠如雷鸣，气上冲心，宜服半夏泻心汤。

干姜　甘草　黄芩　人参　黄连

姜枣引。

四曰土郁，肠鸣而为数后是也，宜服加味平胃散。

苍术　陈皮　厚朴　甘草　半夏　木香　茯苓

灯心引。

五曰热胜，少阴在泉，热淫所胜，腹中肠鸣，宜服葶苈木香散。

猪苓　白术　茯苓　泽泻　肉桂　葶苈　木香　木通　滑石

---

① 管：原作"骨"，据益庆堂本改。

甘草

《金匮》云：腹中寒气，雷鸣切痛，水逆呕吐，宜服附子糯米汤。

附子　白术　干姜　甘草

炒糯米一盏为引。

东垣云：胃寒，泄泻肠鸣，宜服升阳除湿汤。

苍术　陈皮　甘草　羌活　防风　升麻　柴胡　猪苓　泽泻　神曲　麦芽　益智仁

灯心引。

丹溪云：腹中鸣者，病本于胃，乃火激动其水也，宜服加减二陈汤。

陈皮　半夏　白苓　甘草　黄连　栀仁

——肺移寒于肾，名曰水涌。涌水者，按腹不坚，水气客于大肠，疾行则鸣，濯濯如囊裹浆水之病也，宜服葶苈丸。

葶苈子　续随子　嫩干笋炒焦。各等分

上药共为丸，萹蓄汤下。

脱肛症

《难经》云：出者为虚。肛门之脱，非虚而何？况大肠与肺为表里，肺脏蕴热则闭，虚则脱，须升举而补之，慎不可用坠气之药。

产育及久痢，用力过多，小儿气血未壮，老人气血已衰，故多患此症，是血气虚，不能约束禁固也，大剂补中益气汤为主，升麻须用醋煮。

黄芪蜜炒　人参　白术土炒　当归各二钱　川升麻醋炒　柴胡各一钱　甘草八分　陈皮六分

姜枣为引。

——脱肛，不红不痛，是气血两虚，本方加粟壳、伏龙肝各一钱。

——脱肛，赤肿有痛，宜凉血祛风，本方加羌活、防风、芍药。

——脱肛，里急后重，有脓血，本方加木香、乌梅。

——脱肛，大肠热甚，肛门红甚痛甚，宜用升麻汤。

升麻　白芍　甘草

加羌活、防风、黄芩、黄连。

——老人虚人，用力过多，因而脱肛，用十全大补汤。

人参　白术　白苓　甘草　当归　川芎　白芍　熟地　黄芪
肉桂

加升麻。

——肛门作痒，腹中有虫，内服花椒、乌梅、君子、槟榔，葱脑为引。外用朴硝，煎汤洗之，承热气，先熏之。

——小儿脱肛，以鳖头烧灰，研极细末，以麻油调涂之，外用尿淋桐子叶托进。

戊辰年七月，予自患肛门生毒治验方。

予肛门外忽生毒疮四五个，结成如雀卵大，红肿痛不可忍，拦阻肛门，大便难出。以解毒为主，先用苍术、陈皮、川朴、甘草、大黄、槟榔，次用大黄、黄芩、穿山甲、山楂核、天丁、白芷梢、赤芍梢、归尾、金银花、内红消，共为细末，每服早晚各五钱。服至三日，始有效，举家谓年老人不宜多服寒凉，恐伤元气，予坚执连服九日，即全消全愈。可见有病则病受矣，夫何害乎。外方先用猫儿屎研烂，同井底泥敷之，痛略减，后用生甘草、朴硝、五倍子、黄柏，同煎汤，每日熏洗二三次。

予治一人，肛门外生小毒，日流黄水，但痒不痛，用制甘草一斤作丸，服完即愈。彼家不信，予曰：烂入肛门，再服寒凉，必不救矣。此阴地阴疮，补之不可，凉之又不可，始从治而安。

制甘草法

先用甘草一斤，截五六寸长，以冷水浸一宿，次日取起留水，以炭火炙甘草，炙干，又放原水内浸湿，随炙随浸，以水干为度。后以甘草为末，醋糊为丸，服完全愈。

刚痉柔痉

痉者，痓字之误也。项颈牵急坚强而痓直，背反张名刚痉。有得之风湿，四肢强直，身多汗而不恶寒者，名曰柔痉。

原来痉病属膀胱，口噤如痫身反张，此是伤风感寒湿，故分两症有柔刚。无汗为刚须易识，惟有葛根汤第一，有汗为柔见的端，桂枝葛根汤救急。二痉皆宜续命汤，刚痉去桂用麻黄，柔痉去麻当用桂，只依此法最为良。

小续命汤

麻黄去节，捶去灰　人参　黄芩　白芍　川芎　防己　杏仁去皮尖　桂枝　甘草各一钱　防风　大附子炮制。各五分

姜引。

葛根汤

葛根　麻黄　桂枝　白芍　甘草各一钱

姜枣引。

二方之设，有麻黄、杏仁，可以发表散寒。有桂枝、白芍，可以解肌驱风。有防己、防风，可以驱邪胜湿。有人参、甘草，可以益气柔筋和胃。有川芎、黄芩，可以和阳去热。有附子之热，可以温经，亦可以去湿也。

肺胀症

肺胀何以辨来由，两鼻扇动汗如流，肺脉急数是病根，七至八至不留停，胸高气喘难呼吸，误认风痰非所求，我曾治验有神方，泻肺通窍自然瘳。

泻肺通窍汤

苏子　北芥子　葶苈子　莱菔子各一钱　麻黄捶,水泡过,一钱

杏仁　枳壳　黄芩　桑皮各七分

大便不通,加大黄、槟榔。

又方　治同。

大黄　槟榔　黑牵牛　白牵牛　人参各等分

为末,蜜水调下。

医案

——妇人年余六十,忽患肺胀,两鼻如蝉翼,气喘,大汗如雨,诸医谓年老虚痰上涌,用姜桂六君子汤,汗更甚,请予治之。诊得肺脉八九至,予曰:此肺胀也,若是虚汗,一二次必发寒厥,如此热汗如雨,淋淋不已,实为痰火内冲,肺窍闭塞,遂用泻肺通窍汤,三剂汗自止,吐痰数日而愈,后用八珍汤,十剂而痊。

——小儿十二岁,患肺胀,热汗如雨,五六日不大便,气喘嘎声,面赤烦躁,予用泻肺通窍汤加大黄、黄连各一钱而愈。

——小儿三岁,肺胀,诸医用疏风化痰药,予用苏子、芥子、莱菔子、天麻、钩藤、熟大黄各一钱,二剂全愈,后用异功散加桑皮,以收全功。

肺痈症

秘授神效方邑庠于其德传

初起用茅栗、柴根煎汤,六七次即愈,每要服三两多。

次用好白猪肺一付同糠炒,柴根二两,桔梗、黄连、枳壳、甘草各三钱,同猪肺炙,去药,专食汤、肺。如此数次,痰不臭方愈。

又次用豆粉、桑皮、苦参各五钱,黄连、花粉各二钱,共为末,每服三四茶匙,白汤下即愈。如不愈,又服后方。

地骨皮　麦冬　天冬　知母　玄参　地茄根　瓜蒌仁　百部　百合

水煎服即愈。

如不愈，又用丸药方。

地骨皮　百部　百合　天冬　麦芽各五钱　苡仁　花蕊石各一两　寒水石　胡连各三钱　熊胆三分

共为末，绿豆粉和为丸，至此则无不愈矣。

如不愈，则成肺痿，当服紫菀汤。

人参三钱　桔梗　茯苓各一两　知母　贝母各一钱五分　北味十粒　紫菀　阿胶　甘草各五钱

共作一服，白水煎下。

——方　治肺痈神效。

白蜡一钱　核桃二个，去壳去皮　公猪肉四两

瓦罐炆熟，不用盐，连汤一齐吃下，忌犯铁器。吃后如呕不止，或又加身热，即用煨姜、竹茹煎水吃，即愈。后宜多服，永不再发。此方崇仁县陈福达兄目击见效以传予，故录之以俟刊刻。

汗症门

从来汗病亦非轻，有虚有实要分明。阳盛生来多热汗，阴虚冷汗不留停。自汗身动即出汗，盗汗由来睡梦行。汗出痰喘多不治，若兼肺胀始全生。多热汗。汗出如油身体痛，淋滴如珠药不灵。多冷汗。

诸方考

凉膈散　治热汗，身热口渴，此阳邪在表。

连翘去心　栀仁炒黑　大黄酒炒　芒硝各味一钱　黄芩酒炒　甘草　竹叶　薄荷各味七分

玉屏风　治表虚出汗。

黄芪蜜炙，一两　当归六钱　牡蛎火煅，三钱

炒糯米一合为引。

加味补中益气汤 治气虚，头多冷汗。

本方外加麻黄根一钱，浮小麦三钱，升麻、柴胡俱用蜜水炒过，炒糯米为引。

加味归脾汤 治自汗如浴，每日三五次不止。

本方外加龙骨、牡蛎火煅各二钱，小麦炒半盏，败蒲扇三把烧灰，龙眼肉十五个，作一大剂服。

又单方 男用女衣，女用男衣，穿热，每日换二三次，汗即止，此以阴抑阳之义也。

又单方 用人睡过旧蒲席半床，烧灰，调水吃即止。此以汗止汗之法也，神效。

加味地黄汤 治睡中盗汗。

本方加龙骨、牡蛎各二钱，乌梅二个，红枣五个，小麦一钟。

又单方 治同。

用五倍子一两研末，以唾调作饼，敷脐上，以布扎定后睡，候天明取下，一二晚汗即止。

医案

一人年二十二岁，骑射伤力，下血不止，大汗如雨，舌黑身热，语言错乱，诸医束手，请予往诊。六脉空虚无力，予曰：此症气血两亏，汗多亡阳，迟则不救。速用人参一两，煎汤一碗服之，随用旧蒲席半床烧灰研末，酒调吃一碗，汗稍止，血亦止，精神渐安。令服归脾汤，重一斤半，病家疑其药味太多，不从治，予曰：病重药轻，不能奏效，阅一二日汗血尽，必不救矣。遂用黄芪四两，白术、枣仁、志肉各二两，人参、甘草各三钱，龙眼肉二十个，小麦一合，龙骨、牡蛎各五钱，随煎随吃，自早至夜，汗血渐渐自止。次日，舌黑身热更甚，皆谓峻补之过，速求凉剂以解之，予曰：此假热也。又用八味地黄汤二大剂，全愈。举家叩谢，羡予医之神，予笑曰：不过见之真耳。

一人病后，患自汗如浴，每日更衣数次，但能言，两目不见人。予用归脾汤二大剂，旧蒲扇二把烧灰为引，吃后汗止目明，但饱胀，小便不通，皆谓骤补之过，予曰：非也，又用八味地黄汤加牛膝、车前子二大剂，溲便如泉即安。

一彭师爷师母，病汗症，每发痰鸣，汗如雨，止后身怯寒，数年不愈。予询前药，俱服补中益气汤，其家每食不撤姜。予曰：姜开腠理，遂禁不食，又曰：脾气有亏，故令多痰多汗，遂用归脾汤，每日一大剂，加半夏、牡蛎、龙骨各二①钱，蒲扇为引，一月而安。

又单方　治久汗，服药不效。

用公猪肚一个，入糯米半升，线缝口，煮烂，将肚并汤一并食之，取糯米晒干为末，每用一盏，空心水调下，如此数次即安，又服六味丸一料，全愈。

梦遗门②

梦遗之症有三般，少年壮盛总无妨，犹如瓶满还自溢，饮食如常勿③药康。

劳伤心血君火动，谁知相火即随之，加减清心莲子饮，管教病止笑嘻嘻。

中年以后心血亏，房劳过度患遗精，萃仙丸子真可遏，还少丹吞莫待迟。

遗精白浊小便痛，心移热在小肠中，六味汤加滑石末，麦冬知母见奇功。

---

① 二：益庆堂本作"一"。
② 梦遗门：原缺，据原书目录补。
③ 勿：原作"服"，据益庆堂本改。

日久遗精也不痛，我有单方一刻痊，只用川牛膝二两，炆酒吃下即安然。

又方鱼胶用四两，蛤粉加入炒成珠，四两故纸枸杞三，再加五两山茱萸，芡实半斤龙眼肉，作丸吞服自然除。治遗精日久不止。

加减清心莲子饮 治遗精白浊，小便痛。

川连酒炒，三分　生地　当归各二钱　志肉　茯神　枣仁　石莲肉各一钱　黄柏　麦冬　甘草各八分

灯心引。

萃仙丸 治滑精不痛。

沙蒺藜四两，酒炒　枣皮　芡实　莲须　枸杞各二两　菟丝饼续断　覆盆子　金樱子去核。各一两

炼蜜为丸。

还少丹

杜仲　牛膝　巴戟　枣皮　苁蓉　茯苓　志肉　楮实子各二两北味一两　淮山　枸杞　熟地黄各四两　菖蒲　小茴各一两

加续断、牡蛎，炼蜜为丸。

又遗精不止经验方

当归　茯苓　山药各三钱　牛膝　车前子二钱　金樱子二十个，去刺去核

不用引，数剂全安。

阴 症 门

真阳耗散成阴症，手足厥冷见病根，两目昏昏神不足，三仙饮服立时痊。此症必兼脐下微痛。

阴症阴囊忽缩入，回阳急救方最的，胡椒六分硫黄四共为末，烧酒调吃真有益。

此症原来阳气亏，加减理中莫待迟，外用雄鸡生劈背，乘热敷脐阳自回。候一炷香久，即取下。

贫人无药取乌豆，炒热焠酒用半升，温热服之三五盏，管教阴缩即安宁。

阴症口鼻气俱冷，微微腹痛不能言，先用古人葱熨法，少时微汗自然痊。用葱一大把炒热，以布包熨脐下，得微汗自解，当速进三仙饮、理中汤之类。

三仙饮

熟附子　上肉桂　干姜各三钱

煎服，艾叶为引。

加减理中汤

熟附子　土炒白术　干姜　肉桂　茯苓各二钱　人参　甘草各一钱

炮姜、黑枣引。

阴茎强硬不能屈，古有良方一可述，故纸、韭子各三钱，水煎三服自然屈。此症阴亏火盛，服之即安。精流无歇，时时出针状，名肾漏病，并治之。

——因伏火兼口渴，加入知母与地骨，阴茎原属肝经络，龙胆泻肝汤莫忽。此症肝火流注，故不屈，泻肝即愈。

龙胆泻肝汤

柴胡　生地　泽泻　龙胆草各一钱半　车前子　归尾　木通各八分　甘草梢五分

灶心土为引。

又方　治同上。

生地黄二钱　枣皮　淮山各一钱　茯苓　丹皮　泽泻各八分　黄柏　知母　柴胡　白芍各一钱

灯心引。

又单方　治同。

用生甘草二两，煎水熏洗，即软。

增补医方一盘珠卷之五

怪病方备览

——项上生疮，如樱桃大，有五色，疮破则项皮断，逐日饮牛乳自愈。牛乳，黄牛者佳。

——寒热不止，经旬后四肢坚如石，以物击之似钟磬声，日渐瘦，用吴茱萸、青木香等分，煎汤，饮数次，即愈。

——大肠头出数寸余，痛苦，直候干，自脱落，又出，名截肠病，若肠尽必不治。用麻油洗，以瓦器盛之，饮火麻子汁数升愈。

——鼻中腥臭水流，以碗盛之，有铁色米虾大，走跃不住，以手捉之，即化为水，此肉坏矣，任意食鸡肉自愈。

——腹上麻痹不仁，多煮葱白食之，即愈。

——两足心凸①如肿，上面生黑色痘疮，硬如钉子，履地不得，胫骨如碎，髓渐流出，身发寒战，惟思饮酒，此是肝肾气冷热相吞，用炮乌头末敷之，煎韭子服之，即愈。

——腹胀经久，忽泻数升，昼夜不止，服药不验，乃为气脱，用益智仁浓煎汤服，立效。

——四肢节脱，但有皮连，不能举动，名曰筋解，用酒浸黄芦三两，经一宿，取出焙干为末，每服二钱，酒调服尽，效。

——玉茎硬不痿，精流无歇，时时出针状，捏之则脆，乃为肾满漏病，用韭子、故纸各一两，为末，每服三钱愈。

——咽喉间生肉，重重叠叠，渐渐肿起，不痛，多日方有窍子，臭气自出，用臭橘叶煎汤连服，效。又方用醋擂生牛膝汁，

---

① 凸：原作"凹"，据文义改。

鹅毛蘸搅入喉中，每日数次效。

——腹中如铁石，脐下水出，旋变作虫行之状，绕身匝啄，痒痛难忍，拨扫不尽，用浓煎苍术汤浴之，又以苍术末，入麝香少许调服。

——眼前常见诸般禽虫飞走，以手捉之则无，乃肝胆经为疾，用枣仁、川羌活、玄明粉、青葙子各一两，为末，每服二钱效。

——大肠虫出不止，止之复生，行坐不得，用鹤虱五钱为末，水调服数次，即愈。

——眼睛垂出至鼻，痛不可忍，或时时大便下血，名曰肝胀，用羌活煎汁数盏，效。

——腹中有物作声，随人语言，用蓝汁一盏，分作五服。一又名应声虫，多服雷丸自愈。

——有饮油四五斤，方始快意，常得吃则安，不吃则病，此是发入胃脘，血气裹了，化为虫也，用雄黄五钱为末，水调吃即出。如虫活出，置油中煎，少时连油置之长流水中。

——人卧于床，四肢不能动，只进饮食，好大言说，谓之失说物望病。治之之法，如说食猪肉，应之曰便与你吃猪肉一顿，病者闻之则喜，遂置肉与病人见之，临要吃却不与食，此乃失他物望也，当自睡时，涎出便愈，不必服药。

——十指节断坏，惟有筋连，虫出如灯心，长数尺，遍身绿毛卷，名曰血余，用茯苓、胡连煎汤饮之。

——眼白珠忽黑，见物依旧，毛发直如铁条，不语如醉，名曰血溃病，用五灵脂为末，酒调吃效。

——遍身皮底混混如波浪声，痒不可忍，抓之血出，谓之气奔，以人参、苦参、青盐、细辛各一两，作二服，水二碗煎吃效。

——因着艾太甚，灸讫，火瘢便脱落，疮内鲜肉片子，飞如蝶行，腾空而去，痛不可忍，是血肉俱热，用大黄、朴硝各半两，水调吃。

——临卧浑身虱出，约有一二升，血肉俱坏，每宿渐多，痒痛不可言状，但饮盐醋汤，十数盏即安。

——面上及遍身生疮，似猫儿眼，有光彩，无脓血，但痛痒不常，饮食减少，久则透胫，名曰寒疮，多吃鱼、鸡、韭、葱，自愈。

——胁破肠出臭秽，急以香油抹肠，以手送入，煎人参、枸杞汤淋之，皮自合矣。吃羊肾粥，十日即愈。

——口鼻中气出，盘旋不散，凝如黑盖，过十日渐渐至肩胸，与肉相连，坚如铁石，煎泽泻汤，日饮三盏，连服五日即安。

——遍身忽然肉出如锥，既痒且痛，不能饮食，名曰血痹病，若不速治，溃如脓出。用赤皮葱，烧灰淋洗，吃豆豉数盏自安。

——眉毛摇动，目不能视，交睫，唤之不应，但能饮食，有经月不愈者，用蒜三两取汁，酒调下即愈。

——毛孔节次出血，若血不出，皮膨胀如鼓，须臾眼鼻口被气胀合，此名脉溢病，饮生姜水，一二盏即安。

——口内生肉球，臭秽难堪，用水调生麝香一钱服之，三日安。

——浑身出燎泡如棠梨，每个破出水，内有石一片，如指甲大，泡复生，抽尽肌肉，不可治。急用荆山棱、莪术各五钱为末，酒调吃效。

——头面发热有光彩，他人手近之如火烧，用蒜汁半两酒调吃下，吐之如虫状，遂安。

——人自觉自形作二人并卧，不别真①假，不语，问亦无对，乃是离魂病，用辰砂、人参、茯神，浓煎汤服之，真者气爽，假者化脱也。

---

① 真：原作"不"，据文义改。

——忽然气上喘，不能语，口中涎流，吐逆，齿皆摇动，闷绝，复苏如是，名曰伤寒并热霍乱，用大黄、人参，水煎三盏，热吃安。

——男子自幼喜饮酒，丁后日饮一二斗不醉，片时无酒，呼叫不绝，全不饮食，日就羸弱。令其父用手帕缚束其手足，勿令摇动，但扶生辣酒一坛，就于其子口边打开，其气冲入口中，病者必欲取饮，坚执不与之食，须臾口中忽吐一物块，直下坛中，即用纸封坛口，取烈火烧滚，待酒干一半，却开视之，其物一块如猪肝样，约三两重，周围有小孔如针眼，不可数计，弃之于江，饮食复旧，虽有酒不能食也。

——夜间饮水，误吞水蛭入腹，经停月余，必生下小蛭，能食人肝血，腹痛不可忍，面目黄瘦，全不进食，若不早治，必至于死。用田中干泥一小块，小死鱼三四个，将猪油溶开搅匀，用巴豆十粒<small>去壳研烂</small>，入泥内，为丸如绿豆大，用田中冷水吞下三丸，至五丸、十丸，须臾大小水蛭一时皆泻出，却以四物汤加黄芪煎服，生血养气。

——妇人产后，忽两乳伸长，细小如肠垂下，直过小腹，痛不可忍，危亡须臾，名曰乳悬。将川芎、当归各二斤，半剉碎于瓦石器内，用水浓煎，不拘时候多少温服，余一半剉作大块，用香炉慢火烧烟，放在病人面前桌子下，要烟气在上不绝，令病人低头伏桌子上，将口鼻及病乳常吸烟气，直候用此一料。如前法煎服及烧烟重吸，必定见效。如未收全功，用冷水磨蓖麻子一粒于顶心涂，片时即洗，安。

——妇人临产，服催生药太早，未会离经，用力太过，以膏过膜有伤，产后水道中垂出肉线一条，约二三尺长，痛不可忍。先食失笑散数剂，仍用老姜三片<small>洗净不去皮</small>，研烂，用清油二两拌匀，入锅内炒熟，以油干焦为度。先用熟绢一段五尺长折定，令稳婆轻轻盛起肉线，使屈曲作一团，纳在水道①中，用绢袋兜油姜，稍温，敷在肉线上，渐冷又炒热，使之常有姜气。俟肉线或一日一宿尽入腹中，即安，再服失笑散、归芎汤以补气血，即安。

——居人逃避石室中②，贼以烟火熏之欲死，迷闷间摸得一束萝卜，嚼汁咽而苏。又炭烟熏人，往往致死，含萝卜一片着口中，烟气不能毒人，或预曝干为末备用。一可新水擂烂，饮其汁亦妙。

——自行被跌扑断舌，血出不止，以米醋用鸡翎刷所断处，其血即止，仍用真蒲黄、杏仁去皮尖、硼砂少许，研为细末，炼蜜调药，得所噙化而安。

——眼赤鼻张大喘，浑身出斑，毛发如铁条，乃是热毒结气于下焦，用白矾、滑石各一两，为末，作一服，水二碗，缓缓服尽，其病即安。

——虫如蟹走于皮下，作声如小儿啼，为筋肉之化，用雷丸、雄黄各一两，为末，掺在猪肉片上蒸熟，吃尽自安。

——身及头面浮肿如蛇状者，用雨滴阶砖上苔痕一钱，水化之，擦上立消。

——鼻中毛出，昼夜可长一二尺，渐渐粗围如绳，痛不可忍，虽摘一茎，即须臾复生，此因食猪羊肉过多，遂有此疾。用乳香、硼砂各一两，为末，以饭为丸如梧桐子大，空心临卧各一服，水下十粒，自然退落。

——人两目珠忽然流出在外，用九味羌活汤一服，令仰卧片时，其目珠即收上。

九味羌活汤防风，黄芩白芷与川芎，苍术细辛生地甘草，煎法还须姜枣葱。

---

① 道：原缺，据文义补。
② 室中：二字原倒，据益庆堂本乙正。

外科撮要①

外科痈疽论

痈疽发背为何生，好好身躯出此形。内被七情干脏腑，忧愁思虑总关心。外又六淫伤气血，风寒湿暑火相临。膏粱厚味多无忌，劳伤房欲致亏阴。故将五脏多乖变，自然六腑不调匀。

发于心上多危险，五脏相干事可明。心之以下多成顺，六腑之因亦许评。脾家积毒生肩脊，心经火毒对心临。两肩左右双生发，肺肝积受不虚名。莲子蜂窠防毒陷，腰间肾俞发难生。督脉经虚从顶发，俗名对口故相称。何期耳后多生发，夭疽锐毒亦非轻。又有脱疽生手足，行房补术孽根因。慢肿难治燋肿易，总论中间法可凭。诸方另自分门说，岂许轻手紊此呈。

痈疽治法论

痈疽发背怎生医，不论阴阳先灸之。不痛灸至痛，疼灸不疼时。内服蟾酥丸一服，外将神火照三枝。用膏贴顶上，敷药四边围。

气盛兮，顶自高而突起。血盛兮，根脚束而无疑。高肿起者，忌用攻利之药，以伤元气。平塌漫者，宜投补托之剂，以益其虚。内热甚者，量加消毒清剂。便闭燥者，必须通利相宜。使脏腑得宣通，俾气血自流利。

十日之间疮上坚，必用披针当头点破②。半月之后脓亦少，须将药筒对顶拔提。有脓血之交粘，必腐肉之易脱。且如其时，内有脓而不得外发者，以针钩向正面钩其顶肉，用刀剪当原顶剪开寸余，使脓管得通流，庶疮头无闭塞。频将汤洗，切忌风吹。

---

① 外科撮要：原缺，据原书目录补。
② 破：原缺，据益庆堂本补。

又关节在于斯时，变生出于此后。治当大补，方全收敛之功。切忌寒凉，致取变生之局。盖疮全赖脾土，调理必要端详。饮食必须戒口，冷硬发物休飧。痈疽须属外科，用药即同内症。药必求标本，切莫别于先医后医。若一概之攻补，恐两途之误用。

又说阳变为阴，内外被寒凉克伐。岂期阴变为阳，首尾得辛热扶衰。病分真似，理究阴阳，汤散丸丹，要在发而必中，神圣工巧，诚为学者机关。

外科一宗，予实未经学习，姑就《外科正宗》撮拾数条，以备参考，勿讶其不详也。

痈疽诸方备考

神授卫生汤　治一切痈疽毒疔主方，初起神效。

羌活八分　防风　白芷　山甲土炒　沉香另磨　红花　连翘各六分　银花　皂刺一钱　归尾　石决明　甘草　花粉各一钱　大黄二钱　乳香五分

如服此方不愈，又服。

内消沃雪汤　前方必要三四剂。

青皮　陈皮　乳香　没药炙去油　连翘各八分　生黄芪　当归各一钱　白芷　射干　花粉　山甲　贝母　赤芍　金银花　皂刺各八分　木香另磨水，三①分　大黄二钱

双解复生散　治一切痈疽毒疮初起，发寒发热。

荆芥　防风　川芎　赤芍　黄芩　甘草　麻黄捶。各七分　黄芪生　当归　薄荷　栀仁　连翘　金银花　羌活　大黄　柴胡各一钱

体虚者加人参、白术。

---

① 三：益庆堂本作"二"。

内消散① 治一切痈疽毒疮未破者。

赤芍尾　白芷尾　甘草梢　当归尾各一钱　皂刺　内红消　穿山甲　花粉　枳壳各八分

如服二三剂不消，又服后方。

金银花　知母　贝母　花粉　白及各一钱　半夏　穿山甲　皂刺　乳香各七分

托里消毒散　治痈疽毒疮已成，不得内消者，宜服此以托之。

人参　川芎　白芍　黄芪蜜炙　当归　白术　茯苓　金银花　白芷　甘草各一钱　皂刺　桔梗各八分

排脓内托散　治痈疽及一切毒疮，已烂流脓时，宜服此药。

当归　白术土炒　人参　川芎　黄芪蜜炒。各一钱　白芍　陈皮　茯苓　香附　肉桂各八分　甘草五分　白芷　桔梗上部加用　牛膝下部加五分

透脓散　治痈疽一切毒疮，内脓已成而不破，服此即破。

黄芪三钱　山甲一钱半　川芎　当归二钱　皂角刺一钱

回阳三建汤　治阴疽阴毒等疮初起，不红不热，坚如顽石，硬若牛皮，毛孔流血，手热足凉者，俱急服之。

附子煨　人参　黄芪　当归　川芎　茯苓　枸杞　陈皮　枣皮各一钱　木香另磨　甘草　紫草　厚朴　苍术　红花　独活各五分

煨姜引。

熏疮奇方　治痈疽及发背，一切毒疮未成脓者，熏之即消。

雄黄　朱砂　血竭　没药各二钱　麝香四分

共为末，每用三分，棉纸裹药，捻作条，长尺许，以麻油润透，灼火照疮，徐徐熏之火头向上，药气入内，疮毒随火解散，

---

① 内消散：此方"归尾"、"当归尾"重出，各本同，据文义删"归尾"。

增补医方一盘珠卷之五

一一五

真神方也。

铁桶膏 治痈疽发背及一切恶疮已破，根脚不收束，宜用。

铜绿五钱　白矾四钱　胆矾三钱　倍子一两　白及五钱　轻粉二钱
郁金二钱　麝香三分

共为细末，用醋一小碗，慢火熬至小杯，用末药一钱入醋内搅匀，以笔涂疮根上，以棉纸盖其疮，自然皱纹渐收渐紧，自不开大为效。

一论诸疮溃后，去脓血过多，或自汗，或手足厥冷，或精神倦怠，疮不收口，俱宜服十全大补汤加金银花，或用八珍汤，或有补中益气汤加麦冬、北五味，以收全功。

脑疽

夫脑疽者，俗称对口疮是也。初起有头或无头，大痛或不痛，俱用隔蒜灸之。或发热坚硬，口干便闭，邪在内也，宜泄之。将溃不溃，微热微红，久不腐破者，脾胃虚也，宜补之。

黄连救苦汤 治脑疽初起，憎寒发热，红肿，痛不可忍。

黄连　升麻　干葛　柴胡　赤芍　川芎　归尾　连翘　桔梗
黄芩　羌活　防风　金银花　甘草各一钱

水煎服，二三剂即消。

内托千金散 治脑疽已成，解毒后仍不消者，服之即破。

白芍　黄芪　川芎　当归　防风　桔梗　花粉　金银花　人
参　肉桂　白芷　甘草

乳香、没药二味，痛甚者加入。水煎服，入酒一杯。

回毒银花散 治脑疽不起，色变紫黑者。

金银花二两　黄芪四两　甘草二两

为末，酒调服。此药服后，疮仍不起不消，但流黑水，此真阴亏损，多不治，速投十全大补汤加金银花，或有全其生者。

疔疮

蟾酥丸　治疔疮主方。

蟾酥二钱，酒化，乡中恐难卒办，黄连代之　轻粉五分　枯矾　寒水石煅　铜绿　乳香　没药　胆矾　麝香各一钱　雄黄二钱　朱砂二钱　蜗牛二十只，研烂

上药共为细末，同蜗牛、蟾酥捣匀，米糊为丸如绿豆大，每服用滚酒送下一钱，被盖汗出为度。

黄连解毒汤　治疔毒入心，内热口干，脉实者。

黄连　黄柏　黄芩　山栀　连翘　甘草　牛子各一钱

灯心为引。

疔毒复生汤　治疔毒走黄，头面发肿，烦闷口渴。

牡蛎　栀仁　银花　木通　连翘　牛子　乳香　没药　花粉　大黄　地骨皮　皂刺

酒水各半煎服。

七星剑　治十三种疔疮初起，作寒作热者。

野菊花　苍耳头　豨莶草　半边莲　地丁草各三钱　麻黄一钱　紫河车二钱

酒煎服，被盖汗出为度。冬月无鲜草，宜预采阴干定用，亦效。

化疔内消散　治疔疮初起，或已针已灸之后，服之即内消。

皂角刺　金银花　知母　贝母　天花粉　穿山甲　白及　乳香　赤芍　法半夏　甘草　紫河车各一钱

酒水各半煎服。

束毒金箍散　治疔针刺后，余毒走散，用此箍之。

川郁金　白及　白蔹　白芷　大黄各四钱　黄柏二钱　轻粉五分　绿豆粉一钱

共为细末，好醋调匀，笔蘸箍疔脚即收。

疔疮单方

矾葱汤　治疔初起。

白矾末三钱　葱白七茎

上二味，同捣极烂，分作七块，每块用热酒一杯送下，服毕，用厚被盖出汗为度。

又单方　用乌桕树根二三两，煎汤吃即泻去毒气自安。

又单方　用生甘草半斤 剉片，每用二两煎吃，解毒即安。

脱疽

夫脱疽多生于足指，少手指。初起如粟米，渐成白泡，痛不可忍。其症有二：一生于湿热，一生于脾肾之虚。湿热者，多红肿，但痛，日流黄水，不作脓，治宜泻肝火，除湿热，外用艾火灸之。脾肾虚者，但痒不痛，流水不作脓，治宜补脾滋水，外用女人头发烧烟熏之。

解毒济生汤　治脱疽初起，恶寒发热，或紫或麻，痛不可忍。

川芎　当归　黄柏　知母　天花粉　金银花　麦冬　柴胡
黄芩各钱半　甘草一钱　红花　升麻手指用　牛膝足指用，三味各五分

水煎，入童便为引。

加味逍遥散　治脱疽，肝火流注，湿热下侵，足大指更甚是也。

当归尾　土炒白术　白芍　白苓　柴胡　丹皮　栀仁　薄荷
香附　牛膝各一钱

灯心引。

加味归脾汤　治脱疽，脾亏兼郁火下注，饮食减少。

人参　黄芪　当归　白术　枣仁　志肉　茯神　甘草　川郁
金　香附　木香　牛膝

又外方　用腌猪肉贴之，痛即止。

归芍地黄汤　治肾虚生脱疽，微痒不痛，日流水不干。

熟地　枣皮　淮山　白苓　泽泻　丹皮　当归　白芍　柴胡
牛膝各一钱

水煎服。

又外方　用枯矾掺上，水即干。

又单方　用早秆烧灰，淋水浸，少时拔毒，即流涎出，肿消
痛止，随用清水洗净，则不痛矣。

又单方　用淡醋炆梨树叶，贴足背上，日换数次，即住痛
消肿。

瘰疬

瘰疬者，经所谓结核是也。或在耳前后，或及项下，或在胸
前，或连两胁，皆为马刀疬。一绕项起核，名曰蟠蛇疬。连及胸
前，名曰瓜藤疬。左耳根结核，名曰惠袋疬。右耳根结核者，名
曰蜂窝疬。其名虽异，总不外乎痰、热、风、气四者而已。妇人
见此，其月经如期，不作寒热者，易治。积久转为潮热，危矣。

其治法，初起体实者，不外清热、化痰、破气而已，如连翘
消毒饮、消毒化坚汤、抑气内消散、夏枯草汤之类。久之坚硬，
或破或不破，结而不散，皆由元气亏损，再用攻伐之剂，祸不旋
踵乎，惟用益气养营汤、芎归养营汤之类，不可便用刀针、溃烂
之药，愈伤元气，惟善用者，或见奇功也。

防风解毒汤　治瘰疬初起之总司也。

防风　荆芥　桔梗　牛子　连翘　甘草　石膏　薄荷　枳壳
川芎　苍术　知母

水煎，灯心、夏枯草为引。

连翘消毒散　治瘰疬过食热物而成，红硬不消。

连翘　陈皮　桔梗　玄参　黄芩　赤芍　当归　山栀　葛根
射干　花粉　红花　甘草　大黄　夏枯草

灯心引。

抑气内消散　治瘰疬因郁气而成者。

当归　川芎　白芍　白术　青皮　白芷　半夏　陈皮　桔梗
羌活　独活　厚朴　防风　黄芩　乌药　香附　槟榔　苏子　沉
香　木香　人参　粉草各等分

共为丸，水吞。

夏枯草散　治瘰疬，不论未溃已溃，皆可服。

夏枯草为君　当归　白术　茯苓　桔梗　陈皮　生地　柴胡
甘草　贝母　香附　白芍　白芷　红花

水煎服。

加味逍遥散　治女人月经不调而成瘰疬者。

当归　白术　白芍　白苓　柴胡　香附　丹皮　甘草　薄荷
黄芩　夏枯　天葵

经闭加红花、三棱，酒水各半煎服。

必效散　治瘰疬元气无亏，用此以去之。若病既去而不收敛，
宜多服益气养营汤，庶无他症。

硼砂二钱半　轻粉一钱　麝香五分　巴豆五个，去皮用　槟榔一钱半
斑蝥四十只，去头足，拌糯米炒熟，去米

上药共研细末，取鸡子二个，去黄用清调药，仍入壳内，以
湿纸数重糊口，入饭甑内蒸熟，取出晒干为末，每服五分，用姜
酒五更时调服。如觉小腹痛，用益元散：滑石三钱，甘草五分。
作一服，病毒俱从大便出。

益气养荣汤　主方，治瘰疬破而不敛，或气血两虚，久而不
愈者。

黄芪　人参　白术　当归　川芎各一钱　白芍　生地　陈皮

香附　川贝母各一钱半　柴胡　桔梗　甘草各八分

此方宜多服，以愈为度。

——有痰咳嗽，加白苓、橘红。

——胁下痛，加青皮、木香。

——午后有热，加炒黑黄柏。

——脓水清稀，倍加参、芪。

——女人有郁气，倍加香附。

——月经不调，加牡丹皮。

——往来寒热，加地骨皮。

——口渴，加麦冬、北五味。

外治瘰疬方

用香附四两，为细末，和葱捣成饼，贴瘰疬上，以熨斗火熨之，每日三四次，内服煎药，自然易消。

千捶绿云膏　治瘰疬初起，及远年鼠疬。

松香熔七次，滤去渣　乳香一钱半　没药一钱半　血竭一钱　铜绿一钱半　杏仁去皮，一钱　儿茶三分　蓖麻子去壳，二钱半　麻油二两　乳汁二盏

上为细末，同乳汁、麻油搅匀，捶捣千下成膏，用绢上药贴患处，一日一换。

便毒

便毒，俗名骑马痈，厥阴经之病也。或素有疝疮而成，或突然起核，连结数颗，疼痛不已，此皆积热血聚而成，速宜通利。

解毒汤　治便毒初起。

苍术　陈皮　厚朴　甘草　大黄各二分　黄芩　芒硝　花粉各一钱

灯心引。

如服前方不愈，又服后方。

花粉　大黄生用　芒硝　木鳖子去壳　穿山甲土炒成珠　白芷梢　赤芍尾　当归尾　内红消　金银花各一钱五分

灯心引。此方二三剂自消。

又外治方

用山上陈牛屎烧灰，麻油调搽数次。

又外方　治便毒，俗名老鼠偷粪。

用猫儿屎烧灰，麻油调搽。

又洗药方

用甘草、芒硝、五倍子，煎汤熏洗，每日三四次。

鱼口便毒

左为鱼口，右为便毒，皆由精血交错，生于两胯合缝之间，结肿是也。得之入房忍精，强固不泄，以致精血凝滞，结而为肿。治当通利大小二便，九龙丹、山甲内消散是也。已出脓者，十全大补汤服之，庶易收敛。

九龙丹　治鱼口便毒初起，未成脓者，并治骑马疮。

儿茶　血竭　乳香　没药　巴豆不去油　木香

上药各味等分，共为细末，蜜调成一块，磁盒收贮，临用时作丸，如豆大，每服九丸，空心热酒一杯送下，行四五次，方食稀粥。重者间日再服，自消。

山甲内消散　又方，治同上。

当归尾　甘草梢　生大黄　穿山甲各二钱　僵蚕　牵牛各一钱　木鳖子三个，去壳

酒水各半煎服。

又单方

用猪胆一个，投热酒一碗，温服，即内消。

十全大补汤

人参　白术　白芍　白苓　甘草　黄芪　当归　熟地　川芎
肉桂

姜枣为引。

杨梅疮

加味遗粮汤　治杨梅主方。

川芎　当归　防风　苡仁　木瓜　银花　木通　白鲜皮　苍
术　灵仙　皂荚子　仙遗粮　人参

水煎服。

解毒天浆散　治杨梅，不问新久，可服。

花粉　防己　防风　皂角刺　白鲜皮　连翘　川芎　当归
风藤　金银花　木瓜　蝉蜕　苡仁　甘草　土茯苓_{为君}

下部加牛膝，水煎服，加酒一杯。

防风必效散　治杨梅热气太甚，疮高稠密，元气实者。

防风　防己　荆芥　连翘　白鲜皮　槐花　苍术　风藤　皂
角刺　木通　白芷　花粉　木瓜　金银花　番白草　甘草　大黄
土茯苓

水煎服，十帖。

托里解毒汤　治杨梅初起。

当归　川芎　赤芍　生地　连翘　黄芩　黄连　防风　荆芥
苦参　羌活　苡仁　皂角子　木瓜　土茯苓　甘草

水煎服。宜服二十余帖。

又服十全丹以收功。

雄黄　朱砂　乳香　没药　儿茶　当归　白芷　丁香　槐角_各
_{一钱}　轻粉花椒水蒸过，八分

上为细末，饭为丸如绿豆大，每服三十丸，土茯苓汤下。

又方

青藤　当归尾　皂角刺　金银花　五加皮　白鲜皮　土茯苓

水煎服。

又单方　治杨梅结毒，神效。

防己七钱　槐花二钱　倍子四钱

三味共为末，用土茯苓半斤研烂，猪肉半斤，酒煮熟，连渣一

并服之。

又方　治杨梅疮，无论新久，先服托里解毒汤，后服此丸，

以收全功，神效。

轻粉一钱　上儿茶一钱　糯米饭一钱　芝麻一钱

四味共捣为丸，作一百个，每早茶吞十个，忌荤、盐。

又点药方

杏仁四十粒，去皮尖　雄黄二钱　轻粉二钱

先将杏仁捣烂，加雄黄、轻粉细末，再研匀，猪胆水调点。

又掺药方

石膏火煅　轻粉　黄柏炒

三味共为末，干掺上，即可生疤，再掺，毒尽乃愈。此解毒、

止痛、收水之妙药也。

痔疮

防风秦艽汤　治痔疮，不论新久，便血作痛者，皆效。

防风　秦艽　当归　川芎　生地　白芍　赤苓　连翘　槟榔

甘草　栀仁　地榆　枳壳　槐角　白芷　苍术各八分

水煎服。大便结者，加大黄二钱。

提肛散　治痔疮，肛门下坠，此脾胃虚弱等症。

川芎　当归　白术　人参　黄芪　陈皮　甘草　升麻　柴胡

黄芩　黄连　白芷

水煎服十余剂。

加味四君子汤　治痔漏，气虚下血不止。

人参　白术　白苓　扁豆　黄芪　甘草

水煎，姜枣引。

当归郁李汤　治痔漏，大便燥结，出血苦痛。

当归　郁李　泽泻　生地　大黄　枳实　秦艽　火麻　皂角

水煎服。

粟壳散　治痔漏，及肠风下血。

粟壳　当归　陈皮　秦艽　黄芪　生地　熟地　黄柏　黄芩
人参　苍术　川朴　升麻　甘草　荷叶蒂　全皮

酒水煎服。

胡连追毒丸　治痔漏。

胡黄连二两，姜水炒　刺猬皮一两，炙，切片再炒黄，为末　麝香二分

软饭为丸，每服一钱。服后脓水反多，是药力到也，勿疑惧
之，服完自然收功。

外治方

黄芩　黄柏　大黄　防风　荆芥　栀仁　苦参　甘草　朴硝
槐角

煎水熏洗又方，枸杞根煎水洗，止痛极效。

生肌散　掺痔收水。

明乳香　没药　海螵蛸　黄丹　赤石脂火煅　龙骨火煅　血竭
熊胆　轻粉　冰片　上麝香

共研细末，每日掺二三次。

田螺水

用大田螺一枚，放铜盆中，碗内亦可。候开掩，将冰片五厘，
入田螺内，待螺渗出浆水，用鸡毛蘸水刷痔，止痛神效。

臁疮

四生散　治臁疮之总司也。

白附子　黄芪　羌活　沙蒺藜各味三钱

共为末，每服三钱，酒调下。

外治方

用黄柏一两，轻粉三钱，为末，猪胆水调搽，湿则干掺。

又方

用乳香二钱，松香三钱，为末，麻油调敷立效。

天泡疮神方

用铁锈钉，以醋磨汁，搽上立愈。

秃疮

头上生白点作痒是也。

用枯矾二钱，苦参二钱，倍子三钱，共为末，香油调搽。

无名肿毒

消毒饮　治一切恶毒，或红或紫，或坚硬不破，服之即消。

白芷尾　赤芍尾　归尾　苦参　穿山甲　天丁　黄柏　丹皮
海桐皮　海石　黄芩　内红消　大黄　甘草　金银花　乳香　没药

水煎，入酒一盏服，以消为度。

外治方　用葱捣烂敷之。

又方　五倍子炒为末，醋调涂之。

又方　用大黄、黄柏、黄芩，共为末，酒调敷之。

又方　用五倍子一两，生栀子七个，大黄五钱，石灰一钱，
共为末，面糊烧酒调敷，二三次即肿消痛止。

乳痈疮俱载妇人门。

肺痈疮俱载肺胀门。

女人阴疮俱载妇人门。

咽喉鹅疮俱载咽喉门。

鹅口疮载小儿门。

悬痈疮载大肠门。

眼漏载眼科。

麻痘毒载小儿门。

增订洪氏女科一盘珠上卷

调经门①

调经论附脉

女子二七十四岁。天癸月水。至，调经察脉要分明。两手尺脉皆沉伏，此病分明是闭经。肝大肺小应有子，两尺不断滑方真。心肾俱旺知是孕，肺大肝小孕不成。左寸滑实为男脉，右尺沉滑女现形。肝肺俱浮胸膈痛，两关沉紧腹中疼。

一月一行为经信，或前或后要留心。先期而行为血热，后期而至是寒经。经来疼痛为气滞，行后而痛气之虚。其色黑者多实热，淡白而来痰所凝。烟尘黄水血不足，紫色由来风邪侵。行经之时宜慎重，若有忧郁血必停。走于腰膝多疼痛，散在四肢则不仁。麻痹也。停于血海生寒热，逆上冲心患战惊。此是调经真妙诀，医人熟记信有灵。

女体属阴，其气应月，月以三旬而一盈，经以三旬而一至，月月如期，故谓之月经，又谓之月信。一有不调，则失其常度，非特不孕，而诸病见矣。故妇人以调经为首重云。

丹溪先生曰：先期而至者，血热也。后期而至者，血虚也。然先期而至，虽曰有火，若虚而挟火，则脉必虚而无力，而所重在虚，当以养营安血为主。亦有无火而先期者，则或补中气，或固命门，皆不宜过用寒凉也。后期而至者，本属血虚，然亦有血热而燥瘀者，尺脉必数，血必色黑，不得不为清补，有血逆而留滞者，不得不为疏利。但调经之要，贵在补脾胃以资血之源，养

_____

① 调经门：原无此标题，据据本书体例补。

肾气以安血之室，知斯二者，则尽善矣。

行经三忌

——行经感冒风寒，不宜发汗，又不宜速用发散药，必俟经血行尽，方可服解表退热之剂。如羌活、麻黄、桂枝、防风、细辛之类。

——行经之时，不宜多浴冷水，恐患四肢麻痹，又不宜多饮冷水，恐伤肺气，必患声哑咳嗽，无药救治。

——行经不宜饮酒大醉，恐引血妄行四肢，又不宜郁怒太甚，恐经血必停，变成闭经，又不宜骤用补药，恐致蓄血，或四肢疼痛，或五心寒热，为害非轻。

调经主方

当归三钱　川芎二钱　白芍酒炒，二钱　地黄酒蒸，三钱　甘草　陈皮　香附四制。各一钱　生姜二片

——先期而来，血热也，本方加酒炒黄芩、酒炒柴胡、丹皮各味一钱。

——后期而至，血虚也，本方加蜜炒黄芪、土炒白术、白茯苓、杜仲、故纸各一钱。

——经来痛甚，气滞也，本方加桃仁、灵脂、红花、玄胡各味一钱。

——经来痛甚，有瘀块，加三棱、莪术、山楂核俱用酒炒各味一钱。

——经行后作痛，用八珍汤加吴萸、故纸、小茴各一钱。

——血淡不红者，痰也，本方加半夏、南星、白术、肉桂各一钱。

——经来多黑块，实热也，本方加黄连五分酒炒，红花、丹参各一钱。

——经来多黄水，血不足也，加白苓、黄芪、肉桂、人参、

白术各一钱。

——经来手足酸疼，加桂枝、防风、秦艽各一钱。

——经来卒倒仆地，脉散腮红，火热肝也，不可误作中风中痰，本方加胆草、栀仁、柴胡、黄芩各味一钱。

以上皆平稳之药，此调经之大法，不可妄投杂药，恐致不孕。

经水一月再行

经水一月再来行，多因怒气损肝经。四物汤内加柴_胡芩黄，川连惟血热者用之。增入更为灵。另加知_母柏_黄为丸服，滋阴降火治冲任。冲者血也，任者气也。

四物汤

当归　川芎　白芍　熟地各一钱

——脉与症无火，而经早不及期者，乃心脾气虚，不能固摄而然，宜服八珍汤四物、四君。加杜仲、续断、五味子。此辈若作火治，仍用寒凉，为害非轻。

——一月二三至，或半月，或旬口，或二十日，此血气败乱之症，当大补气血，不得以经早同治，宜服十全大补汤。四物、四君加黄芪、肉桂。

经水过月乃行

若是季经，每三月一行，必不孕矣。

过月而行多血虚，妇人脾胃弱无疑。加减归脾汤可救，或用八味丸治之。肥盛妇人痰阻滞，加减导痰汤亦宜。

加减归脾汤

人参五分　黄芪一钱五分　白术一钱五分　当归一钱五分　枣仁炒，一钱　志肉一钱　茯神一钱五分　白芍一钱，酒炒　川芎一钱　炙草一钱　杜仲一钱五分

宝圆肉为引。

八味地黄汤

熟地四钱　枣皮二钱　淮山药二钱　泽泻一钱五分　丹皮一钱五分
白苓一钱五分　肉桂七分　熟附子七分

煨姜、黑枣为引。

加减导痰汤

当归二钱　川芎　白芍　白术土炒　白苓各一钱半　半夏　南星
苍术　陈皮各一钱

姜汁为引。

——血热经迟，由妇人阴火内烁。血本热而亦每过期者，此
水亏血少，燥涩而然，何以验之？其经来必多紫黑，腹兼微痛，
宜服滋阴八味丸合四物汤。

生地二钱　枣皮　淮山各一钱　泽泻　丹皮　白苓各八分　黄柏
知母酒炒。各一钱　四物当归二钱　川芎一钱半　白芍一钱半　熟地一
钱半

——血寒经迟，阳气不足，生化失期，故过月也，何以验之？
其经来色多不鲜，或涩滞而少，恶寒喜暖，脉多微沉，此无火之
症，宜服理阴扶阳四物汤。

当归二钱　川芎一钱半　白芍酒炒，一钱　熟地二钱　黑姜一钱半
肉桂一钱　吴萸六分　荜茇五分

行经数日不止

不与崩带同治。

经水多来皆属热，四物柴芩汤主之。五心烦躁为妙药，不拘
肥瘦并相宜。

生地二钱　当归身一钱　白芍一钱　川芎八分　黄芩酒炒，八分
黄柏酒炒，八分　阿胶炒成珠，一钱　地榆八分　荆芥穗炒黑，一钱

经来色淡不多

经来色淡乃血虚，只须八物汤主之。肥人痰滞经来少，再加

半夏与南星。

人参五分　当归二钱　川芎一钱半　白芍一钱半　熟地二钱　白苓一钱半　白术一钱　甘草一钱　南星一钱　法夏一钱

经水上逆妄行

妇人吐衄，以调经活血为主，不可遏血。

经来何为曰妄行，或吐或衄或唾行。加减凉膈散来用，皆由血热不归经。

当归　川芎　赤芍　生地　黄芩　黑栀仁　连翘　蒲黄　薄荷　丹皮　桔梗　柴胡　荆芥各等分

——行经或兼鼻血，本方加柏叶、茅根、发灰各一钱。

——行经或兼吐血，本方加茜草、丹参各一钱。

——行经或唾中、痰中有血丝，本方加沙参、桑皮、侧柏叶各一钱。

经水或前或后

或前或后不调匀，当服温经滋补汤。更有归附丸尤妙，气盛血虚抑气散①。

温经滋补汤　治脉虚，两尺沉微，眼花目眩，腰膝酸疼。

当归　川芎　熟地　白术土炒　白芍酒炒　白苓　淮山　枣皮各一钱五分　玄胡酒炒　丹皮　小茴　香附酒炒　泽泻　杜仲各一钱

姜枣为引。

归附丸　治气乱，经期或前或后。

当归四两　香附八两，童便浸透晒干，再加酒、醋、盐、姜四制

醋糊为丸。

——血虚，加熟地四两。

---

① 散：原作"汤"，据后文改。

——四肢常怯寒，加附子、肉桂各五钱。

——经行小腹先痛，加醋炒莪术五钱。

——经行后小腹微痛，加人参、黄芪、阿胶各五钱。

抑气散　治气盛血衰，前后不如期，所以不孕。

香附四制，三两　陈皮二两　茯神去骨　甘草各一两半

上为末，每服二三钱。

经闭不行三候

一则脾胃有损伤，食少血亏非血停，急宜补脾还养血，血充气足经自行。

一则忧怒损肝经，肝火郁闭经始停，开郁二陈汤急用，四制女圣丸亦灵。

一则体肥痰滞壅，故令经血不能通，加减导痰汤作主，多服方知药有功。

未嫁愆期经忽闭，急宜婚嫁自然通。

补脾散　治妇人血亏经闭。

黄芪　当归　白术各二钱　枣仁　志肉　茯神　人参各一钱　砂仁八分　甘草七分　川芎　芡实各一钱半

宝圆引。

又方　治同上，血虚屡验，并治血枯气郁。

当归五钱　川芎三钱　上肉桂一钱半　丹参五钱　乌贼骨为末，一钱　泽兰叶二钱

酒炊服。加茜草三钱尤妙。

开郁二陈汤　治肝盛火郁，经闭不行。

苍术　陈皮　茯苓　半夏各味二钱　当归　川芎　香附　橘皮炒黑栀仁　青皮醋炒。各一钱　木香三分　槟榔八分　柴胡酒炒　薄荷各五分　甘草八分

泽兰为引。

女圣丸 治气盛经闭。

香附一斤，童便浸透晒干，后用姜、盐、酒、醋四制

醋糊为丸。

导痰汤 治体肥痰滞，经闭不行。

陈皮　苍术　南星　半夏各味二①钱　茯苓　枳实　甘草　当归各一钱

——白多，加干姜、肉桂各一钱，丹参二钱。

经闭饱胀腹痛

经闭饱胀有主方，皆用通经活血汤。丹皮荆芥川牛膝，赤芍归芎生地黄，桃仁肉桂与红花，泽兰枳壳生蒲黄。久闭腹中成痞块，更加莪术与槟榔。

单方 一味丹参作丸，亦可通经。

闭经集要

——性沉多虑，吞酸胸满，经水不行，用补中益气汤加栀仁、香附。

——素有胃火口臭，牙根肿痛，消烁阴血，经水不行，用逍遥散加丹皮、黑栀仁。方见后崩症门。

——久病气血两虚，经水不行，朝用补中益气汤，暮用六味丸。

——寡妇、尼姑经闭不行，多因情欲不遂，或因忧郁而致，宜服开郁加味逍遥散。方见崩症门。

——女子年二三十岁，月水不行，又无病症，名室女，终身不孕，不在闭经例论。

——室女经来复止，又无病，名经歇，非病也。

---

① 二：益庆堂本作"三"。

——妇人终身不行经而反多孕者，亦常有之，不必服药。

——经闭服破血破气药而不应者，宜养血俟其自行，不必再损元气，恐生他症，慎之。

崩带门①

崩症三候

血崩之症分五名，赤者汁如洗绛形，黄如烂瓜流黄水，白犹鼻涕不留停，青则恰如青靛色，黑乃紫黑血块凝。血未来时先发热，此因肝火内相侵，清肝凉血有主方，加味逍遥实可寻。血虚气弱血来崩，归脾汤吃信为灵。白崩之症另有方，八珍加减不须惊。绛色，肝火也。黄色，脾之湿热也。白色，气虚也。青色，肝气盛也。黑色，肝脾实热也。

加味逍遥散 治崩症，色如绛汁、靛汁、紫黑等症。

当归 白术 白芍 白苓各味一钱半 柴胡 丹皮 黑栀仁各一钱 薄荷叶五分

归脾汤 治崩症，色淡白，或流黄水。

人参 当归 白术 茯神 志肉 枣仁 炙草 蜜芪各一钱

——血来不止，不发热，五心不烦，加续断、阿胶、杜仲各一钱。

——血来小腹微痛，加小茴、吴萸各七分。

八珍汤 治崩症，红少白多。

当归 熟地 白芍酒炒 川芎 白术 白苓 人参 炙草各一钱五分

——白多，四肢怯寒，加熟附子、肉桂、黑姜、吴萸各七分。

血崩心痛

妇人血崩而心痛甚，名曰杀血心痛，由心脾血虚也。小产去

---

① 崩带门：原无此标题，据本书体例补。

血过多，而心痛甚者亦然。用乌贼骨炒为末，醋汤调下即止，失笑散合用尤妙。痛止仍多服归脾汤。

失笑散

灵脂酒研　蒲黄为末

崩症四宜

——下鲜血过多，宜止血，用十灰散。

藕节　莲蓬　大小蓟三味恐难卒办，无之亦可　艾茸　棕　侧柏叶干姜　干漆　人发

各味俱烧灰，共为细末，童便、酒、水调匀服之，每服三钱。

——血渐止，仍发热，宜用凉血地黄汤，并治兼头痛。

生地　当归各二钱　黄连酒炒，三分　黄柏　知母各一钱　升麻柴胡　黄芩　防风　羌活　甘草　荆芥　蔓荆各七分

——血止后，又宜补虚，用补中益气汤加减。

黄芪　人参　当归　白芍　熟地　茯苓各一钱半　升麻　柴胡黄柏酒炒　知母盐水炒，各七分　甘草八分

——崩症日久，血来色淡不多，宜服八味地黄丸、十全大补汤以全功。

崩症捷录单方

消污汤　治血崩。

干荷叶一大枚

煎汤一碗，空心服。

——腹痛，加香附。

备金散　治血崩气痛。

香附　归尾　灵脂炒

共为末，醋汤调下。

灵脂散　治同上。

五灵脂炒尽烟，研末

温酒调吃。

夏枯草散　治血崩如靛汁。

夏枯草炒，研细末

米饮调下。

独圣散　治风入胞门，忽下鲜血，阴户作痒。

北防风炒，研末

酒调下。

黄芩散　治风热入肝经，崩下发热，手心灼热等症。

黄芩酒炒，研细末

荆芥汤下。

地榆汤　治血崩血热。

地榆二两，剉片

以醋一升煮十余沸，去渣，食前热服，每日三服，一服一盏。

六一散　治血崩腹痛。

白芍酒炒黄，一两　侧柏叶炒黑，六两

二味共为末，酒调服。

柏黄散　治血崩不止。

黄芩酒炒枯　柏叶　蒲黄炒为末

灶心土泡水调服。

无比散　治血崩目痒。

晚蚕砂一两，炒为末

灶心土泡水调服。

一笑散　治血崩如绛色。

新红绸二尺，烧灰，研细末

空心酒下立止。

香矾散　治白崩。

香附醋炒，二两　　白矾二钱

共为细末，薄荷汤下。

发灰散　治血黑，血块不止。

人发四两，皂角煎水洗净，烘干烧灰，为细末

酒调服。

如圣散　治血如山崩。

棕烧灰　　乌梅肉烧灰　　黑姜灰

共为细末，乌梅汤下。

医案

一妇人初患血崩，下黑块，小腹疝痛，予用四物汤去旧生新，加柴胡、黄芩、蒲黄、香附、桃仁、灵脂，童便、京墨为引，四剂痛止。仍下血块，又用归脾汤加阿胶、续断、艾茸，二剂渐愈。后去木香，十剂全愈。

一妇人行经三日前，骨中发热，下血如崩，诸医皆用凉血止血药不应，予用加味逍遥散加知母、黄柏，每月服十八剂，三月全愈。因素有忧郁而致。方前见。

一妇人年愈四十患崩症，白多红少，予用归脾汤去木香，加阿胶、续断、吴萸滚水泡二三次、熟地黄丸炙干、杜仲、故纸盐水炒，十剂而愈。方见本门前。

赤白带下

赤带四物用黄芩黄连，升麻丹皮一并煎。白带六君加苍术，吴萸黑姜实可痊。方见前。

白淫白浊另有方，逍遥散加栀子炒黑。良。再用黄柏与知母，此为湿热在膀胱。方见前血崩门。

老年白带多气虚，补中益气汤可除。增入黑姜茯苓半夏，引加姜枣自然痊。方见前血崩门。

赤白带下单方

白芷暖宫丸　治赤白带下，及漏下五色。

禹余粮火煅醋淬七次，细研，水飞过晒干，一两　黑姜灰　白芍酒炒

白芷　花椒去目　艾叶炒灰　川芎各七钱半

共为末，炼蜜为丸。

白芷散　治赤白带下。

白芷一两　乌贼骨炒，五钱　发灰五钱

共为细末，酒调吃。

崩漏带下危症

——崩带日久，纯下臭黄水，或带紫黑筋块，腥秽不堪者，不治。

——崩带腹满，不能饮食，不受参术补益者，不治。

——崩带服大补剂后，反加寒热口燥，面目足胫浮肿者，不治。

——崩带已止，少腹不疼后，变阴户肿胀，痛如刀割者，死期迫矣。

小便淋滴

——淋滴小腹痛，四物汤加香附、乌药。不痛，四物汤加阿胶、艾叶、黄芪。小腹微痛，按之即止，四物汤加人参、黄芪、升麻、艾叶。

——白淋者，多起于郁伤元气，小腹不疼，宜人参养营汤加香附，或补中益气汤下归附丸。方俱载崩症门。

——白淋变为黄水，将成血淋，宜八珍汤。方见前。

——血淋，月事三五日一至，积数月不愈，腹痛，四物汤加乌药、香附、莪术、木香。

——小便尿血，用逍遥散加发灰、黄芩。

——小便艰涩，痛不可忍，用归附丸加童便、炒黄荆子、通

草，炙蚯蚓为引。或用六味地黄汤加通草、蚯蚓。

经候撮要杂论

——经水三月不至，其脉右手浮大，左手反弱，其经当下，此为居经，非妊也，当抑气养血。脉微涩者，亦非胎也。

——经水绝后一朝而便血，二三日不止者，不须治，当自止。

——下痢而经不行者，痢止自来，盖下痢则津液亡，津液复，经当自下，不必服药。

——妇人年七八十岁，无病，月水如期不断者，血气有余也。若或反多，或一月两至者，气虚不能统血也，宜大补气血。

——妇人有鬼胎癥块，单方服芫花一味，下黑物效，后用养血养气药。

——寡妇、尼姑经不调，憎寒壮热，头目昏花，欲不遂也，宜女圣丸，方见闭经门，又名抑欲丸。或加味逍遥散，皆见效。方见前血崩门。

——娼妓本无闭经之理，间或有之，劳也，十全大补汤倍肉桂。

——立身以来全不产，及断产后十年二十年不产，此胞门不净，宜朴硝荡胞汤。方见求嗣门。

求 嗣 门

述古并附丸方。

无男女，乾坤几乎息矣。男女配匹，所以广嗣，厥系匪轻。必阳道乾健而不衰，阴癸应候而不愆，阴阳交畅，精血合凝，而胎元易成矣。倘阳衰而不能下应乎阴，阴亏而不能上从乎阳，是以无子。虽云天命之有定，抑亦人事之当尽欤。

女人无子，多因经水不调，药饵之辅，尤不可缓。若不调其经而与之合，徒用心于无用之地，此调经为女人种子之紧要也。《种子歌》云：三十时辰两日半，二十八九君须算，落红满地是佳期，经水过时空霍乱。霍乱之时枉费功，七日洞口觅残红，管取芳花能结子，何忧丹桂不成丛。

——肥盛妇人，禀赋厚，恣于酒食，经水不调，不能成胎，谓之躯脂溢满，闭塞子宫，宜行湿燥痰，用苍术丸合女圣丸。方见闭经门。

苍术导痰丸 女圣丸即四制香附丸

苍术二两　香附四制，二两　陈皮　白茯苓各一两半　枳壳　半夏　南星　炙草各一两

姜汁、醋煮，面糊为丸。

——妇人瘦怯性急，经水不调，不能成胎，谓之子宫干涩无血，不能摄受精气，宜凉血降火，用地黄三补丸调之。

三补丸合六味地黄丸

黄芩一两　黄连五钱　黄柏一两半

三味俱酒炒，合六味地黄汤，炼蜜为丸。

——妇人素有浊漏带下之病，不能成胎，谓之下元虚惫，不能聚血受精，宜补虚涩脱，用乌鸡丸、补宫丸调之。

乌鸡丸 此丸专治妇人脾胃虚弱，冲任损伤，经水不调以致无子，服之屡验。

白毛乌骨雄鸡一只，未镦①者，糯米喂养七日，勿令食虫蚁野物，吊死去毛，剉细。用生地、熟地、天冬、麦冬各二两，放鸡肚中，醇酒十碗，入沙罐煮烂。去药，火焙干，更以余酒淹尽，焙至焦枯，为末。再加杜仲盐水炒二两，人参、炙甘草、肉苁蓉酒洗、故纸、小茴各一两，当归、川芎、白术、丹参、白苓各二两，四制香附四两，砂仁一两，共为末，和白鸡末酒煮，面糊为丸，酒吞下。

———————————

① 镦（dūn 敦）：阉割。

补宫丸 治妇人子宫虚冷，久不怀孕。

鹿角胶　白茯苓　土炒白术　酒炒白芍　白芷　牡蛎火煅，童便炒　淮山药　龙骨火煅，为细末　赤石脂为末，水飞过。以上数味各等分　干姜减半

醋糊为丸，酒吞下。

子嗣一门，悉用辛热壮火之剂，若施之气虚精寒之人，固所宜然，用于火旺精伤者，不愈伐其阴乎。予历检古方种子丸，男女所宜常服，平稳屡验者，开列于后，相体选用。

葆真丸 治房劳太过，肾气虚衰，精寒不能生子。

鹿角胶八两，蛤粉炒成珠　杜仲盐水炒，三两　胡芦巴一两　故纸同胡巴、羊肾煮熟，去羊肾，焙干为末，一两　山药　熟地　白苓　枣皮各三两　北味　益智盐水炒　远志肉甘草水制　川楝子酒煮，去核　巴戟酒炒。各一两　沉香五钱，另为末，勿见火　肉苁蓉四两，酒洗

流精不痛者，加鱼胶三两蛤粉炒成珠，炼蜜为丸。

此方不用桂附壮火助阳，纯用温养精血之味，独以沉香、益智鼓其氤氲①，又以楝子抑其阳气，引诸阳药归宿下元，深得广嗣之旨。

千金种子丹 此方服之，令人多子，并治虚损，梦遗白浊。

沙苑蒺藜　莲须各四两　覆盆子二两　枣皮三两　芡实四两　龙骨煅研，水淘飞过，五钱

共为末，炼蜜为丸。

五子衍宗丸 此方添精补髓，疏利肾气，服之令人多子。

枸杞八两，焙干　菟丝饼八两　北五味一两　覆盆子四两，酒浸一宿　净前子二两，盐水炒

共为末，炼蜜为丸。

---

① 氤氲（yīnyūn 因晕）：指阴阳二气交会和合之状。

炼真丸 治高年体丰痰盛，饱饫肥甘，恣情房室，上盛下虚，及髓脏中多著酒湿，精气不纯，不能生子，服之并效。

大腹子七两，童便浸透，刭片。一名槟榔　苍术　人参　茯苓各三两　黄柏三两，童便、乳汁、盐水各制一两　鹿茸酥炙，三两　大茴一两　淫羊藿羊油炒，一两　泽泻　蛇床子酒炒　莲须　沉香末勿见火　五味子各一两　川楝子三两　凤眼草一两，如无，以樗树根皮代之

山药末，醋糊为丸。

炼真者，煅炼精气，使之纯粹。方中以大腹子、黄柏、苍术涤除身中素蕴湿热，则参①茸不致反助浊湿痰气，何虑年高艰嗣哉。

续嗣降生丹 治男子肾虚精寒，并妇人子宫虚冷。

当归酒洗　杜仲盐水炒　茯神　益智仁盐水炒　龙骨火煅　桂心勿见火　干姜半生半熟　吴萸开水泡二三次　川椒去目　乌药各一两　白芍酒炒　川牛膝酒洗　法半夏　防风　秦艽　石菖蒲　北细辛　桔梗各五钱　附子下开一孔，入朱砂一钱，面裹煨熟，取朱砂，留为衣　牡蛎大片者，童便浸透，五日一换，浸四十九日，用硫黄一两为末，酒合涂遍，皮纸糊实，以醋、盐和泥厚固之，候干，用炭四斤煅过为末，每料用二两

糯米糊为丸。

河车种玉丸 服之令人多子。

紫河车一具，去胞内瘀血，以米泔水洗净，石臼内生杵如泥，用山药末捻为薄饼八九个，砂锅内焙干如肉脯为度，和药为丸　熟地八两　枸杞五两　白苓乳拌，三两　当归　人参　菟丝　阿胶炒珠。各二两　丹皮　白薇酒洗。各二两　沉香五钱，勿见火　桂心　枣皮各二两　香附三两，女人则用，男不用　川芎二两，男不用

共为末，炼蜜为丸。

---

① 参：原作"香"，据文义改。

八珍益母丸　治妇人无子，服一月即可受胎，经不调者，服之即调，经不通者，一料即通，胎前产后，诸病极稳。

人参　白术土炒　白苓　川芎各一两　当归　熟地各二①两　炙甘草五钱　白芍醋炒，一两　益母草四两

共为末，炼蜜为丸。

秦桂丸一名螽斯丸，一名暖宫丸　治子宫虚冷不成孕。

熟附子　肉桂　厚朴姜汁炒　杜仲盐水炒　北细辛　秦艽　白薇　半夏　当归　川牛膝　沙参　白茯苓　人参各二两

共为末，炼蜜为丸。服后受孕忌食牛马肉，犯之难产。

朴硝荡胞汤　治妇人立身以来全不产，及断绪不产。

朴硝　牡丹皮　当归　大黄　桃仁各二钱　厚朴　桔梗　人参　赤芍　白苓　肉桂　甘草　牛膝　橘皮　附子各一钱

服后下浊物，子宫洁净后，服八珍益母丸，无不见效。本方去虻虫、水蛭，更觉平稳。

安胎门②

保胎要论

保胎之法要精详，说与医人仔细看。古方安胎和气饮，不宜早用坠胎元。我今按月定主方，依方取用自安康。论胎犹如一个钟，系之必用好坚梁。气虚恰似梁木朽，堕胎犹如钟坠梁。

四月以前少胎气，和气无如益气良。予补先贤所未及，养血养气固胎元。五六月间胎气过，安胎和气饮相当。八九十月达生散，前人酌见极精详。胎家杂病最多般，另立良方作主张。二方载本门后。

---

①　二：益庆堂本作"三"。
②　安胎门：原无此标题，据本书体例及后文"方见安胎门"补。

述古格言二条

震风之喜肝脉旺也。有征,妊娠之脉必确。尺数关滑而寸盛,阳搏阴别而雀跃。精神虽倦兮,桃腮更妍。饮食阻恶兮,天癸不落。无妨恶阻之害,所慎漏胎之浊。

热要常清,脾不可弱。热若盛兮,而胎动不安。脾若虚兮,而胎危易堕。惟以安胎为本,其余杂症为末。此先哲之格言,宜后人之守约。

胎元杂症论

子悬急痛而勿疑,子痫卒倒而可愕。子满胎肥而气壅,子疟脾虚而气弱。子烦子淋兮,胎热所为。子肿子气兮,胎水所作。子嗽子痢兮,病转剧而胎损。伤寒伤食兮,疾苦多而成恶。常惨常笑兮,肺气结而非祟。暴哑勿语兮,心血虚而勿药。胎苦肥而瘦胎速进,脉怕微而诊脉休错。

按月立方论

一月犹如露上珠,古人名曰是胎胚,血气稍虚胎即下,当归散用最为宜。

二月名为桃花瓣,恍如秉烛向风边,劝君多服当归散,孕妇自然神气全。

三月恰似鼻清涕,或男或女自兹分,相火上冲胎易动,当归散用是真诠。

大凡孕妇至三月,多呕吐思食,精神倦怠。堕胎者多在三月,予每究心其中,见服安胎和气饮,胎反坠者,其故何哉?盖由气虚则胎易动,偏用大腹皮、紫苏、香附、陈皮以行气,本无实热,又用黄芩以清热,是益之以虚也。古云黄芩有系胎之功,不知五六月以后,用之安胎则甚固,三四月以前,用之体虚之人,堕胎甚速。惟泰山磐石散、千金保孕丸、熊氏墨鱼汤、千金鲤鱼汤、当归散皆可选用,新增安肾丸尤妙,方俱载本门后。

四月成形与手足，在娘忌食獐兔肉，当归散内加陈皮，少加黄芩一并服。无火者不用。

五月从来毛发生，男左女右一般看，胎气上冲多腹闷，安胎和气饮相当。

六月生筋与口鼻，安胎和气饮须觅，再加杜仲与阿胶，艾叶茯苓皆可吃。

七月胎元骨节成，安胎和气饮相宜，腰痛腹疼兼饱胀，杜仲艾叶再加临。

八月由来长皮肤，孔窍因之自此开，达生散用为斟酌，故纸杜仲续断亦妙哉。

九月百节皆成就，达生散用好安胎，加上益母草半两，倍加归芍自无灾。

十月怀胎神气完，瓜熟蒂落一同看，清热和气无产患，小儿生下自相安。此月达生散倍加黄芩、枳壳，以清胎热。

保胎免脐风论

凡小儿初生患脐风，在富贵之家居多，贫乏之家甚少，其故何哉？予每究心其中，常见富贵孕妇，多服补药，饮食厚味，热积胎元，至九月十月犹不知服清胎热之药，故令小儿生下，面红目赤，牙根时时生白点，大小便艰涩。或用三黄解毒者有之，或用祛风清热者有之，此治脐风之已然，或有一二全其生者。一入庸工之手，即用针挑，致令牙床肿硬，不能吃乳，不曰马口脐，即曰撮口脐，束手不救，吁可叹哉！

万不获已，即用针挑，随用硼砂三分，雄黄二分，净青黛一分，生蒲黄一分，共为细末，磨京墨调搽牙根，以封针口，退热止血，庶免肿胀。予今按月以安胎家之药，四五月以前养气补血，以固胎元，九月十月以后，倍加黄芩、枳壳以清胎热，生儿下地，自无脐风之患，知医者审之。

安胎方列后

验胎散 经水不来在疑似。

以川芎为末，煎艾汤调下。觉腹中动，胎也，脐下动，血痕也。

当归散 二三月安胎主方。

当归身酒洗，五钱　大川芎二钱半　白芍酒炒，二钱半　白术土炒，三钱　故纸盐水炒　小茴盐水炒。各钱半　炙甘草　砂仁炒。各六分

煨姜、黑枣为引。

一气虚，加蜜炒黄芪一钱，人参一钱，火呕加黄芩酒炒五分。

——腰痛，加杜仲一钱半盐水炒，续断酒炒一钱半。

佛手散 月月可服。

当归身六钱　川芎四钱

煨姜引。

泰山磐石散 治惯小产，屡验。

人参　黄芪　当归　续断各一钱　黄芩酒炒，七分　川芎　白芍熟地各一钱　白术土炒，二钱　炙草　砂仁各六分　糯米一撮

千金保孕丸 治孕妇腰背痛，将患小产。

杜仲四两，同糯米炒去丝　续断二两，酒洗

山药醋糊为丸。

千金鲤鱼汤 安胎，兼治孕妇浮肿。

当归五钱　白芍三钱　白术土炒，三钱　白苓二钱半　陈皮一钱半

用鲤鱼一只，煮汤一大碗，代水煎药，煨姜为引。

加减安肾丸 服养血安胎药皆不应，予治此方，神效。

枣皮二钱　山药二钱　茯苓二钱　熟地瓦炙干，四钱　杜仲盐水炒，

二钱　续断二钱　当归二钱　石斛一钱　白术二钱　阿胶二钱　故纸盐水炒，一钱　白芍酒炒，一钱

此方滋阴为主，以胎系于肾故也。

熊氏墨鱼汤　安胎极妙。此方熊本大老爷传。

用墨鱼取肉四两，酒洗过，同鸡母一只炒煮，一齐吃下。

惯小产者服数次，可保无虞，兼进磐石散。

安胎和气饮　古方五六月，可服数剂，以和胎气。

安胎和气饮黄芩，熟地当归芎芍参，甘草砂仁陈皮苏叶，煨姜等分一同煎。

胎二三月，体虚者不可服。

达生散　古方，怀胎八九月，可服数帖，自易产。

达生紫苏大腹皮，人参白术甘草陈皮当归白芍随，再加益母砂仁入，胎妇临盆先服之。

束胎散　怀孕至九十月，体盛胎肥者，服之自易产。

黄芩酒炒　白术各钱半　陈皮　白茯苓各一钱

黄杨脑为引尤妙。

瘦胎散　治妊娠体肥，胎气不运，九十月方可服。瘦弱者不可服，恐伤正气。

黄芩酒炒，一两　白术一两　枳壳炒，七钱半

共为末，每服二钱。

妊娠门[1]

妊娠杂症各具于后。

感冒风寒

发热，四肢酸疼，以安胎为主，一切犯胎杂药禁用，加减当

---

[1]　妊娠门：原无此标题，据本书体例补。

归散以散之。

当归　川芎　白芍　甘草　白芷　防风　桔梗　前胡　紫苏各
等分

生姜引。

——发热，头痛不止，加荆子、白菊、柴胡各一钱。

——发热，体实无汗，加细辛五分，葱脑、豆豉、生姜为引。

——壮热，口渴烦躁，加黄芩、柴胡、知母、麦冬各一钱，
灯心为引。

妊娠犯伤寒

专以清热和胎为主，各随六经所见之症治之，不可与常病同
治，恐致损胎，宜四味紫苏和胎饮为主。

紫苏　黄芩酒炒　白术土炒。各一钱半　甘草一钱

葱姜引。

——恶寒，头痛项强，腰脊酸疼，病在太阳经，本方加羌活、
川芎、防风各一钱，热服得汗即解。

——寒热口苦，呕吐，胁痛，病在少阳经，本方加柴胡、枳
实、桔梗。

——发热恶寒，咳嗽不已，病在太阳经，本方加麻黄去节，捶
过，滚水炮炒酌用二三分，杏仁去皮尖七粒。

——恶寒无热，腹痛吐泻，不渴，手足冷，病在太阴脾经，
本方加干姜、白芍各一钱。

——恶寒发热，倦卧，手足冷，病在少阴肾经，本方加独活、
熟地、细辛，生姜、大枣引。

——恶寒，手足厥冷，遍身痛如被杖，病在厥阴肝经也，本
方加当归、吴萸、川活、细辛各六分。

凡得伤寒，五六日后，不恶寒，不头痛，只发热，口渴，咽

干，此病邪在里，用黄龙汤为主。

　　柴胡　黄芩　甘草各一钱

　　虚加人参三分。

　　——发热口渴，小便不利，病在膀胱也，本方加猪苓、泽泻、赤茯苓、知母、木通各一钱。

　　——发热大渴，病在大肠也，本方加知母、石膏、竹叶、糯米各一钱。

　　——大热大渴，烦躁，大便不通，病在阳明胃腑也，本方加枳实、熟大黄，以利为度。

　　——发热干呕，心烦不得眠，病在少阳胆经也，本方加麦冬、花粉、栀仁、枣仁、竹茹。

　　——发热口渴，腹痛自利，病在太阴脾经也，本方加白术、白芍、阿胶、白苓、姜枣引。

　　——发热而渴，利下脓血，手足冷，病在厥阴肝经也，本方加当归、白芍、白苓、乌梅。

妊娠中风

　　忽然中风口眼斜，手足抽掣实堪嗟。只消白术用三钱，荆芥等分亦同夸。乌豆一合炒淬酒，三味同煎总不嗟。若还口噤不下咽，通关散用是良方。吹入鼻中窍自利，拘口灌下八珍汤。

　　通关散用半分麝，五分细辛八分牙皂，三味共研为细末，吹入鼻中实可夸。

　　八珍汤　治中风，不损胎。

　　当归　炙黄芪　黄芩　白芍　秦艽　炙草　羌活　防风　寄生　续断各等分

妊娠恶阻

多在三四月到五六月，不药自愈。

胎气冲心成呕吐，饮食下咽多恶阻。轻者不药总无妨，重者日久胎须固。加减养胃汤速救，再有单方亦可沾。

养胃汤

白术土炒，三钱　当归　白芍各钱半　陈皮　砂仁　藿香　神曲炒　煨甘草　煨姜各六分

——体瘦多火，口渴，本方去砂仁，加黄芩、竹茹。舌黑，加人参、酒炒黄连三分。

——体肥吐痰水，本方加枳实、半夏各一钱。

半夏法制，健脾化痰之上品。今人以半夏有动胎之性，鲜有用之。予治恶阻，屡用半夏，未尝动胎。盖有病则病受，无病则胎受也。

又单方　治恶阻。

法制半夏　陈皮　白茯苓　煨甘草各一钱

保生汤　治恶阻。

人参　砂仁　炙甘草　白术土炒　香附　乌梅肉各一钱

口渴面赤，加黄连吴萸水制。

医案

一妇人有胎二三月，常惯呕吐，数日不食，屡屡堕胎，请予往诊。询其所服之药，皆用养胃汤及清火化痰之剂，俱不应。予用炒食盐三分，砂糖三钱，煨姜六分，竹茹三分，炒米一撮，煎水三盏，徐徐服之，以开胃口，呕吐渐止。次日又吐蛔虫二三条，予将前方加花椒二分，乌梅三个，以安蛔虫，即止。每日少进饮食，又用小鲤鱼一只，苏叶三钱，同煮熟，去苏叶，连汤食之。后用养胃汤，徐徐服之，调理一月而安。

一妇人胃寒恶阻，不烦不渴，日久不止，请予治之。予用胡椒五分，煨姜一片，公丁香六只，陈皮一钱，白蔻仁五分，水煎，一服立止。后服当归散，方见安胎门。一月全安。

妊娠漏胎

不拘月数，有之宜速治，血尽必死。

有胎下血名漏胎，气虚血热血乃来。或时点滴方为漏，血多胎动恐为殃。加减八物汤速治，气血调匀血自回。

八物汤 此方屡效。

白术土炒　当归　白芍酒炒　熟地黄各二钱　黄芩　黄柏　续断
艾叶俱酒炒。各味一钱　阿胶蒲黄炒，二钱　杜仲盐水炒，一钱半　炙甘草一钱

京墨为引。

——服后，血仍不止，加人参、黄芪各一钱，又不止，加发灰一钱。

——漏血气急，加蒲黄生熟各半、苏叶、陈皮各六分，不用参芪。

干姜地黄散 治漏胎下血。

干姜灰一钱半　熟地黄瓦炙干，三钱

水煎服。

——小腹微痛，本方加蒲黄、艾茸各八分。

——漏下血热鲜红，本方加黄芩酒炒八分。

归芎汤 治胎漏下。

当归五钱，土炒　川芎三钱，酒炒　侧柏叶炒黑　蒲黄炒熟。各一钱
水煎，好酒、童便对服。

四圣散 治漏胎下血，亦能安胎。

条芩酒炒，钱半　白术三钱，土炒　阿胶三钱，蒲黄炒　砂仁六分

——因暴怒漏胎下血，宜用加味逍遥散加阿胶。方见崩症门。

——脾胃虚弱，饮食少思，漏胎点滴，用归脾汤加阿胶、续断。方见医案。

——气虚下陷，足肿，忽然漏胎，宜用补中益气倍升麻。方见前崩症门。

医案

一妇人怀孕至五月，忽然下血，点滴不止，予用归脾汤加减治之，五剂血止胎安。

黄芪　人参　茯神　枣仁炒　志肉　当归　白术土炒　酒炒白芍代木香　炙草各等分

外加熟地、阿胶、小茴、故纸、柴胡、炒蒲黄。

一妇人因怒下血胎动，予用加味逍遥散合阿胶而安。方见崩症门①。

妊娠咳嗽

伤风咳嗽不须慌，参苏饮加当归白芍良，好把杏仁易半夏，加入黄芩去木香，三子养亲古方。宜慎用，苏沉九宝古方。不宜尝。二方恐堕胎。

参苏饮　古方。

人参体实伤风，以沙参代之　陈皮　桔梗　前胡　半夏以杏仁代之　干葛　茯苓　甘草　黄芩去木香。各一钱　当归三钱　白芍三钱　紫苏梗二钱

久嗽不已名子咳，一咳一动小便来。快服人参阿胶散，管教胎固嗽安康。以安胎为主。

人参以沙参代之　茯苓三钱　炙草一钱　苏叶八分　阿胶三钱　桔梗八分　白术土炒，一钱　白芍一钱　当归二钱　杜仲一钱

又单方　治子咳不已。

米糖二两　白果去心，二两

同蒸水吃，效。

加减二陈汤　治子咳，宜多服，胎安咳止。

---

①　崩症门：本书未列"崩症门"，乃指"崩带门"有关血崩的论治。下"血崩门"同。

白苓三两　白术土炒，三两　完广皮盐水浸透，去白，晒干，两半，剉片　炙草五钱　糯米炒，二两

共为末，每服三钱。

妊娠疟疾

安胎为主，治疟次之。

怀胎疟疾苦难当，速用柴胡知母煎，黄芩白术当归芍，桂枝苏叶甘草痊。若将截疟诸般药，忽然胎下是谁愆。头痛川芎加独活，服之二剂自安然。常山、草果、槟榔，皆忌药也。

久疟不退恐伤胎，柴胡酒炒白术及乌梅，首乌石斛参茯苓用，归芍加入自无灾。

久疟首乌用三钱，当归白术一同煎，茯苓四味同等分，煨姜黑枣自然痊。

不愈古方四圣饮，当归石斛各三钱，柴胡甘草各钱半，不须半夏亦能痊。

又单方　异人传授。

疟疾临期，用上肉桂一块含口中，少顷又含，数次即止。

妊娠痢症

安胎为主，治痢次之。

怀胎痢症有主方，生地黄芩白芍当归，乌梅甘草陈皮和香附，痛甚略加广木香，有热柴胡用酒炒，堕胎发散急须防。禁用丹皮、地榆、红花、桃仁、三棱、莪术、青木香之类。

血痢不愈用阿胶，黄芩白芍皆酒炒，黄连三分吴萸制，炒黑蒲黄真个妙，艾茸当归茯苓用，故纸小茴不可饶，若还破气兼行血，忽然胎下贻人笑。

怀胎痢症苦难言，好把三奇汤速煎，黄芪三钱防风八分，加上陈枳壳一钱，舌若黑苔兼口渴，三分增入好川连，此方屡验无差

错，石榴皮引更能痊。先服上二方不愈，后服三奇汤，即安。

久痢不安两足肿，脾气亏兮恐胎损，归脾汤内加故纸，阿胶艾叶胎自稳。方见血崩门。

妊娠泄泻

怀胎泄泻属脾亏，白术白芍与当归土炒，芡实山药和肉蔻煨，去油，莲肉糯米并茯苓。口渴腹痛炒黄芩，伤食神曲兼用之。

补脾不愈属气虚，补中益气用之宜，要加故纸同肉蔻，炒熟吴萸亦用之。方见前血崩门。

夜来泄泻为肾泻，六味地黄真奇绝，二神故纸与吴萸炒三分，糯米同加泄自歇。脏寒，食不变色，加附子、肉桂。

久泄单方　神效。

糯米一升炒熟，每日嚼一二盏，即止。

久泄单方

糯米半升炒黄，入公猪肚内炆熟，取米晒干为末，每用六味地黄汤调吃。

医案

一妇人怀胎泄泻，每日三次，夜更甚，诸医用补脾止泄药，至三四月不止，请予调治。予曰五更泄泻属肾虚，此症必是脏寒，遂用六味地黄汤、肉豆蔻、吴萸、故纸、莲肉，数帖稍愈。后加肉桂、白蔻、丁香各五分。皆曰燥热之药，非怀胎所宜用。予曰：有病则病受，无病则胎受。遂令服十余剂，全愈。后服八味丸一料，临产子母皆吉。始信予医颇有确见，故记之，以备后之参考。

妊娠子痫

子痫由来似中风，时醒时发不相同，我有良方来速救，当归白芍与川芎，黄芩酸枣北柴胡，茯神独活并防风，甘草菖蒲细辛薄荷，橘红桔梗自然松。

牙关紧闭不能开，通关散用不伤胎，吹后依然昏不醒，徐徐候著自然回。先将竹沥姜汁取，醒时一灌即胸开，胸开速把前方服，服后方知功妙哉。通关散载妊娠中风门①。

一妇人怀胎，忽然仆地，脉滑，沫出，此痰盛也，予用前方加南星、法半夏、广皮、僵蚕各六分，数剂而安。

一妇人怀胎，忽然仆地，口噤，脉散，腮红，火热肝也，予用前方加黄连、黑栀仁各五分，二剂全愈。

一妇人怀胎，忽然仆地，手足抽掣，口眼歪斜，此肝盛筋强，予用前方加钩藤、寄生而愈，后用六味地黄汤加柴胡、白芍、钩藤，数剂全安。

痫症要诀

怀胎之妇忽沾痫，治先寻火与寻痰，脉滑沫出痰为病，脉散腮红火热肝。治法先分痰与火，识破枢机总不难。

——眼眶眼下如炭火熏黑者，火动其痰也。

——眼目昏沉，或认黑为白，认白为黑，神不足也。

——口吐清水，味淡者，脾亏也，昏醒，多服归脾汤。方见血崩门。

妊娠子悬

胎气不和曰子悬，凑上心胸痛不安，治之只用紫苏饮，姜葱为引自然康。

紫苏饮

陈皮　大腹皮　川芎　白芍　当归　甘草　人参体实者不用，恐补气

——素多忧郁，痰气乘郁火升迫心上，本方加香附、橘红、胆星。

---

① 妊娠中风门：是指《妊娠门·妊娠中风》。

——气逼忽然仆地，如子痫之状，急以童便灌之，后用本方加钩藤、茯神、姜汁。

妊娠子烦

此心神虚热，或痰积于胸，所致也。

心神闷乱曰子烦，终朝烦闷也不难，只消竹叶汤速进，虚用人参麦冬散。

竹叶汤

茯神去皮骨，三钱　麦冬去心，一钱半　黄芩一钱　防风八分　淡竹叶一钱半

加当归二钱，糯米为引。

人参麦冬散

人参　麦冬　知母　生地　茯神　甘草　当归各等分
灯心引。

小柴胡汤　治子烦，胁痛寒热。

半夏以陈皮代之　人参以沙参代之　黄芩酒炒　柴胡酒炒　甘草各等分

加麦冬一钱。口渴加花粉八分。

妊娠子肿

服药不消，产后自消。仍不消者，不治。

四肢头面皆浮肿，名为子肿身体重。又有气肿不同看，胎水肿兮又不同。我今分别定主①方，医者各宜斟酌用。

——四肢浮肿，皮肤光泽，此土亏不能制水，小便不利，通身肿满，谓之水肿，宜服茯苓汤合五皮饮。先服生黄芪、防己、生姜各三钱，以达表。

---

① 主：原作"上"，据益庆堂本改。

茯苓　当归　川芎　白芍　黄芩　川朴各一钱　大腹皮　桑皮　茯苓皮　五加皮　姜皮各二钱

——气肿则时消时复，心腹胀急，宜服紫苏饮。

紫苏　陈皮　大腹皮　赤茯苓各二钱　香附一钱半　当归　白芍各一钱　姜皮一钱

——四肢麻闭，加桂枝、防风、白芷各一钱。

——发热头痛，加川芎、独活各一钱。

——胎水肿，通身浮肿，胸腹不分，皮下按之，深窝不起，宜服千金鲤鱼汤。

白术　白苓　白芍　当归　陈皮各二钱　生姜一片

活鲤鱼一只，煮汤代水煎药。

肿症要论

身半以上肿者，眼如卧蚕。四肢多怯寒者，兼冒风寒。宜发散，用生黄芪、防己、桂枝、防风。

身半以下肿者，小便不利，宜四苓散。小便清者，脾亏，元气下陷，服归脾汤。方见前血崩门。

四苓散

猪苓　白术　茯苓　泽泻

——唇黑，缺盆平，背平，脐突，足底平，气喘，皆不治。

妊娠子气

两足肿大行步难，或流黄水足指间。此症名之为子气，不须服药无产患。若还气粗兼饱闷，天仙散用不须烦。

天仙藤散

天仙藤青木香藤　陈皮　木瓜　紫苏　香附　乌药　甘草各等分

——脾亏，加人参、白术，兼进逍遥散，合用尤妙。方见前血崩门。

妊娠子淋

此症小便淋滴，乃肾间虚热移于膀胱，不能制水而成，宜用服火府丹，灯心为引。

木通　生地　条黄芩酒炒　门冬去心　人参　赤芍　竹叶　甘草梢各一钱

——子淋痛甚，乃膀胱实热也，宜用黄荆子散。

黄荆子一两，童便炒，为末

每用三钱。

——小便涩少，用六味地黄汤加麦冬、五味、肉桂、车前子。

又方　人参　麦冬　北味　山药　泽泻

又方　海金沙藤，煎吃效。

又方　土牛膝一两，浓煎，加乳香少许，吃效。

又黄金散　治血淋。

生地黄　川郁金　生蒲黄　车前子各二钱

又方　治子淋，两足无力。

知母　黄柏各酒炒。二两　肉桂二钱

共为末，每用三钱，滚汤下。

小便尿血

单方　头发烧灰存性，为细末，井水调吃效。

生地黄散　治尿血不止。

生地擂汁　柏叶　黄芩　阿胶各三钱

共为末，水调吃。

又单方　蒲黄炒黑三钱，为末，酒调吃效。

又方　当归、白芷各五钱，共为末，好酒、童便调吃效。

——因怒尿血，用加味逍遥散送发灰效。方载血崩门。

妊娠转胞

小便不出曰转胞，不红不痛异子淋，速用五苓散调治，冬葵子散亦可寻。

五苓散

猪苓 白术 白苓 泽泻各三钱 肉桂五分

冬葵子散 治转胞烦渴。

冬葵子 黑栀仁 木通各二钱 滑石为末，一钱半

妊娠遗尿

遗尿不觉，胎满故也，宜用千金白薇散。

白薇 白芍各五钱

共为末，水酒调吃。

——脾肺气虚，遗尿不止，用补中益气汤加益智仁二十四粒盐水炒。

——孕后有水从阴户出不止者，宜服千金鲤鱼汤加肉桂。方载胎门①。

妊娠诸血

以安胎为主，与寻常血症，治略不同。

大凡胎热者血易动，血动者胎不安。吐血、嗽血、呕血、咯血、鼻血，胎前皆不宜见。盖胎赖血养，不宜上溢妄行，妄行者多致堕胎，惟便血、尿血次之。面赤声哑者不治，心闷甚者不治，五心烦热、气粗者不治，不受滋补者不治，产后吐衄皆不治。

——因暴怒吐血，宜用加味逍遥散。方载崩症门。

——膏粱厚味，饮食积热吐血者，宜用加味清胃饮。方载后。

——肺经有火，以致痰中带血，或鼻血不止，宜用黄芩清肺

---

① 胎门：是指"安胎门"。

饮。_{载后。}

——气虚不能摄血者，来时不觉，又色淡，宜用补中益气汤加葛根，去升麻。_{方载崩症门。}

——脾亏吐血，饮食少思，宜用归脾汤加阿胶、炒柏叶。_{方载崩症门。}

——肾经虚火吐血者，间数日或一二月，吐二三口即止，血不粘手者是也，宜用八仙长寿丹。六味加北味、麦冬是也。

加味清胃汤 治胃火吐血。

生地四钱　升麻钱半　丹皮五钱　当归二钱　川连酒炒，一钱　犀角　连翘　甘草各八分

黄芩清肺饮 治痰中带血。

黑栀仁一钱半　豆豉七分　黄芩二钱

止衄散 治鼻血过多。

黄芪　当归　赤芍　白芍　干地黄　阿胶各三钱，共为末

又单方　治孕妇吐血，鼻血，极平极效。血稍止，又服安胎药。

木耳和韭菜同服，又用丝茅根擂酒常服。

又单方　治孕妇咳血，鼻血。

桑树叶、柏树叶，名二金汤，炆薄水，每日代茶吃。

又单方　治孕妇吐血不止，兼进安胎和气饮。

荷叶、柏叶、荆芥穗、黑姜，四味俱炒成灰，用童便、水酒，每调服三钱。

妊娠诸痛

——宿有偏正头风，因火触痛者，宜服川芎茶调散。

川芎　白芷　羌活　防风　薄荷　甘草　香附各三钱

共为末，茶调下。

——心脘痛不可忍，用单方吃效。

川楝子、茴香各三钱_{盐炒}，艾叶钱半，水煎服。

又方　荔枝核七个_{烧研}，香附一钱，共为末，调酒吃。

——胃口痛，痛时或吐清水，或呕逆，与心脘痛为少异耳，宜服养胃汤。

黑姜一钱　陈皮七分　川椒滚水泡，五分　扁豆二钱　白术七分
人参五分　炙草五分

——腹痛，或时发时止，名痛胎，属血少，宜用四物汤加香附、艾叶。

熟地瓦炙干，二钱　当归四钱　川芎　白芍各二钱　艾叶一钱　香附七分

——腹中满痛，恶心，不得饮食，宜用千金芩术芍药汤。

黄芩二钱，酒炒　白术六钱，土炒　白芍四钱，酒炒

水煎服。

——孕妇胁痛，其故有三，或哭泣，或内伤，或恼怒，不宜服破气药，恐下胎，只宜童便对酒服之。

——背痛者，血虚气滞也，宜服紫苏饮。

当归三钱　川芎三①钱　白芍二钱　炙草一钱　紫苏　陈皮　大腹皮各六分

——腰腹背皆痛，因劳伤损动胎元，急服补中益气汤加续断、杜仲。方载血崩门。

——周身上下走注疼痛无定，因败血入经之症，宜服四乌汤。

当归四钱　生地　川芎　白芍各二钱　乌药　香附各六分

加杜仲、薄桂、续断各一钱。

——腰痛甚者，肾虚也，其胎必堕，急服八珍汤、安肾丸。方

---

①　三：益庆堂本作"二"。

见安胎门。

当归　川芎　白芍　熟地黄　白术　白苓　人参　炙甘草各钱半

加阿胶、杜仲、黄芪、艾叶各一钱，姜枣引。

——肥盛孕妇多湿热，腰重坠，或时下白物，宜二妙散。

苍术土炒去油　黄柏盐水炒

各三钱。本方加防风、柴胡、茯苓、半夏各一钱。

——脐下冷痛，小便频数，大便虚滑，宜服小建中汤。

桂枝二钱　白芍四钱　甘草一钱　生姜三片　大枣四个　米糖三钱

本方加黑姜一钱，服后不应，加小茴、良姜各六分。

——小腹痛，近下处苦肿胀浮薄发光者，孕痈也，宜千金托里散。

黄芪蜜炒，二钱　人参一钱　甘草七分　川芎　当归　白芷　防风　白芍　桔梗　肉桂　天冬　金银花　连翘各一钱

又单方　用黄芪八钱，当归、银花各五钱，甘草二钱。

——心腹急痛，烦闷，唇青面黑，冷汗气绝，不治。

——腰腹痛，下血不止，胎气冲心，痛不可忍，不治。

——大足指痛，爪下一黑块，肝气绝也，不治。

妊娠杂病

——孕妇无故泣悲，若见鬼神者，脏热也，宜服甘麦大枣汤①。

甘草一两　小麦三②合　大枣五个

水煎服。

竹茹汤　治同。

---

① 甘麦大枣汤：原作"十枣汤"，据后文改。
② 三：益庆堂本作"二"。

人参一钱　麦冬　茯神各二①钱　小麦三钱　竹茹一钱半

姜枣引。

——孕妇声哑不语，名哑胎，不必服药，产后自复。

岐伯曰：人有重身，九月而哑。此胞络之脉绝也。胞络者，系于肾，少阴之脉贯肾系舌本，故不能言。无治也，言不必治也。十月复。产后复言。患此者，浓煎生脉散服，空心服地黄丸，助肺肾之气以养胎，若与通声开发之药，误矣。

——孕妇谵语，为脏腑热极之候，急宜童便时时灌之。不应，用生地黄黄连散，清其血中之火，庶胎得安。

生地黄　当归　赤芍　川芎各钱半　黄连酒炒　黄芩　黑栀仁防风各一钱

——伤胎下血，心神无主而谵语，多不治，宜大补元气。

——孕妇未产，乳汁先下，名乳泣，生子多不育。予见体肥气血盛者，间或乳下不多，生儿亦无害。

——儿在母腹啼哭，名子鸣症，古方令孕妇扫地，或将豆一二升撒地，令孕妇捡起，自愈。

小 产 论

半产者，俗名小产，盖由冲任气虚，不能摄养，或跌扑闪坠，致气血损动，或因热病、温疟、痢疾之类。薛立斋云：半产重于大产，大产如果熟自脱，小产如生采，破其皮壳，断其根蒂，岂不重于大产乎？但人轻忽致死者多矣。治法宜补形气，生新血，去瘀血，此其大要。若因未病而用寒凉攻伐之剂，为害非轻。

——胎未满月，痛而②欲产，宜用八珍汤，四物汤合四君子汤。去茯苓、熟地，加阿胶、艾叶、黄芪、甘草。

---

① 二：益庆堂本作"一"。

② 而：益庆堂本作"如"。

——小产胎下而血来不止，用人参、黄芪、白术、甘草、阿胶、艾叶、当归、川芎之类。无①热，加黑姜、茯苓。如元气未虚，去人参，加炒荆芥。

——小产心腹痛，或发寒热，以手按之愈痛者，宜散瘀血，用当归、川芎、玄胡、桃仁、香附、丹皮、泽兰、黑姜。

——小产心腹痛，按之则缓，是血虚也，宜用八珍汤，去白芍，加黑姜、肉桂。

——小产腹痛，呕吐泄泻，是胃虚也，宜用人参、白术、白苓、半夏、甘草、广皮、炮姜。

——小产后，昏沉不省人事，宜用八珍加炮姜、肉桂。

---

① 无：原作"有"，据文义改。

增订洪氏女科一盘珠下卷

产育门类

并附方脉。

叔和脉论三条

欲产之妇脉离经，脉歇至是也。沉细而滑也同名。夜半觉来应分诞，来朝日午定知生。

欲产之脉必离经，离经之脉认分明。其来大小不调匀，或如雀啄屋漏应。腰疼腹痛眼生花，产在须臾却非病。

新产之脉缓滑吉，实大弦急死来侵。若得重沉小者吉，忽来坚牢命不停。寸口涩疾不调死，沉细附骨不绝生。审看症候分明记，常将此念注心经。

临产吉凶脉诀

身重体热寒又频，舌下之脉黑复青。阴阳两虚，心气将绝。及舌上冷子当死，腹中须遣母归冥。面赤舌青细寻看，母活子死定然断。唇口俱青沫又来，母子俱死总高判。面青舌赤沫又频，母死子活自分明。不信若能看应验，方知先哲不虚陈。

临产要论

临产总看血盈虚，再加药力以相扶。血足润肠胎易下，血虚胎涩不能苏。生也。增养血气为真诀，催生汤药莫忙沽。

临产六字诀

一曰睡，二曰忍痛，三曰慢临盆。

将产未产真伪辨

一胎未满月，胞水不破，先下血者，皆是伤胎，非产也，宜服保元汤，随服八珍汤，胎即安，不安再服。

黄芪_{蜜炒}，二钱　人参一钱　当归五钱

童便为引。

八珍汤

人参一钱　当归三钱　熟地瓦炙干，三钱　白芍酒炒　白术土炒
白茯苓去皮　甘草蜜水炒　川芎各味钱半

外加酒炒续断、阿胶、蒲黄炒各二钱，京墨为引。

——胎未满月，先破水，腰不痛，名试水症，非产也，宜服
八珍汤加杜仲、故纸、益母草，服数帖，俟月足，自易产。

——恶露少者，虽久不妨，此胞水未破，不宜用大力，早宜
安睡，内服佛手散以生血，水破即生。

——胞衣先破，恶露行尽，数日不生者，血虚也，宜服八珍
汤、佛手散，不可速用催生药。方见前。

——腰痛甚，水破者，将产也，以胎系于肾故也，宜服佛手
散加益母草。

——临产胞水恶露已尽，此胞衣久破，其血已涸，致儿干搁，
宜服佛手散。又名君臣散。

当归一两　川芎六钱

外加益母草五钱，人参五分。

又方　佛手散，加蜜糖半盏_{生用}，麻油半杯为引。

一妇人临产，数日不下，下半身俱冷，贫窘无药，令取花椒
叶、橙叶、吴萸，共煎汤一盆，令产妇以小凳坐盆内熏洗，良久，
小腹皆暖，气温血行，遂生。

一儿未生，先露手足，谓之逆生，非吉兆也。古方用绣花针
将儿手足针一二下，儿得惊一缩，又以食盐涂其手足心，使老成
稳婆缓缓推入，产母久睡不缩，又推，非推不入，难恃药力之功。

蟠肠生论

或问：蟠肠生是何缘故？曰：是用力之过。产母平日气虚，临时用力努挣，浑身气血下注，以致肠随儿下，一次如此，下次又复如此。若能等待瓜熟蒂落，何得有异怪之事耶。

一方 治蟠肠生。

用大纸条一个，以麻油润透，火点燃吹灭，以烟熏产妇鼻孔，生肠即上。

又方 生肠出，以洁净涤器，浓煎黄芪汤浸之，肠即上。

又方 以通关散吹鼻，得嚏数声，肠即上。方见妊娠中风门。

催产经验方

临产之时有主方，催生甚稳佛手汤。当归六钱川芎四，五钱益母水煎尝。

单方 用黄牛粪，调敷母腹一炷香，少顷扶起，即下。

催生神效方

急救产妇有神方，一钟好酒与蜜糖，麻油童便鸡子白，水煎热服最为良。

保产应验方 县主王毓德刊传，予撰歌诀，以便读记

川朴传来用七分，当归川芎钱半增。贝母菟丝同白芍，黄芪生用各一钱。荆芥八分枳壳六，羌活甘草艾叶五分煎。等分不宜多加减，依方取用是真诠。胎动即安生即下，死胎奇效若神仙。

滑胎枳壳散

湖阳公主产难当，南山道人进一方。一两甘草枳壳二，为末服之立刻康。

经验滑胎散

胎干凝滞不能生，蜜糖半盏麻油煎。各用半盏。滑石一两为细末，徐徐调吃即安然。

死胎论

凡子死腹中，多因伤触跌扑，或胞破血干，日久困惫。但看母腹饱胀，面赤舌黑，或下血块，其子已死。或为呕吐，或秽气上冲，皆子死之症，宜速用下死胎方下之。下后察其虚实，随加调补，自愈。若唇舌面色俱青，则子母皆危之兆也。

下死胎方

单方　鲜红花二两，以酒煮汁，饮之即下。

又方　当归一两，川朴一①钱，陈皮二钱，酒水各半，煎一碗，加朴硝五钱，再煎热服，死胎即下。

千金去胎方

麸面一升，酒煮二三沸，徐徐服之。其胎如糜，母无所苦，千金不传。

下胎小品方②

麦芽一斤，擂碎，水二碗，煮一碗，服之即下。

广济下胎方

花粉五钱　肉桂七分　牛膝三钱　豆豉三钱

水煎服。

下死胎古方

苍术　陈皮　川朴　甘草各三钱

酒水各半煎熟，入芒硝三钱再煎服，死胎即化为水而出。

又方　下死胎。

芒硝三钱　当归一两　川芎六钱　童便半碗

水煎服。

---

① 一：益庆堂本作"三"。
② 方：原缺，据前后文补。

交骨不开

治初产体实者。

交骨不开也不难，当归川芎炙龟板。取来乱发烧存性，指甲川山皆要办。名为五虎下西川，水煎热服骨自散。

上药，归、芎各半两，穿山甲、人指甲、足指甲、头发俱烧灰各一钱。

又方 治交骨不开，血气虚者。

当归一两　川芎六钱　龟板灰六分　发灰一钱　人参五分

水煎吃，以热童便催之。

此方能助气血，开辟之功立致也。若见咬牙昏愦，急以热童便灌醒，速进十全大补汤，培养精神，迟则不能救矣。

外治单方 用熟黄芪二两，煎汤熏洗。

又方 用荆芥、藿香、椿根皮，煎汤熏洗。

胞衣不下

产后何症最为急，胞衣不下饱闷极。皆因恶露胀胞中，渐冲心上痛不息。若喘满时定主凶，脱衣散用为中的。牛膝木通各三钱，归尾枳壳二钱入。滑石二钱葵子二，水煎热服应有益。产母自衔头发尾，得呕哕时胞自出。外用鞋底炙热来，乘热产母小腹熨。又有单方铁秤锤，烧红淬酒产母吃。

异人传授一单方，半杯好酒与蜜糖，麻油童便各半杯，芒硝三钱加入良，当归牛膝二钱半，一同煎吃自安康。又有单方又见奇，只用鸡头莲叶一枚，煎吃一半下一半，全用全下又何疑。

瘀血胀胞不能出，人参三分不可忽。更加苏木用三钱，童便一盏同煎沸。外用灶心土为末，醋调涂腹胞自出。古方只用失笑散，欲下胞衣也不难。蒲黄灵脂共为末，破血破气无忧患。

气虚血弱不能送，也不胀兮也不痛。大补气血助其功，惟有决津煎可用。当归泽泻川牛膝，肉桂地黄乌药共。

产门不闭

产门不闭气血亏，补中益气最合宜，加入黑姜一钱半，管教门闭不须疑。方载前。肿胀疼痛，加丹皮、黑栀仁各六分。

产后门①

产后四大方

产后总宜大补益，寒凉攻伐害非一，杂症皆为末病看，培养元气为中的。三日之内宜行血，熟地白芍忌酸收，黑神散与生化汤，生新化旧二方求，归术保产并回生，四方斟酌不须忧。

生化汤 产后主方。生新血，化瘀血，极平极稳。

当归六钱　川芎四钱　黑姜五分　桃仁去皮尖，五分，不可多　甘草五分

腹痛已止，去桃仁，再服数剂尤妙。水煎，加酒一盏，童便一盏。

黑神散 产后主方治恶露未尽，腹痛等症。

甘草二钱　黑姜一钱　肉桂一钱　熟地四钱，三日前不可用　白芍酒炒，二钱，三日前不可用，恐酸收　当归四钱　蒲黄三钱

炒黑豆为引。三日前宜服生化汤，较胜黑神散。

归术保产汤 产后主方，三五日后宜服。

当归　川芎　白术土炒　黑姜灰各一钱半　白芍酒炒　生地各七分　陈皮　香附各五分　甘草一钱

酒水各半煎吃。

回生丹 治妇人死胎不下，及产后诸疾，污秽未尽，腹痛等症。

---

① 产后门：原无此标题，据本文体例补。

制大黄膏法：用苏木二两，河水五碗，煎至三碗，去渣听用。红花三两，炒黄色，用好酒一大壶，煮十余沸，去渣听用。黑豆三升，煮熟，存汁三碗，存豆去皮，晒干为末，听用。大黄一斤，为末，用好醋八碗，熬成膏，次下红花酒、苏木汤、黑豆汁，搅匀，又熬成膏，以磁盆收贮定用。

将锅焦焙干为末，入后药同磨之。

人参　白术土炒　青皮　木瓜各二钱　当归　川芎　玄胡　苍术　香附　蒲黄　赤苓　桃仁　熟地各一两　牛膝　三棱　枣皮　灵脂　地榆　甘草　羌活　陈皮　白芍各五钱　良姜四钱　乌药二两半　木香　乳香　没药各二钱

上药共为末，用前大黄膏和为丸，计重二钱，每服一丸，神效。

——方加益母草、马鞭草五钱，秋葵子三分，尤妙。

产后诸症论列于后

——产毕血晕，用薄荷汤调服此丸。

——产后七日，气血未定，因食物与血结聚胸中，口渴心烦，滚水调服此丸。

——产后血入心肺，热入脾胃，寒热似疟，实非疟也，滚水调服此丸。

——产后败血走注四肢，化为浮肿，乃血肿，非水肿也，宜连服二三丸。

——产后败血冲心，言语颠狂，非风邪也，宜服此丸。

——产后败血流入心孔，闭塞失音，用菊花三分，桔梗三分，煎汤调吃此丸。

——产后误食生冷滞物，流入大肠，不得克化，传成痢疾，用山楂煎汤服此丸。

——产后余血流入小肠，闭塞水道，小便溺血，用木通四分，煎汤调服此丸。

——产后余血流入大肠，闭涩肛门，有瘀血成块，用陈皮三分，煎汤调服此丸。

——小便涩，大便闭，乍寒乍热，如醉如痴，宜服此丸。

——产后败血流入五脏六腑，并走肌肤、四肢，面黄，口渴，鼻中流血，遍身斑点，危症也，陈酒化服此丸，可愈。

以上诸症，皆产后败血为害也，此丸大有奇功，至产后一切奇症，医人所不识，但服此丸，无不立安。一丸未应，二丸三丸，必效无疑矣。

胎前常服回生丹，壮气养胎，滋阴顺产，调和脏腑，平理阴阳，更为神妙。先贤此条议论，但施之体实胎肥者则可，体虚者恐堕胎矣，慎之。

——室女闭经，月水不调，并宜服回生丹。

此回生一丹，不知始自何人，遍考医书，所列不过二三，长葛孙奎台经验，较予所传之方，尚有所缺，法制汤引，亦未讲明，予特详述之，以备后之参考。

产后血晕

妇人产后血晕迷，神昏口噤令人悲，快把秤锤用小铁秤锤。红火煅，醋淋对鼻急熏之。单方速取热童便，徐徐灌下又何疑，炒黑三钱荆芥穗，为末调吃更为奇。以童便调吃。

清魂散　治血晕，不省人事。

泽兰　荆芥穗炒黑　川芎各二钱　石菖蒲　生蒲黄　黑姜灰

生甘草各三分

童便为引。

失笑散　治血晕。

五灵脂　蒲黄各三钱，俱炒

共为末，水调服。

龙齿清魂散 治产后去血过多，虚晕谵语，或言鬼神，或出山腔野调，抛砖弄石，不认亲人，多不治，惟此方可以挽回。

龙齿火煅，为末 志肉甘草水炒 当归 茯神去骨。各一钱 麦冬去心 人参各五分 肉桂 玄胡 细辛 甘草各四分

姜枣引。

益母丸 治血晕谵语，此方极平稳，多效。

益母草一两，炒为末

用薄荷汤、童便调服。

加味平胃散 治产后败血冲胃，惟昏沉、饱胀、呕吐是也。

苍术 陈皮 川厚朴 甘草各一钱 黑姜灰 肉桂各五分

又单方 治血晕神效。

上血竭、真没药，二味各三钱，共为末。

又单方 治血晕。

鹿茸一钱，烧灰，为细末，好酒和童便灌下，即醒。

加味益母散 治血晕，恶露不行。

益母草 荆芥炒黑。各三钱 归尾 红花 丹皮各钱半 桃仁七粒 山楂炒黑，三钱 蒲黄 菖蒲 甘草各三分

芎归泻心汤 治血晕，心神恍惚。

当归尾 川芎 玄胡 丹皮各一钱 蒲黄 肉桂各五分 灵脂一钱，另研末

水煎服。

血晕医案

一妇人初产血晕，不省人事，请予治之。先用古方取韭菜切细烂，放酒瓶中，取热醋淬之，以瓶嘴对产妇鼻孔熏之，略醒，予立破血新方治之。

山楂核一两，酒炒焦，研末。有破血攻坚之力 生漆五钱，用新瓦炒焦

荆芥穗五钱，炒黑

三味共为细末，每用二钱，童便、好酒调吃，瘀血堕下即安。

一妇人产后下血太多，不省人事，予用当归一两，川芎六钱，熟地黄五钱，干姜灰一钱，北阿胶二钱，童便半盏，一服即醒。后服八珍汤，十剂全安。地黄，产后忌药，因下血太多，故不忌也。

一妇人产后三四日，瘀血不行，大小便俱闭，腹痛不可忍，诸医用黑神散不应，人事昏沉，请予往治。予用山楂核一两酒炒焦，生漆五钱瓦炙焦，荆芥穗三钱炒焦，灵脂醋炒二钱，红花三钱，蒲黄一钱，共为细末，外用通花一钱，煎水调吃，分作三服，随下黑血。次日大小便俱利，四日全安。

产后寒热①

产后寒热歌

产后寒热多属虚，养血滋阴不可无，发汗之药宜慎用，解里凉药不宜沾，归术保产方见前。王道药，依方何必读方书。兼感风寒难发散，五积散古方。煎加香附，速去麻黄并半夏，增入柴胡酒炒。若扁卢。腹痛瘀血生寒热，黑神散方见前。用莫模糊。寸口脉微阳不足，十全大补方见前。姜枣扶，尺中脉弱阴气亏，八味地黄汤方见前。可除。此方产后十日之外方可用。再有乳蒸生寒热，不须用药自然苏。产后三朝，五更发寒热，不头痛，不腹痛，名曰乳蒸。

寒热辨论

——产后头痛，身痛，憎寒壮热，腰背俱酸疼，脉见急数，即外感也，不过随感随病，与正伤感不同，不可发汗，宜五积散治之，本方去麻黄、白芍不用。方载后。

——产后胸膈饱闷，嗳气，恶食，泄泻等症，只作伤食治之，

---

① 产后寒热：原无此标题，据本书体例补。

宜用芎归汤合平胃散。苍术、厚朴、陈皮、甘草是也。

——产后血虚，阳无所依而浮散于外，故多发热，治宜四物汤以补阴，加以黑姜之苦温收其浮散，使归于阴，则阴血足而虚热自除矣。

——产后血气两虚，恶寒发热，脉虚无力，人事沉昏，宜十全大补汤治之，加附子、肉桂各三分。

——产后气虚，至夜发热，小腹腰胁呼气即痛，宜四物汤加黄芪三钱，肉桂一钱。

——产后发热，多属血虚，此热非有余之症，乃阴虚生内热耳，故以八珍汤加炮姜治之，往往获效。盖炮姜能入肺胃散虚热，入肝脾引血药生血，此造化自然之妙也。

——产后寸口脉微，为阳气①不足，以补中益气汤加姜枣发越之。

——产后尺部脉弦，为阴气不足，夜间发热，服四物汤不应，宜用六味地黄汤加肉桂以摄之。

寒热医案

——妇人产后，寒热如疟，午后更甚，产时下血不多，诸医用黑神散不应，又有用柴苓汤者，有用五积散者，延至五十余日，每日寒热一次，请予往诊。左寸脉弦数，两尺脉无力，予曰：此血虚兼受外感，前产后下血不多，非蓄血，乃血不足也。遂用当归一两，川芎六钱，桂枝三钱开水泡，姜三片，水煎服。半夜寒热即退，次日午后，寒热减半，再服一剂即安。但精神倦怠，夜间咳嗽，小腹微痛，后用八珍汤加广皮、半夏、北味、故纸，十余剂全安。

——妇人产后，伤食饱胀，腹痛寒热，予用当归、川芎各四

---

① 气：原作"束"，据益庆堂本改。

钱，苍术、陈皮、厚朴、甘草、香附各七分，四帖而愈。

——临江府主大老爷李元英内室小产，去血过多，发热头痛，四肢骨节皆痛，兼之咳嗽不已，医人服生化汤，数剂不愈，邀予往治。予用八珍汤调理，彼云：熟地、白芍乃产后忌药，不从治。又曰：发热，头疼，咳嗽，皆无药以退之。予曰：熟地、白芍，三日之内为忌药，五日之后为要药，且去血过多，正宜酸收，八珍汤，产后培养元气之药，元气足，则诸症皆不治而自愈。遂令服八珍汤，十剂全愈。方见前。

寒热诸方开后以备参考

归术保产汤

当归　川芎　白术土炒　黑姜灰各一钱半　白芍酒炒　生地黄陈皮　香附酒炒。各味七分　甘草一钱

水煎，姜枣引。

五积散　本方产后外感寒热，去半夏、麻黄、枳壳、白芍，极妙。

白芷　陈皮　厚朴　桔梗　苍术各七分　当归　川芎　白苓各三钱，为君　肉桂　黑姜各一钱

有热加酒炒柴胡一钱，腹痛加香附。

黑神散

甘草二钱　黑姜一钱　肉桂一钱　熟地四钱，三日前不宜用　白芍酒炒，二钱，三日前不可用，恐酸收　当归四钱　蒲黄三钱

卷荷散　治败血未尽，经脉皆闭，乍寒乍热。

卷荷叶　红花　归尾　蒲黄　丹皮各钱半　生地一钱

童便为引。

理阴煎　治血虚，兼外感寒热。

熟地黄　当归　黑姜各二钱　肉桂五分　甘草七分

清化饮　治产后发热，烦躁喜冷，大便实，小便赤涩。

白芍酒炒　麦冬去心。各二钱　丹皮　茯苓各一钱　黄芩酒炒，五分
生地黄　石斛各七分

朱丹溪云：白芍酸寒，大伐发生之气，产后忌用之。景岳云：芍药之寒，不过于生血药中稍觉其清凉耳，非若黄芩之大苦大寒也。予按：此方黄芩，总宜慎用。

贞元饮　治产后七八日，阴虚发热。

熟地砂仁为末拌，炙干　当归各五钱　甘草二钱

当归六黄汤　治阴虚火盛，热而多汗。

当归　黄芪蜜炒。各二钱　生地黄　熟地黄各钱半　黄连酒炒　黄柏　黄芩各七分，酒炒

予按：此方归、芪加生熟地足矣。

石室秘录方　治产后感中风邪，憎寒壮热。

当归一两　川芎五钱　荆芥一钱　肉桂一钱　益母草一钱

产后感中风邪，皆作末治者，何也？盖产妇旧血尽去，新血未生，大虚躯壳，原易中邪，风寒袭之，一散邪，必有寒症厥逆之变，死亡顷刻矣。方用归、芎、参、桂，参以固气，归以生血，气血既生，而风邪易去。大虚之人，略带祛邪之药则邪易出，乃腠理实疏，关门不锁故耳。方中荆芥一味最妙，不特易于祛邪，而且引旧血以归经，佐新血以复生，故用之而成功也。益母草更是产科最利之品，安有他虞哉？此固气血为先，散邪为末治也。

产后气喘

产后气喘最难医，肺脉疾大非所宜，火克肺金痰又作，异功桔梗莫狐疑。气不归元另立方，都气汤煎信有灵。瘀血看看犹未尽，干姜甘桔与陈皮。不嗽而喘火炎上，真真肺绝实难医。方载后。

喘促辨论

产后喘促有二，一以阴虚之极，一以寒邪在肺。盖产后既以

大虚，焉得气实而喘？若肺无寒邪而喘者，此去血过多，孤阳无主，此肺肾不相接，无根将脱之兆，最为危候。

喘促诸方列后

异功散

人参三分　白术土炒　白苓　陈皮　甘草各八分　加桔梗八分

一方　除桔梗，加苏子、肉桂各三分。

都气汤

熟地黄二钱　枣皮　淮山各一钱　丹皮　白茯苓　泽泻各七分
北五味九①粒

干姜甘桔汤

桔梗二钱　甘草八分　干姜灰五分　陈皮八分

外治单方

用巴豆仁一粒，北细辛三分，牙皂三分，共为末，以布包，时时嗅鼻，窍开则喘自定。

二陈汤　治风邪外感，气喘促。

白茯苓三钱　法半夏一钱　陈皮八分　甘草八分

外加苏叶八分，生姜一片。

参苏饮　治血入于肺，面赤发喘。

人参五分，为末　苏木二钱

煎水调吃，下瘀血即安。

贞元饮　治气②喘将脱，此孤阳无主也。

熟地黄　白当归各五钱　甘草一钱

金水六君煎　治风邪入肺，喘促兼咳嗽。

熟地黄　当归各一钱　陈皮　半夏　白苓　甘草各七分

---

① 九：益庆堂本作"五"。

② 气：原作"血"，据益庆堂本改。

大补元煎 治产后四肢厥冷，气虚喘促。

人参五分 熟地 当归各二钱 淮山 枣皮 杜仲 枸杞 甘草各八分

理阴煎 治同上。

熟地 当归各二钱 甘草 黑姜 肉桂各五分

生脉散 治同上。

人参二钱 麦冬去心，八分 北味七粒 兼外邪，加葱一茎 豆豉七粒为引

产后中风

产后中风宜行血，误投风药命难活。荆芥穗炒三钱与归芎各味五钱，三味一同水煎啜，黑豆为引加童便，徐徐服之风自遏。

中风辨论

其症牙关紧闭，手足抽掣，口眼歪斜，多因去血过多，非真中风也。或外夹风邪，或内夹痰涎，或阴火内动，症虽不一，治莫要于行血补血。若攻邪必死，宜┃全大补汤。四物汤合四君子汤，加黄芪、肉桂是也。本方略加炒荆芥、秦艽则①效。

产后汗症

产后血虚身自汗，人参养营当速办，若还行气兼行血，医人误药真堪叹。黄芪建中治亦同，淋淋汗出自然松，单方只用旧蒲扇，烧灰调吃见奇功。人睡蒲席尤妙，此以汗止汗之义耳。方见后。

汗症辨论

产后血虚，身热自汗，宜逍遥散加枣仁、牡蛎、乌梅以敛之。若不速止，必生他症。

——古方用麦芽煎汤治产后多汗，为害不浅。以麦芽消导，

① 则：益庆堂本作"即"。

胃气愈伤，不救者多矣。后之医者，谅不以予言为谬也。

——产后眩晕汗出，名胃汗，急用蜜炙黄芪、人参、炙甘草、附子，水煎，拗开口灌之。不得开口，即用茶匙挑入鼻中，亦醒。

——产后上半身出汗，热气熏蒸，昔人用二陈汤合四物汤，多不效，以血药助阴，闭滞经络，而有寒痰留滞，非大补气血而兼豁痰，必至危殆，宜用十全大补汤加南星、法半夏。

——产后半月，忽然大汗如雨，口渴舌干，发热而燥，有似伤寒症者，死症也。此内水干枯，无血以养心，阳气无阴不能化，乃汗出亡阳而身热耳，故口虽渴而不饮水，心燥而舌苔不黑，急用人参、当归、黄芪、北五味、麦冬、桑叶，水煎服。盖此等虚汗，非补不止，麦冬、北味、桑叶，清中有涩，故有起死回生之妙也。

汗症诸方列后

加减养营汤

人参一钱　白术土炒　当归　川芎　熟地　黄芪蜜水炒　白芍酒炒　茯苓去皮。各味二钱　肉桂五分　牡蛎火煅，研末，一钱

糯米一钟炒为引。

黄芪建中汤

黄芪蜜炙，二钱　白芍酒炒，钱半　炙甘草一钱半　肉桂五分

糯米一钟炒黄为引。

加减建中汤《万氏女科》　治产后汗不止，邪气①乘之，忽然闷倒，口眼歪斜，手足抽掣，此危症也，急用：

桂枝　葛根　白芍　炙甘草　炙黄芪　当归各二钱　熟附子五分

---

① 邪气：二字原倒，据文义乙正。

增订洪氏女科一盘珠下卷

产后咳嗽

产后咳嗽症非一，血虚腠理自不密，只用加减小建中，时时吞下咳自息。若因外感受风寒，桔梗汤加葱豉吃，我曾加减参苏饮，治咳如神真有益。惟有阴虚不制火，八仙长寿丹最的。

加减小建中汤

白芍三钱　桂枝一钱半　当归五钱　白茯苓一钱半

桔梗汤

桔梗　甘草各三钱　葱三根　豆豉一撮

水煎缓缓服。

加减参苏饮

紫苏　陈皮　桔梗　前胡　半夏各四分　桂枝五分　当归　川芎　白芍各三钱　甘草一钱　白苓一钱半

生姜一片为引。

——咳至七八日，服前方二三剂不愈，补中益气汤合六味地黄汤即愈，或服二陈汤加黑姜灰亦愈。

——久咳阴虚火炎，咽喉微痛微痒，不口渴，宜服八仙长寿丹。

八仙长寿丹

熟地黄二钱　淮山药　枣皮各一钱　泽泻　茯苓　丹皮各七分

麦冬八分　北五味九粒

产后谵语

产后何为发谵语，须分血滞与血虚，脉大有力尺脉是也。为血滞，脉虚无力乃血虚。产妇得之皆不吉，好手医人仔细推，实则须当下瘀血，虚用清魂散速追。

清魂散

龙齿火煅，一钱　志肉　茯神　当归各三钱　麦冬去心　玄胡　肉桂　甘草各六分　北细辛一分半　金箔二十张泽兰五钱为引，七日外加人参。

——气血少者，血滞发谵也，宜用四乌汤。

当归尾　赤芍各三钱　川芎　生地黄　乌药　香附各钱半　桃仁十粒　荆芥二钱

——去血多者，血虚发谵也，宜用归芎胶艾汤。

当归三钱　白芍　川芎　茯苓　白术　泽泻　阿胶各一钱　艾草五分

——心经血虚，风邪客之，又兼痰郁发谵者，宜加味导痰汤。

半夏　陈皮　茯苓　枳实　橘红各一钱　荆芥二钱　钩藤钩一钱　薄荷三分　当归　志肉各钱半

又单方　治谵语。

益母草一两，薄荷一钱，水煎，童便一盏为引。

——血虚，心神失守，谵语，声不粗者，必先养血为主，不可专用参、术峻补，宜用当归二两，川芎一两，辰砂三分，金箔二十张。

——产后逆血冲心，恶露不行，兼谵语不止，宜用益母草、荆芥炒黑各三钱，归尾、丹皮、香附、红花各钱半，桃仁七粒，山楂核炒研五钱，为君。石菖蒲、甘草各五分。

——谵语如见鬼神，由肝虚不能藏魂，非真见鬼神，即自己之魂魄也，速用八珍汤加炮姜，则痰清神自安矣。

医案

乾隆十一年七月，江省治验。

——妇人产后，下血不多，至二十余日，忽发谵语，如见鬼神，又发呃逆，其声如羊叫，日夜不睡，目口歪斜，手足抽掣，角弓反张，诸医谓败血冲心，恶露未尽，用黑神散、清魂散、丁香柿蒂饮不应，请予往视。前医之药俱合病，为何不应？久坐一时，诊得六脉空虚，因询：未生之前，下血若干？彼云：未生之时，下血如倾。因知恶露已尽，血虚发谵无疑矣。

前医所开药方，每味不过七八分，或一钱为止，何以补虚？予用当归二两，川芎一两，荆芥穗炒黑三钱，益母三钱，钩藤五分，莺爪一个，烧灰为引。病家疑其药味太少，予曰：一将当关，群邪悉伏。遂服五剂，诸症悉愈。次日，又呃逆肩耸，声如羊叫，予用巴豆三粒，北细辛一钱，小牙皂一钱，共为末，布包，时时塞鼻，开窍开，其呃自止，得咳嗽吐痰而愈。后用四物汤合二陈汤加桔梗调治，全安。可知医之为道，古方固有成见，因病投方，则又存乎其人矣。

产后大便闭

产后去血大肠干，大便闭结总无妨，二三五日皆常道，七八日期用导方，若服苦寒攻下药，反伤元气害非常。

葱导法 用葱贯蜜糖，于粪门导之。

又导法 用姜一片削针，蘸蜜糖导之。

——禁用诸胆导法，恐苦寒之气伤胃患呃逆。

——导后大便仍不通，宜用加减四物汤以润之。

当归三钱　川芎二钱　白芍二钱　熟地黄酒蒸，二钱　何首乌五钱，生用

生蜜糖半盏为引。

——气血俱虚，七八日大便不通，宜服润肠汤。

当归酒洗　川芎　白术土炒　白茯苓　熟地各钱半　郁李仁去壳火麻仁各一钱　肉苁蓉酒洗，四钱　苏子炒，二钱　人参　甘草各五分

生蜜半盏为引。

——口渴，大肠干燥，日久便闭，宜服桃仁承气饮。

当归　九制大黄各味三钱　桃仁九粒，去皮尖　红花　枳壳　柴胡酒炒　木通　赤芍　甘草各八分

灯心为引。

产后小便闭

小便不行兼腹胀，有个单方一刻通，炒盐五钱一分麝_香，填入脐中外布葱，将艾灸之乘热气，自然小便立时通。

——气血虚，小便不行，宜服加味补中益气汤。

炙黄芪　当归　升麻_{酒炒}　白术_{土炒。各一钱半}　人参　甘草　柴胡_{酒炒。各四分}　赤茯苓　车前子各一钱

灯心引。

——阴虚小便淋，宜服加味地黄汤。

熟地二钱　山药　枣皮各一钱　丹皮　茯苓　益智　故纸各七分　北五味_{九粒}

姜枣引。

产后浮肿

浮肿腹大见青筋，小水不利实难攻，若还利水偏成厄，理中加减自然松。上肿下消略解表，紫苏饮内加防风，下肿上消多湿气，紫苏饮服与木通。败血乘虚散四肢，忽然浮肿不相同，和血不宜行小水，四神加减有奇功。此是妇人产后诀，九种医方又不同。

加减理中汤

黑姜　白术各一钱　甘草　广木香_{另研末}　肉桂各五分　木瓜　砂仁皮　姜皮各八分

加减紫苏饮

当归　川芎各二钱　白芍　紫苏各一钱　广皮　大腹皮　甘草　姜皮各五分

——上肿下消，加桂枝、防风各五分。

——下肿上消，加木通、木瓜各五分。

——伤食腹痛，加神曲、川厚朴各五分。

四神散

当归　白术　白芍　白苓　泽泻　川芎各一钱

产后疟疾辨

产后患疟，在初产时绝少，即胎前久疟淹缠，产后里气通达，无有不霍然者。间有微寒发热不止者，此卫气尚虚，营血骤伤之故，但宜服内补当归建中汤。

黄芪蜜炒　当归　白芍酒炒　桂枝各三钱

姜枣引。

——热多，倍加白芍。

——寒多，倍加黄芪。

——夜发，一倍当归，三倍黄芪。

——服后不应，加生何首乌五钱、炒乌豆半盏。

——虚热不止，大便不实，加炮姜灰、茯苓各三钱。

——恶露不行，小腹结痛，另用炒黑山楂、炒枯黑砂糖、伏龙肝，水煎服。

——产后一月或半月，感冒风寒而疟，宜服补中益气汤，外加羌活、紫苏。

——冒暑发疟，加香薷、厚朴。

——产后疟疾，禁用黄芩、常山、草果之类。

产后痢疾辨

产后下痢有三：

一因胎前患痢，产后不止，昔人以为七日必死，若元气未败，脉有胃气，可进粥食者，伏龙肝汤丸，多有得生者。

山楂肉炒黑，一两　砂糖炒枯，二两

二味共为丸，伏龙肝二两煎汤吞下。

——气虚，加人参以驾驭之。

——虚热，加炮姜、肉桂、茯苓、甘草。

——兼感风寒，加葱白、豆豉。

一因产后脐腹受冷，饮食不化，宜理中汤为主，白加吴萸、木香，赤加桂心、茯苓。

一因产后误食生冷，泄泻下痢，亦宜理中汤，白痢加枳实、茯苓、木香、厚朴，赤痢加香附、炒楂肉、炒砂糖。理中汤，干姜、人参、白术、甘草是也。

——间有热痢下重，白头翁、甘草、阿胶清理之。

——产后恶露已净，痢久不止，腹痛后重，用补中益气汤。

大抵产后下痢，惟宜顾养元神，调和血气，则积滞自下，恶露自行，非若妊娠之有胎息，难于照顾也。

产后伤寒病

产后伤寒，不可遽用小柴胡汤，盖有黄芩在内，停滞污血也，宜用小建中汤加柴胡。方见前。

——兼时行疫症，宜用四物汤加柴胡、香附、紫苏、陈皮。

大抵产后伤寒，脉息和平者生，四肢冷，脉沉涩，烦热甚而脉洪盛者，皆死症也。

——伏气发瘟病，宜用葱白、香豆豉煎汤饮之。

产后蓐劳症

蓐劳者，因生产艰难，疲极筋力，忧劳心虑，或调养失宜，虚风客之，致令虚羸喘乏，乍寒乍热，百节疼痛，头痛自汗，肢体倦怠，咳嗽痰逆，腹中绞刺，当扶正气为主，余皆作末病治之。方用当归二两，川芎一两，益母草三钱，荆芥三钱，轻则一剂而愈，重则四五剂全安，不可骤用参术。

妇人杂病

乳症①

乳症歌

乳房所主是阳明，乳头又属厥阴经，肝也。或因郁怒兼厚味，胃肝火动害非轻。治宜清火与导滞，自然通乳不须惊。

乳病初起主方

归尾　青皮　瓜蒌仁　柴胡　桔梗　穿山甲土炒成珠　白芷　乳香　没药　川贝母　防风　花粉　甘草各味一钱

上药，豆豉、葱白为引，得汗自解。

——感冒，加紫苏一钱。

又单方　治乳病初起，红肿坚硬。

白芷梢　小牙皂　北细辛各三钱

水煎热服，药滓同葱白捣烂，敷上。

又方　治乳房生疮未破，攻之即消。

北柴胡　白芷尖　赤芍尖各一钱　大丁二个　穿山甲　归尾　丹皮　金银花各一钱　半夏五分　甘草②八分

又方　治乳疮破未收功。

黄芪蜜炙，四钱　净银花二钱　当归二钱　甘草一钱

外治乳疮红肿法

用韭菜地蚯蚓泥研细末，醋调厚敷乳上，干则再换，不过三次，红肿即消。

一禁：乳病不可乱用刀针，恐难收功。

---

① 乳症：原缺，据本书体例补。
② 甘草：益庆堂本作"甘草梢"。

医方一盘珠全集　一八八

治验

一妇人乳房红肿，痛极不可忍，予用蝼蟓①一个，布展线扎成一大条，烧烟对乳熏之，二三次，肿消痛止。又用水药，三服即消。蒲公英二两，葱白十茎，白芷三钱，川贝母二钱，净银花三钱，炆酒吃。又用后方以收全功。炙黄芪、当归、白术、白苓、柴胡、山甲、青皮、皂刺、银花、人参、甘草，煨姜、黑枣为引。

一妇乳悬，垂出七八寸，诸医束手，予用甘草二两为末调吃，外用甘草煎熏洗效。

产后乳汁自出不止

用五味异功散加黄芪、五味子以摄之。

产后乳汁断少

用黄芪一两，当归一两，通草一钱，煮猪蹄，连汤食之。气血足，乳自足也。

乳吹红肿

妇人吹乳法如何，皂角烧灰蛤粉和，即蚌蛤烧研粉。热酒一杯调八字，二钱是也。管教时刻笑呵呵。

阴挺病

妇人阴中长出如蛇，或数寸，或一二尺，俗呼阴挺，乃七情郁火，湿热下注，宜服归脾汤。

黄芪　当归　枣仁　志肉　茯神　人参　白术各一钱　木香三分

宝圆引。外加柴胡、丹皮、炒栀仁、胆草各八分。

妇人阴门翻突如饼，俗呼阴菌，宜服补中益气汤。

---

① 蝼蟓：疑为蝼蛄。

黄芪　人参　炙甘草　白术　当归各一钱　陈皮　升麻　柴胡

各六分

外加炒栀仁、丹皮各八分。

阴挺外治法

金毛狗　五倍子　枯矾　鱼腥草　水杨柳　黄连

共为末，用有嘴瓦罐煎汤，预备竹筒去节，接罐嘴，引热气熏入阴中，俟汤温洗之，仍用二三次即消，长则脱断，又无血出。

阴肿病

妇人阴肿，大都即阴挺之类，然挺者多虚，肿者多热，宜服加味逍遥散。

当归　白术　白芍　白苓各一钱　柴胡　丹皮　栀仁　薄荷

甘草各八分

阴肿外治法

陈枳壳切片炒热，布包熨之，又用藁本、硫黄、荆芥穗、蛇床子，共为细末，香油调搽，流水则干掺之。

——因难产伤其阴户而肿者，不必治。

——伤阴而肿，元气无亏者，以百草霜熏洗，即愈。

阴痒病

妇人阴痒不可忍，必有阴虫，乃肝经湿热，内蕴郁火所致，宜服当归、白术、白芍、白苓各一钱，柴胡、丹皮、栀仁、胆草、乌梅各八分。

阴痒外治法

用桃仁研膏，和雄黄末、轻粉，涂猪肝，纳入阴中，以制其虫。

又方　花椒、吴萸、蛇床子、陈茶、炒盐，煎汤熏洗。

又方　治阴痒突出，形如鸡冠。

臭椿皮，荆芥穗，藿香叶，煎汤熏洗，即痒止而入。

又方　治阴痒神效。

用生葱煎鸡子二三个，敷阴户，虫出而愈。

阴户出血

妇人交接即出血者，此肝伤不能藏血，脾伤不能摄血也。宜用加味逍遥散添肉桂，或归脾汤、八味丸，皆可选用。

花颠病

《石室秘录》方。

妇人花颠，乃忽然颠痫，见男子则抱住不肯放。此乃思慕男子不可得，忽然病如暴风疾雨，罔识羞耻，见男子则以为情人也。此肝木枯槁，内火燔盛，脉必弦出寸口，法宜用平肝祛邪之味，自然可愈。

柴胡五钱　白芍一两　当归五钱　栀仁三钱　甘草一钱　茯神三钱　菖蒲一钱　元参三钱　白芥子五钱

水煎服。如不肯服，用人灌之，一剂即愈。

茄病

阴门坠出似茄形，或红或白不同名，膀胱湿热多红紫，血弱气虚现白形。红紫只用白薇散，白用四物吴萸沉，再有三茱丸可服，管教茄病自安宁。

白薇散用白薇咀，川芎当归同熟地，白芍苍术泽兰叶，凌霄花与牡丹皮。红用红茄根，白用白茄根为引。

四物吴萸及当归，人参白术与陈皮，川芎熟地上沉香，白芍枳壳同肉桂，再加甘草一片姜，白水浓煎始见奇。

三茱丸

吴茱萸　家园茱萸　山茱萸各一两　白薇　海藻　桔梗各八钱　小茴　蒺藜　玄胡　川楝子　白茯苓　五味子　青皮各七钱

共为末，陈早米打糊为丸，空心吞下。

增订洪氏小儿一盘珠上卷

小儿要略论

古人云：宁治十男子，莫治一妇人。宁治十妇人，莫治一小儿。此言小儿号曰哑科，治之甚难，景岳先生又谓其甚易，何以见之？盖小儿之病，无脉可诊，血气未充故也，病之痛痒，又不能以言传，惟有望闻切而已，难乎不难！而独言其易者，抑亦以小儿之病，不过外感风寒、内伤饮食、惊风吐泻之类，并无七情六欲、色欲忧思之患。

故予治小儿表病，不过香苏散、惺惺散之类。治小儿里病，不过平胃散、藿香散之类。治小儿虚痰诸症，不过二陈汤、六君子汤之类。治小儿实热诸症，不过小牛黄丸、泻青丸之类。凡此表里虚实之病，解表攻里，只宜轻剂，毋容大表大下，以伤元气。至于惊风吐泻各种杂症，则又分门别例而治之矣。

观面部法

额属心兮鼻属脾，左腮属肝右为肺，颏乃肾经为主宰，五经辨色要分明。面赤心家原有热，黄乃脾积不须疑，肺①虚色白如铅粉，青则肝经风热形，黑色之时主肾病，好手医人着意寻。

看手指法

五指摸摸梢头冷，便是惊风宜速防，若逢中间一指热，小儿必定是伤寒。中指微微独自冷，决然麻痘症相当，男左女右分明辨，说与医人仔细看。

---

① 肺：原作"脾"，据文义改。

看寒热法

鼻冷定知是疮疹，耳冷皆因风热病，遍身潮热是伤寒，发热解表须当定。上热下冷为伤食，足冷额热伤风症，额冷足热不同看，惊风忽至先可信。

看脉诀法

小儿有病须凭脉，一指医人只用一指。三关定气息。迟冷数热古今传，浮风沉积当先识，左手人迎主外感，右手气口主内疾。洪紧无汗是伤寒，沉细原因伤食积，数大脉来惊风至，虚软无力慢惊逼。大小不匀为恶候，二至为脱三至逆，五至为虚四至损，六至平和曰无疾，七至八至病尤轻，九至十至病势急，十一二至死无疑，古人妙诀无一失。小儿之脉，非比大人之多端，但察其强弱缓急四者，即是肯綮。

看经纹法

经纹经络三关识，说与医人仔细觅。红黄定知五脏和，活泼泼来无病人，紫清伤食沉而伏，纯黑如墨症候逆。按之不动为内伤，好手医人也费力，如枪直射惊风至，乱如鱼骨气不息。纹细又多青带紫，应知腹痛时时泣，浮而红者热在表，直上三关危而急。病久微红细若丝，脾亏快把补药吃，枝又长短病尤轻，弓弯里顺外为逆。长珠环珠犹可救，流珠一见真不吉，医人详察风气命，神圣工巧此其一。

看危症法

小儿浑身热似火，手足如冰真难过。黑掩太阳口角青，卢医一见也须惊。黑色如针垂眼下，医如扁鹊也须怕。黑色目中总不良，小儿十日必然亡。

水肿之病准头黑，此儿应知肾气绝。咳嗽最忌白入眉，肺虚气绝报君知。目暗无光不转睛，三朝必定难存命。眼似开而又不开，能言也是死之媒。

呕吐不止止又吐，胃虚脾败何须顾。摇头咬齿欲啮人，看看定是鬼为邻。囟门或肿或深沉，元气亏而命难留。蛔虫吐出腐而败，脾绝小儿终是患。

五心忽肿为何因，假火发外实惊人。四肢无事忽摇动，医人到此无药用。此是小儿危急症，说与医人莫顺情。

小儿初生要诀

——初生下地，不宜久浴，恐冒风寒，必患脐风、发热等症。

一方　先用陈茶、京墨洗口。

一方　用甘草少许，沸汤泡汁拭口，去其秽浊。

一方　母气素寒，小儿清弱者，只以淡姜汤拭口，亦能去胃寒，通神明。

——小儿初生洗口后，用酿乳方先吃，候胎屎下，方与乳食。

熟大黄五分，面白体弱者不必用　陈枳壳五分　槟榔五分　木通五分 车前子五分　钩藤钩五只　灯心五根

——目闭，唇红面赤，加川连酒炒三分。

——面白，体怯弱者，不必吃酿乳方。

——小儿初生一七，二三七日之内，口中上腭生小粟子一串，或破烂，必啼哭不止，宜详看清，不可误作脐风、夜啼等症，宜用柳花散。此方屡效，医人知之者少。上儿茶、明雄黄、白硼砂、川黄柏各三分，共为细末，乳调，以鸭毛蘸药擦上，日数次，吞下即愈。

——小儿初生，小便赤涩，用陈茶一钱，滑石一钱，车前七分，水煎服，灯心引。

——小儿初生，手指连皮，不能分开，用琴线锯开而血不止，

用生蒲黄为末擦之，血即止。若过一七二七，则难锯矣。

——小儿初生，古方多用朱砂、轻粉、白蜜、黄连，以下胎毒，不知此皆伤脾败阳之药。轻粉下痰损心，朱砂下涎损神，儿实者服之软弱，弱者服之易伤，反致变生诸病，是固不可不察也。

——小儿初生拭口后，用胡桃肉去皮，嚼极烂，以薄绢包如小枣，纳儿口中，使吮其汁。非独和中，且能养脏，最佳法也。

脐风要论

凡小儿初生患脐风，在富贵之家居多，贫乏之家甚少，其故何哉？予每究心其中，恒见富贵孕妇，多服补药，及膏粱厚味，热积胎元，至九十月犹不知服清热和气之药，故令小儿生下，面白口闭，牙根时生白点，一入医人之手，即用针挑，及致牙床肿胀，不能吮乳，不曰马口脐，则曰噤口脐，束手不救，吁可叹哉！万一遇此，不得已而用之，针宜向外，随用清胎散擦之，以封针口，退火除痛，真秘诀也。宜早解胎毒，自不患此。

清胎散

生黄柏　生蒲黄　净青黛各五分，共为细末

加冰片二三厘，硼砂五厘，人中白三五匙，调前药，擦牙根。

田氏擦牙方

天南星为末　加冰片　樟脑各三厘

以指蘸姜汁擦牙根，立开。

——方　牙根有泡似粟，以布裹指擦破，口即开，用僵蚕为末，涂之。

——脐风啼哭，肚多青筋，每见医人用灯火一二百壮损其皮肤，愈增哭泣，百无一生。万不获已，止用十余壮，慎之，慎之。

脐风治法

小儿名曰是哑科，好手医人意揣摩，初离母腹患脐风，一时要治不知何。我曾定方于未产，早清胎热自平和，若还生下仍不免，依方治验笑呵呵。舌尖强硬不吮乳，清胎散用可速除，再有三般神妙散，始见奇功若扁卢。外有敷脐古妙方，生姜葱脑与田螺，加入麝香莱菔子，一同捣烂不须多。敷遍脐旁一指厚，半时札处起沉疴，内服小红丸一颗，解清胎毒笑颜多。若因口噤还多沫，断脐良方亦可活，为末钩藤汤送下，或将产母乳上涂，令儿吮之真有益，奇方奇效何疑乎。

清胎散 方见前。

第一解表神妙散

淡豆豉七粒为引　防风　荆芥　紫苏　蝉蜕去头足　薄荷　木通　细辛　赤芍各五分

第二攻里神妙散 灯心为引，轻者服此二方即愈。

熟大黄　枳壳　槟榔　木通　钩藤钩七只　车前　连翘　僵蚕各五分　甘草

第三解毒神散 灯心引。

熟大黄　川连　滑石　枳壳　木通　钩藤　僵蚕　连翘　甘草各等分

五六日不愈，大便闭结，加推车郎一只去头足，瓦炙干。

小红丸

巴豆捶去油　牛子　胆星　雄黄各三钱

神砂一钱为衣。

断脐良方

钩藤钩一钱　铜绿　轻粉　辰砂五分　麝香一钱①　全蝎留头尾，洗净，焙干，十只

上药共为细末，每服二分。

---

① 一钱：益庆堂本作“钱半”。

又易简单方

独蒜切片安脐上，以艾灸之，口中有蒜气即止。

又易简单方

蜈蚣一条去头足，醋炙为末　朱砂　轻粉各三分

共为细末，乳汁调下。

脐疮治法

剪脐不慎患脐疮，日流黄水不能干，只用枯矾与龙骨，微火炙过，为末。微微掺上自然安。

脐 石 症

脐石四围肿硬痛，活命丹方吃即安。焙干十个全虫尾，加入二分好麝香，辰砂铜绿和轻粉，各用五分不可忙。五味研成为细末，二分一服即安康，乳调擦在乳头上，令儿吮食亦为良。此方不是寻常药，我曾试验细推详。

又治脐石单方　不论男妇皆效，小儿更妙。

麝香二分　苍术制，三钱

二味用一半煎水洗脐傍，用一半煎吃即效。

治胎毒法

初生小儿中胎毒，犹如汤泼一身红，皆因母食膏粱味，清胃散煎速见功。生地丹皮熟石膏，知母各六分。川连一钱半。亦相同，令儿吃之真有益，荞麦粉敷热即松。

以旧苎布包荞麦粉，缓缓扑小儿身上，红即退，如无荞麦粉，绿豆粉代之。

游风丹毒

起或一片，或数片，或时红肿，或时消是也。此症宜速治，迟则不救。

游风丹毒原无定，头面四肢皆见形，忽然红肿似流霞，走入心胸便杀人。好把消毒饮速救，外有单方敷亦灵，若还二便皆不

通，连翘汤用莫留停。

消毒饮 灯心为引。

牛子炒　荆芥　北防风　黄芩酒炒　川升麻　甘草各味五分

连翘汤 伏龙肝为引。

连翘　瞿麦　车前　木通　滑石为末　归尾　赤芍　防风　荆
芥　蝉蜕　熟大黄　黑栀仁　黄芩酒炒　甘草各味三分

敷毒单方

伏龙肝一名灶心土，用一两　明雄黄五钱

二味共为末，再加蚯蚓十条同捣烂，以好醋调敷红处，随干
随换，即退。冬月无蚯蚓，以陈燕子泥代之。

鹅 口 疮

胃中湿热鹅口疮，口中满白最难当，快用牛黄散吃下，咽喉
红肿亦同方。外有良方来洗口，白苔退下自安康。

牛黄散 为细末，乳调，鸭毛扫入口中，日数次，即效。

牛黄　硼砂　雄黄　黄连酒炒。各二分

牛黄恐难卒办，以玄明粉五分代之。

又治鹅口疮单方

用红枣一个去核，入明矾一块，火煨候枯取出，又用冰片半
分，硼砂三分，同研末，先用雄鸡血涂口，后以末药涂之。

又方 鹅屎一二两水浸，擂烂澄清，去渣洗口，白苔即退，
神方也。

盘 肠 气

盘肠气痛腰屈曲，乳香末药真堪掬，加上广香为细末，各味
二分缓缓服。古方只用四磨汤，服后仍哭金不赎。

四磨汤 不用片，各味完用，磨水服。

枳壳一个　槟榔一个　沉香一小块　广香一小块

金不赎　煨姜引，又加艾叶一枚。

公丁香三只　白蔻仁二个　小茴香二分　钩藤四只

又单方　用葱脑　生姜煎汤，洗其腹，良久尿出，痛自止。

变 蒸 论

变者，变其神智，蒸者，蒸其血脉。

小儿初生有变蒸，发热惊恐仔细认，额多微汗唇生泡，耳冷吐乳真可信。自生之日为伊始，三十二日一变蒸，三百六十零五骨，每逢十变骨格成。当此之时宜保护，误投药味恐生嗔。若兼外感从何辨，唇无白泡卧蚕形，略与千金黑散服，服之解表自康宁。

千金黑散

麻黄捶去灰，水泡过　杏仁捶去油　熟大黄各二分

水煎服。

伤风感冒

伤风感冒病尤轻，微微发汗自然瘳，一钱紫苏姜一片，十粒豆豉自康宁。服后若还仍发热，惺惺散用自然平，误把柴苓汤退热，医人用药最堪嗔。若兼咳嗽流清涕，通神散用亦合宜。

惺惺散

桔梗　北细辛　薄荷　白芷　茯苓　羌活　花粉　防风　木通　甘草各四分

生姜为引。

通神散

紫苏　薄荷　羌活　北细辛　蝉蜕　干葛　防风　牛胆南星　连翘　生姜

发 热 论

小儿发热非一端，或因食积或因寒，有实有虚有积热，说与

医人仔细看。

——发热，面红目赤，气粗口渴，啼哭烦躁，解表即退，宜服紫苏、薄荷、防风、蝉蜕、连翘、木通、车前、羌活、荆芥、地骨皮各味五分，灯心引。

——发热，面白眼青，气微神倦，温补即退，宜服白术土炒、白苓、半夏各六分，参须二分，蝉蜕去头足五只，广皮、甘草、天麻姜汁炒各五分。

——发热，面赤气促，两鼻扇动，汗多，此肺窍不通，肺火有余，宜服牛子炒、枳壳、苏子、北芥子、莱菔子、钩藤、茯苓、薄荷、细辛、桔梗、云皮、广木香、甘草、北阿胶、蒲黄各味三分炒，牙皂一分半。

——微热，面白气促，两鼻扇动，体虚者，宜服白茯苓、陈皮、半夏、苏子、芥子、人参、肉桂、黑姜、炙甘草、莱菔子各味三分，姜汁三匙。

——虚热，日久不退，或手足心时热时退，虚烦口渴，宜服生地一钱，枣皮六分，山药六分，丹皮四分，白苓六分，泽泻四分，当归酒洗八分，白芍酒炒六分，北味七粒，麦冬去心三分。

——身热，痰鸣，脾肺虚寒，宜服人参三分，白术六分，白苓六分，半夏六分，陈皮四分，炙甘草四分，附子四分，姜引。

——疳积发热，肌瘦，大便艰涩，汗下不解，积热也，宜服川郁金、胆星、熟大黄、君子肉、红曲米各三钱，共为细末。

——发热咳嗽，鼻塞声重，宜服桑皮、薄荷、桔梗、干葛、紫苏、知母各五分，北细辛三分，杏仁七粒去油。

——久热，面目浮肿，鼻流清涕，此体虚复冒风寒，宜服黄芪、白术、当归各六分，川升麻、柴胡、陈皮、人参、桂枝、防风、甘草各三分，煨姜为引。

——发热，鼻中出血，宜服桑皮、杏仁去油、丹皮、赤芍、地骨皮、柏叶、甘草、荆芥各五分。

急 惊 风

小儿急症急惊风，缓缓医来自显功，热极面红唇齿燥，紧闭牙关窍不通。痰多气促目歪斜，角弓反张唇颊红，驱痰清火为要药，二便通来病自松。先服祛风败毒散，小红丸子在后攻，惊定即当调胃气，再将克伐实难容。

祛风败毒散

羌活　防风　独活　前胡　蝉蜕去头足　天麻姜水炒　薄荷　枳壳　荆芥　桔梗　白附　甘草各四分　胆星六分　牙皂二分

灯心为引。

——大便不通，加熟大黄、玄明粉各五分。

——气促痰喘，加牛子、苏子各二分。

小红丸方

巴豆去油，一钱　牛子炒研，一钱半　胆星　雄黄各三钱

上为细末，炼蜜为丸，辰砂为衣。

调胃汤

茯苓　扁豆　白术　半夏　广皮　人参　甘草各五分

抱龙丸　治急惊发搐。

胆星一两　竺黄三钱　神砂飞过，钱半　雄黄钱半　麝香五分

甘草汤为丸，薄荷汤下，服后吐痰，即愈。

泻青丸为汤亦可　治急惊，木旺生风，口眼歪斜。

当归　川芎　栀仁炒黑　熟大黄　羌活　防风　胆草各等分

酒水为丸，茶清下。

利惊丸　治急惊，发热喘满，大小便闭。

天竺黄　轻粉　青黛各一钱　牵牛三钱

炼蜜为丸，薄荷汤下。

梅花散　治急惊，大小便闭，痰涎壅盛。

硼砂　牙硝　芒硝　朱砂各二分　人参三分　甘草三分　冰片五

厘　麝香五厘

共为末，每服半匙，麦冬汤下。

钱氏黄龙散　治急惊，表邪未退，内亦有热。

柴胡　赤芍　黄芩　甘草各五分

水煎，姜枣引。

四物钩藤饮　治急惊，木旺血虚，目动筋挛。

当归　川芎　白芍　生地　钩藤

大惊卒恐

小儿忽被大惊，神气失散，溃乱不堪，发热惊恐，阴阳相逆，经脉空虚，尚何实邪之有耶？斯时也，收复正气犹恐不暇，顾可复为清散耶？即如朱砂、琥珀，不过取其镇重之意，亦非救本之法。今幼科诸书，皆以大惊之症，例作急惊论治，误亦甚矣，不知急惊由风热而致，所以不同。

治大惊气散之病，当以收复神气为主，宜秘旨安神丸。

人参　杏仁　茯神　半夏各一钱　当归　白芍　橘红各七分　五

味子五粒　炙甘草三分　金箔十张

安神镇惊丸　治同。

天竺黄　人参　南星　茯神　当归　枣仁　麦冬　白芍　薄

荷　木通　龙骨　金箔

姜汁为引。

慢惊风

慢惊之症实非惊，吐泻亡阳病后成，本欲祛风风不见，欲将痰疗痰无形。此症多因脾肾亏，虚痰泛上目无神，加减醒脾汤速救，异功多服亦有灵。不愈六君加星南附子，四肢厥冷理中行，服后仍然病不休，助胃丸子亦可寻。手足一边牵动者，误投药味恐生嗔。手足一边摇动者，脾气已绝，十难治一二。

加减醒脾汤①

人参　白术土炒　白苓　茯神　志肉　枣仁　甘草各味五分　全蝎水洗，去头足，三个　肉蔻煨，一钱　砂仁三分　天麻四分　公丁香三分

异功散

人参　白术土炒　白苓　炙甘草　陈皮各等分

星附六君子汤

制南星　制附子　白术　白茯苓　陈皮　人参　法半夏　炙甘草各等分

理中汤

黑姜一钱　白术土炒，一钱　人参五分　甘草五分

——四肢厥冷，加附子一钱。

助胃丸

人参五分　白术土炒　白苓各一钱　公丁香五分　广香不见火，二分　砂仁三分　肉蔻一个，煨　肉桂五分　藿香一钱　陈皮一钱　淮山一钱

炼蜜为丸。

予尝治慢脾之症，用白术、白苓、广皮、人参、炙草、枣仁、当归、钩藤以补土平肝。不应，即加附子二三分，往往获效。

景岳胃关煎　治慢脾，泄泻不止，及腹中时有微痛。

熟地瓦炙干，二钱　山药一钱半　扁豆炒，一钱半　炙甘草八分　黑姜六分　吴萸六分　白术土炒，一钱半

景岳六味回阳饮　治慢惊，四肢厥冷。

---

① 加减醒脾汤：原缺，据前文补。

人参　附子　干姜　炙甘草各五分　熟地一钱　当归土炒。各一钱

——汗多，加黄芪。

——泄泻，加白术。

舌　症

舌下又生一小舌，名为重舌苦难当。此时心脾原积热，连翘汤服是良方。重则锈针旁一刺，徐徐出血自然康，若向中央刺一下，血流不止反为殃。又用蒲黄为细末，乳调涂舌更为良。

连翘汤

归尾　连翘　黑栀仁　熟大黄　熟石膏　黄连酒炒　甘草各三分

又单方　治重舌，神效。

用黑枣一个，去核留肉，包青矾一钱，火煨熟，取青矾水浓调，以笔蘸点舌下数次，即消。

弄舌虚实辨

古云弄舌属虚，非一定之说，不可不辨。

弄舌舌红兼有刺，此为火逼要推寻，口渴饮水并烦躁，误投补药最难留。我曾治验有良方，泻心汤服即安宁。

泻心汤

川连五分酒炒，切细片，冷水浸出味，徐徐吞下即安。

又方　用硼砂、冰片各三厘，为末，乳调涂舌尖，即退。

治验

淦城岁进士杨树德先生令侄，夏月吐泻，后患弄舌症，自服人参六分更甚，请予往治。予用川连五分治之，彼云弄舌属虚，不从治。予曰：唇干舌燥，兼有红刺，此心经火逼，坚执用之。服后片时即睡，睡久不醒，又云误用黄连，速将人参六分煎吃，少时弄舌又作。复请予往看，彼云自误非浅，予将绿豆半钟，米

一钟煎水，调六一散一钱，服之顿愈。愈后一日不进食，予将鲫鱼一个，砂仁五粒，醋煮熟，以鼻嗅之，即进食而安。

弄舌虚症

舌润无苔，十难救一二。误用祛风药，尤速其死，医者审之。

弄舌微微吐即收，得于病后最难瘳，古方只用补脾散，服之舌定不须忧。

补脾散 姜枣引。

人参　白术土炒　白苓　陈皮　川芎　黄芪蜜炒　当归　炙甘草各等分

又蛇舌风

但舒长，能卷两边嘴角，惟少异耳。

每用好明雄黄一大块，点舌数次即安，不必服药。

舌出不收

舌出不收名吐舌，此是心经实热来。人中白内加冰片，研末涂之又何害。忽然收入问何方，川连一味一时回。人中白，即小便桶内浊垢是也。

又方　冰片、雄黄、硼砂，共为末，乳调涂舌，亦效。

舌上白苔

小儿舌上白苔多，名为鹅口最难当，我有神方来速救，硼砂鹅屎急洗之。又方只用白鹅屎，调水澄清洗亦宜，两腮皆有为肺热，雄黄加入更为奇。

沉香滚痰丸 治舌上白苔。

熟大黄三钱　黄芩一钱　上沉香五分　煅礞石六分

口舌生疮

口舌生疮或赤烂，急用古方泻黄散，若兼口渴喜饮冷，白虎汤煎不可慢。

泻黄散

藿香　黑栀仁　石膏　防风各五分

白虎汤

熟石膏擂汁　甘草　知母各一钱

目睛眴动

两目不红不肿，无故而转动是也。

小儿无故忽目动，此因风木上相攻。相火肝血两相亏，养血滋阴极有功。

加减四物汤

当归八分　川芎六分　白芍六分　生地八分　柴胡六分　黑栀仁三分

六味地黄汤　治同上。

生地八分　枣皮　淮山各六分　白苓五分　丹皮　泽泻五分

加钩藤五只。

补中益气汤　治目动已定，或睡中咬牙。

黄芪　人参　白术　当归各八分　柴胡　升麻　陈皮　甘草各四分

唇口摇动

唇口之病属阳明，无端自动是脾虚，六君子汤宜速进，少佐升柴信有灵。误认风痰非所治，祛风降火反生嗔。

六君子汤

人参　白术　白苓　广皮　半夏　甘草各六分

摇头急症

诸风掉眩属肝经，无故摇头风热并。快服柴胡清肝散，加些白芍不须惊。六君子汤仍可用，加上钩藤柴芍灵。

柴胡清肝散

柴胡　栀仁炒黑　川芎　连翘　桔梗　甘草　黄芩各等分

六君子汤　治同上。

人参　白术　广皮　半夏　白苓　甘草　柴胡　钩藤各五分

小柴胡汤　治同上。

半夏　人参　黄芩　甘草　柴胡各五分

外加白芍、丹皮各一钱。

呕吐泄泻

四时通用，惟夏月不同治。

小儿伤胃发呕吐，清痰消食自然无，半夏陈皮及藿香，神曲麦芽厚朴助，苍术茯苓同甘草，煨姜煎吃莫模糊。

——口渴，唇红，呕吐，加竹茹、石膏、黄芩。

——小便短少，加木通、前子。

——呕吐泄泻，兼寒热，加紫苏、前胡、白芷、干葛。

小儿伤食忽泄泻，胃苓汤煎总不差，服后依然泄不止，七味白术最堪夸。

藿香正气散合四苓散，治呕泄初起尤妙。

胃苓汤　腹痛①加白芍、香附。罗必炜本方加肉蔻。

苍术　陈皮　厚朴　甘草　猪苓　白术　白苓　泽泻各等分

七味白术散

人参五分　白术一钱　白苓一钱　藿香六分　干葛一钱　炙甘草六分　白芍酒炒，一钱，代木香

又单方　治泄泻。

甘草蜜水炒，三分　白芍酒炒，三钱　车前子盐水炒，一钱

神效丸　治胃虚泄泻，如神，并治呕吐。火呕泄，加竹茹、

---

① 腹痛：原缺，据益庆堂本补。

石膏。

藿香一两　砂仁微炒，一两　白茯苓一两　赤茯苓一两　煨甘草一两　生甘草一两

每丸重一钱。

针烧丸　治胃虚呕泄，立止，后仍服神效丸，尤妙。

黄丹一两　朱砂五钱　白矾火煅，五钱

三昧共为细末，用黑枣肉十个同捣匀，为丸如豆大，临用针刺放灯焰上，烧过存性，研烂，米泔水调吃，呕泄立时即止。

椒硫丸　治呕泄，四肢厥冷，面白唇青。

硫黄三钱　胡椒蒸熟，一钱

早米饭捣为丸。

理中汤　治脾虚吐泻，不烦渴，大便稀白。

干姜　白术　人参　附子各等分

六味合四神丸　治小儿泄泻，日少夜多。

熟地一钱　枣皮　茯苓　淮山药各八分①　泽泻　丹皮　故纸炒吴萸炒。各六分　肉蔻煨，去油，六分

四肢冷加附子、肉桂各五分，姜枣为引。

夏月吐泻

俗云天干地漏。

凡小儿三伏之内不宜重茵叠褥，受暑必致吐泄。

夏月吐泻多因暑，更兼发热最难除，速求止泄泄不止，香薷砂仁除呕命多阻。误把柴胡前胡退热，医人用药最糊涂，我曾治验有良方，依方取效救婴儿。

夏月呕、泄、热，三者并作，最为急症。初服香薷饮，解表退热，最为斟酌。夫香薷饮，夏月发汗之药，不先服以解表，吐

① 各八分：原缺，据益庆堂本补。

泄为暑气所逼，何由而止？误为兜涩，泄反如倾，不终日而殒，医人之误，此其一也。

若初起无热，又不烦渴，用神效丸即效。方见呕泻类。

——上呕下泄，烦渴饮水，急用藿香、砂仁、白术、肉蔻等药速求止之，而呕泄更甚，必致阳火归内，心胸壮热，手不可近，而四肢厥冷，误为泄亏脾土，速投人参、附子、肉桂，百无一生，医人之误，又其一也。

——小便短少，泄如泻水，多用车前、木通、黄芩、柴胡、全胡利水退热，必致寒阴发厥，然后补脾止泻，则堕甑①不能顾矣，医人之误，又其一也。

——泄后，目不转睛，面白唇青，手足抽掣，已成慢脾风，时作时止，十不能救一二。

予今次第定方，依方取效，活儿众矣。

初服加减香薷饮：香薷六分，厚朴一钱，扁豆炒研一钱，炙甘草五分，生姜为引。如口渴甚，加酒炒黄连三分。香薷饮宜冷服，热吃更泄。初服一剂，得微汗，其热自退，泄虽不止亦无妨。

如热不退，又苍术、木瓜、香薷、扁豆、干葛各五分，乌梅二个，麦冬三分，甘草三分。呕不止加竹茹，口渴加连翘、竹叶各五分，热必退，泄亦渐止。

如不退，当服六一散一钱，再服猪苓、泽泻、白苓、白术、淮山、扁豆、苡仁、北味、麦冬，或服神效丸，见泄泻门。炒米一撮和伏龙肝为引，至此则无不全愈。

如又微热不退，当服八仙长寿丹：熟地黄、枣皮、山药、茯苓、丹皮、泽泻、麦冬、北五味。如泄又不止，则内火已退，当服补脾之药，以防慢脾。

---

① 堕甑（duòzèng 惰赠）：掉落的瓦罐。比喻事已过去，无法挽回。

白术一钱　人参五分　白苓一钱　肉蔻一个，煨，捶去油　甘草蜜炒，五分　故纸八分　苡仁一钱　芡实一钱　砂仁炒，三分　建莲子去心，十粒

陈糯米一钟，炒焦为引。

——泄后，两目无神，眼胞深陷，兼有翳膜，手足微冷，似成慢脾，当服加减醒脾汤。

黄芪一钱　当归　白术　茯神　白芍　人参　志肉　枣仁　天麻各六分　丁香　甘草各三分

龙眼肉五个为引。

以上数症，依方取效，活人众矣，神而明之，则又存乎其人。

痢　症

小儿痢症多夹食，只用小牛黄丸吃，下后自然红白去，千金肥儿饼可觅，若将痢症杂方投，逐污行气损儿泣。肥儿饼方见后。

小牛黄丸

熟大黄　川郁金　胆星　槟榔　厚朴各五分　川连酒炒，二分　木香二分

噤口单方

噤口痢症有神方，砂糖少许与煨姜，食盐火煅二三分，陈仓米炒共煎汤。吃后胃开能入药，调和脾胃自然康。

苍术　陈皮　厚朴　甘草　扁豆　藿香　砂仁各等分

——口渴，加乌梅、木瓜。

——红未去，加丹皮、生地、地榆。

——白多，加吴萸。

——里急后重，加木香。

痢症转疟久不愈

黄芪　人参　白术　当归　甘草　陈皮各五分　柴胡　升麻各三分

——久痢气虚，兼呕，腹痛，加①干姜、木香。

久痢脱肛

用补中益气汤为主。

——出肛红大作痛，加丹皮、赤芍、川连、槐角。

——不红不痛，倍加升麻、黄芪，加乌梅以收敛之。

——肛出作痒，湿毒生虫，啮烂肛门者，以雄黄、铜绿为细末，麻油调搽肛门即效，内服补中益气汤，加花椒、葱脑。

疟　疾

小儿疟疾名童疟，只用消食把痰却，便闭腹痛小牛黄，方见痢门。发热无汗通神略。若将截疟杂方投，误儿不治谁能觉。

通神散

紫苏　薄荷　川羌活　北细辛　防风　干葛　甘草

生姜引。

——四肢怯冷，加桂枝三分。

又方　治疟解表后仍不退。

天竺黄　公丁香　天麻　川贝母　当归身各五分

又单方　治疟解表后仍不退。

白糖霜三钱　烧酒一杯

临疟之日，清早调吃。小儿不能饮酒，用水半杯、烧酒半杯亦可。

六君子汤　治小儿痰疟。

人参五分　白术　白苓　半夏　甘草

咳　嗽

有痰有声名咳嗽，风寒邪气肺经受。若兼发热及憎寒，通神

---

① 加：原缺，据益庆堂本补。

散服功方就。方见疟疾门。舌上黄苔并口渴，二贤散加黄芩啜。火郁肺金声不转，泻白散吞若神佑。痰寒喉中喘急者，巴豆塞鼻真堪救。巴豆一粒，去壳捶烂，用棉花包裹，时时塞鼻，以豁其痰。

二贤散又名润下丸

广陈皮盐水洗过，一钱　甘草五分

泻白散

桑皮　杏仁去油　川贝母　黄芩　甘草　胆星各等分

体实，塞鼻气粗，加麻黄二分。

肺胀症

肺胀何以辨来由，两鼻扇动汗如流。胸高气喘难呼吸，误认风痰非所求。我曾治验有神方，泻肺通窍自然瘳。方见本门。

小儿肺胀喘急症，我有神方急救之。苏子芥子萝卜子，桑皮葶苈与杏仁，枳壳大黄大肠通，肺气下降药方灵。

又有古方治喘满，医人多作风痰看。大黄槟榔二牵牛，人参加入亦相当，五味硏成为细末，蜜水调吃即相安。俗云此是马脾风，稍迟用药归泉乡。

泻肺通窍汤　治肺胀，大汗如雨，大便不通，肺窍闭塞。

麻黄捶，水泡过，微炒用　北细辛各二分　杏仁　桑皮　黄芩　马兜铃　葶苈子　苏子　大黄各五分

润肺通窍汤　治体虚肺胀无汗，面白肌瘦，但气急鼻扇。

茯苓　陈皮　当归　白术　葳蕤　杏仁各六分　肉桂　干姜苏子　北芥子　半夏　莱菔子各三分

又外方　治肺胀。

用巴豆去壳一个，捶烂，绵包，时时嗅鼻，即开。

咬牙症

牙床原属手阳明，啮齿咬人实可惊。若因惊恐抱龙丸，面赤

啼叫用泻心。呵欠项强肝实热，柴胡清肝散最灵。病久胃虚咬牙症，补中益气白芍栀仁。

抱龙丸

都雄黄　辰砂水飞。各钱半　胆星一两　竺黄三钱　上麝香五分

为末和丸，每丸重三分，薄荷汤下。

泻心汤

川黄连酒炒，五分

柴胡清肝散

柴胡　黄芩　栀仁　白芍　川芎　连翘　桔梗各六分

补中益气汤

黄芪蜜水炒　白术土炒　当归各八分　柴胡　升麻酒炒　陈皮　人参　甘草蜜炒。各四分

外加白芍、黑栀仁各六分。

治验

淦城文博达同学兄令郎，病后微热不止，啮齿咬人，诸医用祛风药不应，请予往治。予曰：风必口眼歪斜，手足搐搦，此儿咬牙，原属胃火。遂用人参三分，黄连一分。服后下结粪一次，夜复咬人。又用人参二分，石膏五分，知母一钱，滑石五分，共为末服之，不数日而全愈。

虫　病

小儿虫病多吐沫，病根原为食甘肥。鸡肉鸡蛋及糖食，三色原来皆香味。令儿多食自生虫，未满三旬鲜食之。若因虫痛从何辨，唇生一泡见病根。痛时腰曲忽大叫，脐下犹如曲弓弦。我今定方来速救，随时加减自然痊。

——小儿虫痛，体实，口吐黄水，面红唇燥，当服化虫丸。

花椒　君子去壳　槟榔　乌梅去核　枳壳　葱脑

——小儿食积虫积，肚大青筋，当服红燕丹。

石燕火煅醋淬七八次，放地下退火气一宿，为末，用二两　红曲米炒研为末，用四两　朱砂水飞过为末，用三钱

上三昧共为末，每服一钱。数日虫下积消，后服异功散。

——小儿忽吐蛔虫，生活能动者，火逼也，服化虫丸。

——小儿忽吐蛔虫，死败不能动者，脾败不能养虫也，多不治，当服安蛔理中汤。

花椒三分　干姜　白术　人参　熟附子　甘草蜜炒。各一钱　丁香三分

又单方　治虫痛连头。

葱，香油炒食，能化虫为水。

又外治法

花椒一两，苦楝根皮一两，同擂烂，又用生姜一两，灰面二两，同煮糊，敷肚皮一炷香，虫即动，随服化虫丸，将虫一齐退下即安。

——虫痛口渴，饮水不已，此虫在胃脘吸其津液，用苦楝根皮五钱煎水，加麝香二分服之，口渴即止，真神方也。

——小儿虫积，眼生翳膜，肚大青筋，当服芦荟丸，后服异功散。

芦荟三钱　虾蟆肝瓦炙干，三钱　雷丸三钱　芜荑三钱

上药共为末，每服七分，用猪肝蘸食尤妙。

又单方　治虫疳害眼。

芜荑、青葙子共为末各一钱，用鸡肝一具不落水，研烂，入白酒酿，饭上蒸熟食之。

痫　症

小儿痫症有五痫，治先寻火与寻痰。脉滑沫出痰为病，脉散

腮红火热肝。治法先分痰与火，识破枢机总不难。

夫痫症之发，其症不一，或眼目直斜，口噤流涎，或手足抽搐，腰曲脊强，或形如死状，或一二时方醒，宜服：

导痰汤 主方。五痫初起轻者，服之即安。

陈皮 茯苓 桔梗 北细辛 菖蒲 瓜蒌 薄荷 胆星 蝉蜕 天麻 郁金 雄黄 贝母 甘草各三分

竹沥、姜汁为引。

——小儿忽然昏迷，抽搐有力，为实邪，肝痫是也，用柴胡清肝散。方见咬牙门。大便不通，加大黄、胆草。

——小儿忽然昏迷，目赤，吐舌，饮水，为心火，心痫是也，用朱砂安神丸。

黄连酒炒，二分 当归 生地 甘草各一钱 朱砂一分半

——小儿忽然昏迷，目直发热，面色光润，脾痫是也，宜用导痰汤加紫苏、香附、苍术。

——小儿忽然昏迷，面白色，手足微动，肺痫是也，宜用五味异功散。

人参 白术 白苓 甘草各等分

——小儿忽然昏迷，肢体如尸，口吐白沫，肾痫是也，宜用六味地黄丸。

生地 枣皮 山药 茯苓 丹皮 泽泻 紫河车

五痫外治法 耳后高骨间有紫青经纹，用针挑破即醒。

又单方 用竹沥、姜汁灌之，即醒。

又单方 用细辛、牙皂、巴豆为末，些微吹鼻，即醒。

又单方 用蒜捣烂，水调汁，以茶匙挑入鼻中，二三匙效。

便血症

热入大肠多便血，补中益气汤可遏，方见前咬牙门。加入川连与

黄芩，槐米阿胶一并啜。

小便滴血为尿血，六味汤加栀子末，又加连翘与麦冬，清心降火命自活。_{方载前痫症门。}

粪前见血清胃散，加入槐米与槐角，粪后见血清胃散，加上连翘与犀角。

清胃散

石膏煅　青皮　生地　知母　丹皮　甘草各一钱

吐 血 症

小儿吐血不须惊，多因饮食积热成，初起只用平胃散，加入红曲荆芥穗。服后若还仍不止，再把甘露饮来进。

平胃散

苍术　陈皮　川朴　甘草各一钱　红曲米二钱，研　荆芥穗炒黑，五分

甘露饮

生地　天冬　麦冬　枳壳　黄芩　丹皮各五分

——治鼻血不止，生地、桑皮、柏叶、杏仁、黄芩、丹皮、赤芍各八分。

烦 渴 症

小儿烦渴症非一，有实有虚须当识，我曾随症有验方，依方取效真有益。

——唇红，舌上干燥，用生地、木通、竹叶、知母各六分。

——唇红，舌黑，用熟石膏、淡竹叶、麦冬、连翘各六分，灶心土为引。

——口渴，小便闭涩，用猪苓、赤苓、泽泻、干葛、花粉各六分。

——夜间渴甚，小便不已，用生地黄、丹皮、泽泻、白苓、

山药、枣皮、麦冬、北味各六分。

——服清火药，烦渴仍不止，当用干姜、白术、人参、甘草、附子、乌梅。

——伤风发热，口渴，用炒栀仁五分，淡豆豉二十粒，水煎服。

予治一小儿，夏月泄泻后，烦渴饮茶，小便不已，用熟地黄、枣皮、山药、茯苓、丹皮、泽泻、肉桂，烦渴略减，后用人参、白术、白苓、陈皮、半夏、甘草、花粉、麦冬、北味，四剂而愈。

予治一小儿，夏月泄泻，烦渴，用黄连煎汤调六一散，即安。

予治一小儿泄泻后，神倦口渴，用白术、白苓、人参、麦冬、甘草，即安。

予治一小儿泄后，渴甚，吐蛔，用花椒、附子、人参、白术、乌梅，即止。

解 颅 症

囟门不合曰解颅，少笑多愁属肾虚，父母精血有不足，先天亏损把药扶。

六味鹿茸丸

熟地四两　枣皮二两　山药二两　泽泻一两半　丹皮一两半　白苓一两半　鹿茸羊油酥脆为末，一两　北味五钱

炼蜜为丸。

外方　用天南星为末，醋调，绵包烘热，贴囟门。

又外方　用细辛、肉桂、干姜为末，乳汁和调敷上。

补中益气汤　治囟门忽然低陷。

黄芪蜜水炒，一钱　白术土炒　当归各八分　升麻一钱　柴胡三分　陈皮三分　甘草米水炒　附子一钱　人参五分

——囟门忽然突起高肿，用生地、丹皮、茯苓、泽泻、山药、枣皮、柴胡、白芍各等分。

龟胸症

龟胸原来肺受热，攻于胸膈胸自高。急把龟胸丸子吃，龟尿涂之莫惮劳，再炙龟甲入丸子，服后方知药力高。

龟胸丸

熟大黄　麻黄捶碎取茸　百合　桑皮姜汁炒　木通　枳壳　葶苈子　杏仁炒黑　芒硝各等分　龟甲醋炙

上药七昧为末，以杏仁、芒硝同研如脂，炼蜜为丸。

取龟尿法

古方用荷叶承龟，用镜照之。多不应。予用锣一口，放龟在内，又用锣一口盖定，打锣惊之，其尿即出，屡效。

用龟尿，以鸭毛每日刷小儿胸高处数次，惟平乃止，勿以效迟而不用。

龟背症

龟背皆由风入脊，入于骨髓把骨屈，初起背脊高少许，渐渐跎来背自曲。小续命汤去附子，加入防风金不赎，外把龟尿点骨节，徐徐刷上功莫忽。

小续命汤

麻黄捶　桂枝　当归　人参　干姜　甘草　川芎　杏仁　白芍黄芩　防风各等分

五迟症

五迟者，立迟、行迟、齿迟、发迟、语迟是也。盖肾主骨，齿者骨之余，发者血之荣，五迟者，皆先天有亏，父母精血不足。

地黄丸　五迟主方。

熟地四两　枣皮二两　山药二两　茯苓一两半　泽泻一两半　丹皮两半

依古方等分减半。

——立迟，本方加鹿茸、肉桂、附子。

——行迟，本方加牛膝、鹿茸、五加皮。

——齿迟，本方加骨碎补、故纸。

——发迟，本方加龟板、鹿茸、何首乌。

——语迟，用菖蒲、茯神、人参、丹参、天冬、麦冬、志肉、甘草，水煎服。

五软症

五软者，头项、手、足、口、肉是也，皆胎秉脾肾气弱所致。口软不能啮物，肉软不能辅骨，用补中益气，以补中州。方载前解颅门。若项软天柱不正，手软持物无力，足软不能立地，皆用六味地黄丸加鹿茸、五味子。方载前五迟门。

五硬症

五硬者，仰头嗳气、手足心硬、口紧、肉坚硬是也，此阳气不荣于四肢，独阳无阴之候，木乘土位所致，用六味加麦冬、五味。若兼风邪，小续命去附子。二方俱见前。

小儿诸方开列于后

清胎散、神妙散、断脐方、清胃散、活命丹、消毒饮、连翘汤以上数方俱载脐风门

四磨汤、金不赎二方载盘肠气门

牛黄散载鹅口疮门

千金黑散载变蒸门

通神散、惺惺散二方载伤风感冒门

祛风败毒散载急惊风门

小牛黄丸载痫症门

泻心汤、补脾散二方载舌症门

香薷饮、六一散二方俱载夏月吐泻门

二贤散、泻白散二方俱载咳嗽门

柴胡清肝散载咬牙门

补中益气汤载咬牙门

化虫丸、椒梅理中汤俱载虫痛门

异功散、加味导痰汤、六味地黄汤俱载癎症门

平胃散、甘露饮二方载血门

小续命汤、龟胸丸二方俱载龟胸背门

丸方开列于后

洪氏寸金丹　治小儿食滞感冒，无不应验，价廉而功大也。

藿香　苍术土微炒去油　川厚朴去粗皮剉片，姜水炒　吴神曲炒黄色，勿令焦　陈广皮　紫苏叶　生白芍　赤茯苓　桔梗　法半夏　白芷以上各味五钱　砂仁微炒，三钱　广木香不见火，另为末，三钱

上药共为细末，外用钩藤钩一两，薄荷一两，浓煎去渣，作酒水丸，每丸重五分，姜汤送下。

洪氏退潮丸　治小儿发热，痰喘，惊风等症。

牛黄一钱，无牛黄，加倍胆星亦能清心化痰　胆星三钱　僵蚕水洗净，去足，晒干　川郁金　天竺黄　羌活　防风　蝉蜕洗净，去头足，晒干　川贝母　滑石为末，水飞过，以上各味五钱　上麝香三钱

上药共为细末，外用川羌活、北防风、荆芥、蝉蜕、花粉、钩藤钩、薄荷、北细辛、前胡、甘草各一两，浓煎去渣，加明矾五钱澄清，和前药作酒水丸，每丸重四分，朱砂为衣，姜水下。

洪氏大红丸镇惊　治小儿病后体虚微热，及慢脾等症。

天麻姜水炒　僵蚕姜水炒　竺黄　白附姜水炒　僵蚕水洗净，去足，焙干　胆星九套者佳　明雄黄以上各味三钱　白术土炒　茯神去皮骨　志肉去骨，甘草水炒　甘草　黄芪蜜炒，以上各味五钱　好辰砂二钱，为末，水飞过

上药共为细末，炼蜜为丸，金箔为衣，每丸重八分，姜水下。

洪氏黄金丸 治小儿积热急惊，热痰结胸等症。

明雄黄　胆星　川郁金　玄明粉　熟大黄各味五钱，古方用巴豆，恐其性大烈，故以玄明粉、大黄易之

上药共为细末，浓煎薄荷、钩藤汤，酒水为丸，每丸重四分。

小牛黄丸 治小儿诸般积热。

熟大黄　川郁金　胆星　槟榔　川厚朴各味五钱　甘草　广木香不见火　川连酒炒。各味三钱

上药共为细末，薄荷汤、酒水为丸，每丸重五分。

洪氏神应丸 治小儿脾虚呕泄等症。

好藿香　砂仁微炒　白茯苓　赤茯苓　生甘草　煨甘草各味一两

上药共为细末，炼蜜为丸，每丸重一钱。

洪氏助胃丸 治小儿吐泻后，虚寒痰喘，两目无神等症。

白术土炒　白苓去皮　山药　砂仁微炒　藿香　肉蔻煨，捶去油　甘草蜜水炒　陈皮各味四钱　广木香　公丁香　上肉桂　附子以上四味各二钱，不见火

上药共为末，炼蜜为丸，煨姜、黑枣汤下。

烧针丸 治小儿吐泻不止，火盛者不宜用。

黄丹一两　朱砂五钱　枯矾五钱

上药三味，共为末，和黑枣肉捣烂为丸，如黄豆大，临用刺针上，放灯焰上烧熟，放地下存性退火气，研烂，凉米泔水调吃，吐泻立止。

洪氏肥儿丸 小儿常可服。

白术土炒　白芍酒炒　白苓去皮　苡仁　山药　芡实各味五钱　人参　肉蔻捶去油，先以面裹煨熟　砂仁微炒　广香不见火　楂肉醋炒　吴神曲醋炒　苍术　陈皮　川朴　炙草以上各味二钱半

红燕丹古方　治小儿诸疳，虫痛等症。

大石燕二两，火煅红，醋淬七次　红曲米四两　朱砂三钱，水飞

共为末，每服五分，粥饭中与食亦可。

珍珠丹古方　追虫去积，通便结，化痰涩，下法中之神方也。

大皂角去子筋，四两　槟榔三两　大黄四两　巴豆去油，三钱

上药为丸，每服五厘，姜汤下。

小红丸　治小儿热痰、积热等症。

巴豆十粒去油，钱半　大黄炒，三钱　胆星三钱　雄黄二钱半　辰砂一钱半

上药共为末，醋糊为丸。

抱龙丸古方　治小儿发热痰喘等症。

明雄黄钱半　辰砂钱半　胆星五钱　天麻姜汁炒，三钱　竺黄三钱　麝香五分

冬月加麻黄、款冬花、甘草各二钱，共为末，薄荷汤为丸。

化毒丹古方　治小儿十种丹毒。

川连　桔梗　玄参　薄荷　青黛　熟大黄各味五钱

共为末，醋糊为丸，朱砂为衣。

养元粉景岳新方　健小儿脾胃。

糯米一升，炒黄　山药三两　茯苓去皮，三两　芡实三两　莲肉三两　川椒五钱　苡仁三两

共为细末，或加广皮、半夏、白术、人参、楂肉尤妙。

芦荟丸　治脾胃积热，遂成疳疾，眼生翳膜，肚大青筋。

芦荟一钱，另研　黄连一钱，酒炒　龙胆草一钱　芜荑一钱

共为末，米糊为丸，空心服。本方加木香、胡连、青黛、槟榔、蝉蜕、麝香，名大芦荟丸。

保命丹罗必炜方　治小儿惊风，发热痰嗽等症。

天麻一钱，姜水炒　粉甘草　僵蚕姜水炒　白附子姜水炒　防风　川郁金　薄荷叶　全蝎去尾水洗。各味一钱　青黛　制南星　法半夏各二钱　麝香五分

上为末，炼蜜为丸，朱砂为衣，每丸重五分。

千金肥儿饼 龚延贤先生

婴儿常缺乳，饮食不消停，脾胃一损伤，吐泻两相并。痰嗽加吭喘，热积致疳惊，面黄肌瘦削，腹胀肚青筋。赤子焦啼叫，慈母苦伤情，吾心怀幼切，家莲子茯苓，芡实干山药，扁豆薏苡仁，以上各四两，神曲麦芽陈，人参使君子，山楂国老并，六味每二两，古糯米二升。药米均为末，布裹甑内蒸，白糖一斤半，调和饼即成。每食二三饼，诸病即安宁，肥儿王道药，价可拟千金。

增订洪氏小儿一盘珠下卷

痘科撮要

小儿在胎时，食母五脏血秽，生后其毒当出，故痘疹所发，皆五脏之液。

肝水泡，其色青小。肺脓泡，色白而大。心为斑，其色赤小。脾为疹，其色赤黄。惟肾无候，但耳凉尻冷是也。

发热三日而后见标，出齐三日而后起胀，蒸长三日而后灌脓，浆满三日而后收靥。

发热三日，当托里解毒，使其易出，切不可轻用黄芪，恐腠理一密，则痘难出也。

四五六日，宜清热解毒，清热则无血热枯燥之患，解毒则无壅滞黑陷之虞。

七八日灌脓之时，宜温补气血，气血流行而成浆自易也。

十日至十一二日，收靥之时，宜调和气血，补脾利水，自然结靥矣。

痘科十要论

发热论

痘疹将出，必先发热，然其热有风痰、食滞、惊风、变蒸之异。时气传染，俱能出痘，疑似之间，即当审其所触。察其耳冷，尻冷，足冷，中指梢冷，耳后见红丝，呵欠喷嚏，乃为真候。

——骤发壮热，如火熏炙，头面俱赤，狂躁不定，一热便见红点，此必稠密毒盛，急投柴胡饮，甚则凉膈散下之。方载麻疹门。

——发热，肢体骨节俱痛，六淫之邪也，宜服柴胡饮加大黄。

——发热，遍身作痒，此表虚客冒风寒，毒不能出，宜桂枝汤加防风、白芷、蝉蜕。桂枝、白芍、甘草。

——发热恶寒，身振动摇，此气虚血弱，不能逼邪快出，邪正交争，用升麻汤加穿山甲、桂枝、防风。体虚极者，略加人参。

——发热，腹痛不可忍，烦躁口渴，此毒势壅遏，急以生蜜糖调玄明粉三钱，不止再服，甚则凉膈散下之。大便一利，其痛即止，痘亦随出，勿泥首尾不可下也。

——体虚弱腹痛，小建中汤加升麻。桂枝、白芍、黄芪、甘草。

——发热，腰胁痛者，此毒在肝肾，最为恶候，急以石膏六七钱，人参五分，芽茶一钱煎汤，入玄明粉三钱，加生白蜜煎热服，或可十全一二。

——唇口上下紫黑，燥裂疼痛者，此毒攻脾脏，难治，急投犀角消毒饮加石膏、玄参以救之。

——发热，或吐或泻，此毒邪奔越，精神不减者，毒气上下分泄也，最为吉兆，不可妄投药味。

——见点后，犹吐泻不止，宜用四苓散白术、白苓、泽泻、猪苓。加枳实、橘红，虚者宜用异功散加藿香、木香。

——发热如惊，为热乘心包，亦是吉兆，导赤散加蝉蜕、紫草。体实便闭者，泻青丸微下之。如见点后，惊搐不止者危。方载麻疹门。

——发咬牙鼠视，此心经热盛也，导赤散加黄连、赤芍药。

——咬牙，手足搐搦，为肝经风热，羌活汤加青皮、柴胡。

——发热，声音遂变者，宜清肺气，消毒饮加连翘、桔梗。

——发热，两目红肿，风热上攻也，宜导赤散加荆芥、防风、蝉蜕。

——发热五六日，腹胀喘急，便闭狂烦，痘不见点而热甚于背者，风寒留滞于经，羌活汤，不应加麻黄。

——热甚于腹者，实热亢盛于里，用大承气汤下之。大黄、芒硝、黄芩、厚朴、甘草。

——谵语循衣，毒气内攻，导赤散加连翘、犀角，使小便流利，神爽痘发为吉。

——发热，大便三五日不通而谵语者，紫草承气汤下之。

——发热三四日，痘隐隐不透，壮热谵语，喘胀便闭者，先以升麻汤加麻黄汗之，次以大柴胡汤利之。

——发热，小便黄赤短少，热毒不透，渗入膀胱也，宜导赤散加荆芥、连翘、牛子。

——发热，鼻血不止，宜犀角地黄汤，方载麻疹门。去丹皮，加木通、荆芥。

——发热，遍身皆热，手足独冷，此脾胃虚弱，急宜补中益气汤。服后仍厥冷者，难治。黄芪、人参、白术、升麻、柴胡、陈皮、甘草、当归。

——发热时，以火照之，皮肉间有鲜红成片者，凶也，遍身如蚊迹者，不治。

——发热谵语，手足搐搦，寻视腰背有一二点如蚊迹者，囟痘也，不治。

——发热时，腰痛如折，不能坐立者，折腰痘也，四五日当口鼻出血而死。

——痘出三四日，热犹不退，尚欲添痘也，出尽则热自止。

——五六日后，痘出尽复热者，必有余毒未尽，当轻剂以解其毒，不可骤遏。至八九日，复发热者，名曰煎浆，将欲收靥结痂故耳。

——痘发热，不可误认外感，过投发散之药以致阳虚，不惟不能长发，且有痒塌之患。

——发热，不可误认内伤，过投消导以致阴虚，不惟不能灌浆，倒靥之祸立至矣。

以上发热诸症，各分条例用药，活人多矣，医者因病寻方，总无差误，穷陬僻壤，仓卒难求医士，开卷了然，亦可依方取效。古人痘疹之论，苦其太繁，慌忙无措之时，无从下手。予今摘要定方，了如指掌，不过撷拾先哲之余，以开婴儿活法之门，神而明之，则又存乎其人矣，余皆仿此。

见点论

痘家以看法为要，初见点时，用纸捻醮清油点照，遍观其色，须以火在内，向外平照，则隐于肌肉间者，悉皆显见。以手揩摩面颊，如红色随手转白，白随转红，谓之血活，生意在矣，如揩之不白，举之不红，是为血枯，难治。

——初见淡红，三四日方齐，磊落如珠，大小不等，颗颗如粟米，摸之碍手，明亮光泽，根窝红活，大小便如常者，吉也。

——发热便出，痘多稠密，当详视其根窝分与不分，颜色红润不红润。若其中有先起虚大，色黄如金者，名贼痘。大而黑者，为痘疔。若报点青黑色，箸头大一块不起凸者，名冷疔也。或一盘三四顶，中有一二黑点者，亦名痘疔也。

以上数症，当以银针挑破，口含清水，吸出秽血，用紫草茸、油胭脂，加血余灰、珍珠末，填入疮内。恐难卒办，用多年盖墙败草烧灰代之。城廓之中，败草恐难卒办，钱纸烧灰代之。

又方　用黄豆水浸，捶烂敷之，以拔去痘疔之毒，候燃香一炷，毒重者，再易敷之。

——挑破后，痛不止者，隔蒜灸之。若无根窠，紫黑痘疔多，小弱者必不治。

——头面一片光润，如胭脂涂抹，隐隐于皮肉中者，是血涩不流，气凝不运，为痰阻滞，用犀角地黄汤去丹皮，加木通、紫草、蝉蜕、连翘。

——两颧红晕不分颗粒者，用羚羊解毒汤以分之。

——见点，身不热，只干焦者，热也，用导赤散。

——色淡皮宽，此元气至虚，参芪内托散。

——见点，高起色红，但干燥口渴，此火盛血少，用四物汤加荆芥、连翘。

——见点，色虽光润，擦之即破，此元气不足，宜用参芪内托散，或用保元汤，以培元气，令浆易起。人参、黄芪、甘草，保元是也。

——见点，色如麦麸壳，无水气者，此气血俱虚，用十全大补汤加烧人屎治之，服后不变红润者，不治。

——遍身细如芥子者，夹疹也，皮肉鲜红成片者，夹斑也，皆毒火太盛，故一齐涌出，并宜化斑汤发之。

——痘初出，肢体作痒，爬搔不宁者，此风寒滞于皮肤，用解毒饮子加穿山甲。

又方　用陈牛粪为末，棉子油调敷之。

又方　用丝瓜壳，烧烟熏之。

又方　用枫球子，烧烟熏之。

——爬破出血，用钱纸灰敷之。

——痘出将半，遍身作痛者，此热毒郁滞，用荆防败毒饮。

——痘出，忽然足痛，不能屈伸，急用雄鸡一只，连毛将利刀劈开背上，用麻油、雄黄少许入鸡腹中，连肠肝在内，乘热敷脐，扎定一炷香，取下即安，真神方也。鸡不可令人食。

——痘未出齐，痢下赤白，此血热毒盛，兼有积滞，用黄芩汤去枣，加山楂、黄柏、防风。

——下血过多，随收其痘，虽口渴饮水，亦虚也，非与痢同治，急用参芪内托散。

——痘出，手足摇动者，由血气不能约束其毒，热极生风，宜荆防解毒饮加全蝎。

——痘未出齐而头面浮肿，风热上攻也，宜解毒饮子。

——痘出，两目赤肿，大小便闭，此血热毒盛，上攻于目，宜犀角地黄汤去丹皮，加连翘、元参、牛子、荆芥。

——未见点时，身热和缓，见点后，身反大热不休，烦躁昏沉，或吐泻者，逆症也。

——痘见点后，身热，四肢冷者，脾胃衰弱，倦卧不伸者，肾气本亏也，俱不可治。

——初出便见水泡，二三日起白浆，不久即干，火毒盛，不治。

——痘出如冷粥结面，大者平塌，小者稠密，皮薄而软，斜视若无皮，眼胞、面唇先肿，则五七日出血而死。

——痘出，皮肤如粟起，如疹如麻，或隐或现，此不待长发，常啼叫而死。

——痘出，正面胸背手足肿硬，或成块紫青，或紫如瘤状，非痘疗也，当黑陷破烂而危。

——痘出，红紫黑斑如蚊迹，洒朱点黑泼青，与皮肤一平，头面一片如胭脂者，三五朝即危矣。

部位论

凡痘见点之时，先察部位，即可知吉凶轻重矣。痘为阳，故随阳而先见于面，凡口鼻两傍、人中上下、两腮、耳根、年寿间先见者，多吉。先见于天庭、印堂、太阳等处，俱非佳兆。痘稀少者，不拘此论。

——痘出，不先见于上，而反于下部见者，元气不足，难起浆。

——部位所主，额主心，面主胃，腹与四肢主脾，胁主肝，两腋主肺，腰足主肾，肩背主膀胱。

——面色黄，大便黑，烦躁喘渴，瘀血在内也，用犀角地黄汤。

——头额多者为蒙头痘，颈项多者为锁颈痘，胸前多者为满胸痘，两颊两颐多而成片，或如涂朱，则肝盛克脾，皆为险症。

——各处不起，惟面部及臀上有浆起绽者，可治。

——有面痘好，惟鼻上无痘，或有痘不起浆者，不治。

——四肢多痘，身面无痘者，难治。

——身有痘，浆足，惟面上不行浆者，死。

——身痘色红活，惟面部焦枯者，死。

——遍身痘好，惟两足膝下全无者，凶。

——面部浆足，肢体尚不行浆，神清能食者，可治。

——面上左有右无，右有左无，此气血乖离，必难起浆。

——面半以下稠密灰白，面半以上匀朗红润，补中益气汤。

——面半以上稠密灰滞，面半以下匀朗光润，名云掩天庭，不治。

——左半身稠密红润，右半身间有数点者，此毒发于阳，为顺，用补中益气汤。

——右半身稠密灰滞平塌，左半身间有数点者，此毒发于阴，为逆，浆虽行，不能收敛，九日死。

——痘出齐而各处俱匀朗红润，而腰围稠密灰滞作痛者，名缠腰痘，此毒滞于阴，不能成浆，九日死，迟则不过十日。

——痘出齐而遍身稠密，头面全无者，此阴毒不能升于阳位，难治。

——冬天严寒，痘疮难出，用芫荽酒热洗多次，内服温解透肌之药，加木瓜、苡仁以引之。延至五六日，治无及矣。

——眉心、手心、足心、胸前、心脘各处出痘，多烦躁啼叫，宜用银朱圈处二三次，必不起胀，或用灯火焠之。

——夏天暑气炎炎，房中不宜多用火烛，恐痘为热气所闭不得出，宜用井水一大盆置床下，房中板壁用凉水润之，一二时痘必出矣。

以上各症，除不治外，俱要疏通营卫，健脾生津，使无干枯焦黑之患。紫草、消毒之味，俱不可少。

——小儿玉茎出痘，女子阴户出痘，俱非吉兆，急用银朱圈处，自不为患。

形色论

形乃气之充，色乃血之华，气旺则顶尖圆，血旺则根脚紧。形贵尖圆起发，疮皮坚厚，若见平塌皮薄，为凶。

——色贵光明润泽，根窠红活，若见惨淡昏黑，为危。

——形有起发而致变者，由色不光润，根无红活故耳。

——色光润，根窠红活，虽平塌可治，但以红活为贵。

——根者血之晕，脓者血之腐，五六日以前，专看根窠，六日以后，专看脓色。若无根窠，必不灌浆，若无脓色，必难收靥。

——圈红者，一线淡红，紧附根下而不散，吉兆也。

——淡红者，血虽似附，根脚隐隐出部，险兆也。

——铺红者，痘色与肉不分，平铺散漫，凶兆也。

——有色不明润，而根脚好者，仍得收功，以根为痘之本也。

——根脚不圆，颜色虽好，须防七朝有变。

——痘初出，色白不红活，若尖圆易起，分颗润泽者，此气血未会，至三四日色转红活，不宜妄补，反生变端。

——色白枯燥，稠密脚散，目红唇肿，或作吐泻，皆非吉兆。

——痘惟黑者最难识，若初出黑点见于头面，至五六日黑色如故，形如圆珠，微有光润，亦能起胀，名曰黑痘。今人皆曰肾经痘，不知血热毒盛之痘，初出干燥，六日后倒靥变黑，与腰下单见黑点如蚊咬者迥异，岂可一例论哉。

起胀论

——痘既出，数日后足心见齐，渐渐长发，肥润光泽，眼胞渐肿，灌浆为吉。

——三日后，痘隐于肌肤，不长发者，此元气虚也，快斑汤、透肌散催之。色不红活，紫草快斑汤。

——身面俱起胀，手足不能长发，桂枝汤加防风、黄芪。

——吐泻口渴，手足不能长发，此内虚寒也，陈氏木香散。

外治法　用鸡冠血和酒灌之，或以芫荽酒喷衣被。

——四五日虽起胀，色白顶陷者，参芪内托散加糯米。

——色不白微红，顶陷者，血虚也，四物汤合保元汤。

——色赤而兼痒者，血虚有热也，四物汤去生地，加连翘。

——痘色白，肉红肿而痘反不肿，口燥唇焦，九日死，急以化毒汤加生地、川芎，调二宝散救之。

——痘色红，根散不起胀，血热也，大鼠黏子汤加紫草。

——痘色红而焦，紫草饮加红花、酒炒黄芩、连翘、赤芍。大便闭结，消毒饮加犀角，或四圣散加枳壳、穿山甲。

——夏天暑气重炙，烦渴不起胀，用四苓散加麦冬、竹叶。

——冬月冷气所侵，不能起胀，用陈氏木香散。

——痘出，鼻塞声重，咳嗽，不起胀，此风寒所侵，用荆防败毒散。

——血气虚弱，偶为外秽所触，伏陷不起胀，内服参芪内托散，外烧芫荽、乳香辟之。

——目闭肿胀为吉，忽然顿开，此气泄也，急用参芪内托散加山甲，复肿为吉。

——痘出，头先肿大者，此天行大头症，急宜川活救苦汤，此症易肿易消，消者吉，不消者凶。

——痘起胀时，痘顶上有小孔而色淡者，元气泄也，保元汤加肉桂、紫草茸、穿山甲。

——三日后痘不出，用消毒之药仍不出，饮食如常者，痘本稀也，不必服药。

灌浆论

痘出六七日，红润灌浆，九日十一日，收靥为吉。盖成实之令，肺金用事，然必藉脾胃强，则气血充实，中陷者尽起，顶平者尽峻。先长者先作浆，次长者次作浆，循循有序为顺。

——头面稠密，身上稀少，色白，不起顶灌浆者，此气血虚少，参芪内托散。头面浆满，四肢不灌，前方加糯米、白芍、牛膝。

——五六日，浆虽灌而不稠浓，不圆满，保元汤合四物汤加肉桂。

——痘长满，摸则皮皱，此血虚而气不和，参芪内托散加糯米。

——痘根脚赤色，烦渴便秘，此血热也，犀角地黄汤。误用参芪托浆，而热愈甚者，四顺清凉饮。

——痘稠密，养浆时昏睡妄言者，血虚神无所依也，保元汤加枣仁、茯神、当归、熟地、门冬。

——养浆时喜笑不止，心包热甚也，保元汤加人中黄、川黄连。

——呕秽不止而浆不足，土败水侮，宜香砂六君子汤。

——灌浆时，痘色光朗，而两臂肿痛如瓜，此手三阳气虚而毒凝不散也，宜保元汤加桂枝、羌活、防风、当归、金银花、连翘。

——灌浆时，忽然倒靥，或血热毒盛，不能起胀，宜用攻毒汤。

——浆虽灌而色红大，根脚散者，此血热未解，九日十一日必变痒，急宜化毒汤去升麻，加川芎、白芷、连翘，忍冬，勿令抓破。如破处鲜血流通，用陈年盖屋茅草烧灰掺之，或以松花掩之。

——发痒，抓破流清水无血，必无生理。破后随灌随干，堆垛如鸡屎者，终必咬牙寒战，或如剥光鱼皮汤火泡者，皆不吉。

——八九日灌浆时，身发壮热，渴欲饮水，此疮多毒大盛，表里气血俱虚，加味四圣散去木香，加归、芍。

——浆半足而热甚，烦渴引饮不已，此津液外布而肺胃枯涸也，宜大剂保元汤合生脉散频进，浆满而渴自止也。若壮热烦渴，舌干唇裂，痘色干紫，血热毒盛，或重裘暖炕所致，不可误与前药，宜犀角地黄汤去丹皮，加黄芩、川黄连。

——行浆时，感冒风寒，痰喘气促，略与疏表，仍服保元汤。

——痘浆充而腹满泻，此停食所致，保和丸微导之。

——痘行浆，忽然泄泻，面白而浆不起，宜参苓白术散加肉蔻。

单方　用鸡子一个开一孔，胡椒七粒研碎，放鸡子内，搅匀煨熟，一齐吃下，立止。

又单方　用早米饭一碗炒枯，煎水吃立止。

——行浆时，痛不止者，气滞也，保元汤加山楂、木香，痛自止。

——痒塌不止，血热也，四圣散加生地、首乌以凉其血，痒自止。

收①靥论

痘至八九日、十一二日，灌浆满足，脓汁渐干，先从人中上下、口鼻两边收至项下额上，遍身手足俱收，渐渐脱落，饮食便溺如常者，吉也。

——额上先收者，孤阳不生，脚上先收者，独阴不长，大逆也。

——浆不稠浓，顶未满足，面肿忽退，目闭忽开，痘脚放阔，色白干皱，痂薄如纸，此津液枯竭，血少毒存，急用四君子汤加麦冬、牛子、荆芥、连翘救之。今人每见此症，认作结痂无事，致成不救者多矣。

——浆靥之时，热不止，痘未尽也，托里快斑汤发之。服后

---

①　收：原作"倒"，据本节正文及后已有"倒靥论"改。

复出赠痘，其热自除。有痘将靥时，痘内复出赠痘者吉。

——浆足难靥，色转黑者凶，有能食神清者可治。

——收靥时，咳嗽咽喉不利者，此肺胃余火不清也，桔梗汤加牛子、连翘、元参。

——痘浆清而忽然干黑，谓之倒靥，凶。

——将靥之时，溃烂淋漓者，用盖墙陈茅烧灰扑之，荞麦粉亦可。

——若先未成脓而溃烂者，不治。

——先因皮薄破损，虽灌浆而发热不收靥，用十全大补汤。

——遍身俱靥，惟头与足不收，此血气不调，四物汤去地黄，加升麻、牛膝、牛子、红花、荆芥。

——痘收靥之后，浑身壮热，经日不除，别无他症，用柴胡、麦冬、人参、玄参、甘草、胆草主之。

脱痂论

痘疮灌浆满足，干靥结痂，数日之间脱尽，疤色如桃花色者为吉。若痂厚色苍，当落不落，乃火盛之故，宜清余热。

——脱去痂薄，疤痕凹陷，干枯色白，或潮热发痒，皆表虚无力收敛，用人参固肌汤。

——痂皮半粘半脱，疤色红肿痒痛，重复作脓，此名翻疤，为风热余毒，急宜凉血，犀角地黄汤。

——发痒剥去痂皮，或出血，或无血，仍复灌浆如痒疥者，此血热气虚，宜十全大补汤去肉桂，加红花、紫草、牛子。服后不愈名痦蚀疮，出血不收名阳疮，俱危。

——痂落不光，淡白全无血色，疤平不满，名蓑衣痘，元气虚寒，宜补中益气汤加肉桂。

——痂不落，反见昏沉，不省人事，此脾胃虚也，宜归脾汤。

——结痂干燥，深入肌肉不落，即以蜜水润之。

——脱后疤痕凸起，紫赤作痛者，余毒不解也，宜解毒防风汤。

——脱后疤下湿者，陀僧、滑石、白芷为末，干则蜜水调敷，湿则干掺，自愈。

——收后身热，咳嗽声哑，吐痰，鼻血，此毒火乘金，越出上窍也，宜犀角地黄汤加黄芩、麦冬、牛子。

——脱后自汗不止，疤痕色淡，气虚也，宜十全大补汤。

——身热，手足自汗不止，胃中余热旁达四肢也，犀角地黄汤。夏月伤暑，人参白虎汤。

——脱后，能食便闭，身热口渴，此胃中积热，宜清胃散。

——脱痂后，午后潮热，脸赤烦闷，错语昏沉者，此火从虚发也，宜用保元汤加当归、白芍。

——痘脱痂，遍身脱尽，有一二颗不脱痂者，凶。犹如蛇之蜕皮，有一鳞不脱，其蛇必死。急宜将银针挑破，以败茅烧灰掺之，即愈。

陷伏论

痘将长发灌浆之时，不起谓之伏，出而复没谓之陷，有紫、黑、白三者不同。今人乃谓变黑归肾，欲用钱氏宣风散、百祥丸下之，不知牵牛、大戟，峻利之药，有伤元气，非质坚便实者，不可轻用。大抵血热之症，初必深红，失于解散，必变紫黑，自然之理，急用解毒凉血，不可以气虚，误用参芪补剂。

——触犯寒邪，肌表固闭，毒气伏而不发，致痘黑陷者，神应夺命丹发之。

——外触秽气，当用芫荽酒喷其衣被，并烧红枣、乳香辟之。

——热毒内攻，神昏闷乱，寒战咬牙而黑陷者，神授散救之。

——搔发者，用茵陈为末，枣膏和，晒干，烧烟熏之。

——痘陷伏，气虚不能起胀，血虚不能色华，参芪内托散加白当归、炒白芍，使血活气行，白者可变为红矣，不应加紫草茸、穿山甲、人牙以克之。

倒靥论

痘疮依期灌浆、结痂、收靥为吉。若脓未满足，忽然干靥，或脓成之后，不痂破烂，或收靥之时，泄泻脓血，或空泡干枯，或发热昏愦，或咬牙寒战，或手足并冷，饮热汤而不知热，皆名倒靥，宜参芪内托散、补中益气汤、保元汤选用。若服补药，不出赠痘①，破处不复肿灌，更下脓血者，不治。

——倒靥，身痛，四肢微冷，此则外感寒邪，用人参败毒散。

——痘忽然倒靥，心神不宁，烦躁谵语，此则外触秽气，内服夺命丹，外烧薰秽散辟之。

——尸气所触而靥，辟秽香解之。

——痘未满足，忽然目眶深陷，乃气夺倒收，若作昏沉、痰喘者，皆非吉兆。

痘疹诸方开列于后

百祥丸 治痘黑陷，喘胀便闭。

红芽大戟去旁枝，煮软去骨

枣肉和为丸，黑芝麻汤送下。

宣风散 治痘毒肿乘肾，腹胀，黑陷。

槟榔 橘红 青皮 甘草各二钱 牵牛末四钱

共为末，蜜水调服。

紫草饮 治痘疹血热，口渴，不能起发。

---

① 赠痘：为中医名词。《冯氏锦囊秘录》："赠者，增也。"《古今图书集成》："世俗以先标者谓之望痘，后出者谓之赠痘。"

紫草一钱　甘草五分　黄芪一钱半　糯米一撮

消毒饮　治痘疹，咽痛而起发迟。

牛子炒研，钱半　荆芥一钱　甘草五分

化毒汤　治痘已发，毒盛不能起胀。

紫草茸一钱　甘草　升麻　蝉蜕各五分　地骨皮　黄芩各七分
糯米一撮

加味四圣散　治痘灌浆时，热渴饮水，或作痒。

紫草茸　黄芪各一钱　甘草　木通　川芎各五分　木香三分　人
参五分　蝉蜕七枚

紫草木通汤　治行浆时，气虚血热，小便不利，不能起发。

紫草　茯苓各一钱　甘草　人参　木通各五分　糯米一撮

快斑汤即人参快斑汤　治痘毒盛，起发迟而作痒。

紫草　白芍　人参各一分　木通　甘草各六分　蝉蜕七枚，去头足

鼠黏子汤　治痘疹咽痛。

牛子钱半　甘草五分　荆芥七分　防风六分

如圣饮　治痘出不快，咽喉不利。

牛子一钱　甘草　荆芥　桔梗　防风　竹叶　麦冬各六分

独圣散　治痘疮毒盛伏陷。

牛子　僵蚕　紫草茸各八分

陈氏木香散　治痘疮泄泻后，虚寒痒塌。

木香　大腹皮　肉桂　半夏　青皮　柴胡　人参　赤苓　甘
草　诃子　丁香各等分

陈氏异功散　治痘疮灰白伏陷，大渴泄泻。

广木香　当归身　茯苓　肉桂　肉豆蔻　丁香　附子　人参
白术　半夏　厚朴　橘红各六分

参芪四圣散　治痘，胃虚少食，发热作渴而起发迟。

人参　黄芪　白术　紫草茸　茯苓　白芍　当归各六分　木通

防风　甘草　川芎各五分

　　糯米为引。

　　白虎化斑汤　治痘为火闭，不得发出。

　　石膏生用　知母　甘草　蝉蜕　麻黄捶　大黄生用　黄芩　连翘　玄参　竹叶各等分

　　大黄甘草汤　治痘为痰闭，不得发出。

　　大黄　甘草减半

　　水煎服。

　　椒梅丸　治痘为虫闭，不得发出。

　　川椒一钱　乌梅三个　黄连五分

　　柴胡饮　治痘初起，表里俱实。

　　柴胡　防风　荆芥　玄参　大黄　黄芩　滑石　甘草各六分

　　犀角消毒饮　治痘发疔，胃气咽肿便闭。

　　犀角恐难卒办，以黑芝麻代之　连翘　牛子　荆芥　甘草　防风　金银花各六分

　　羌活汤　治痘初起，热甚不发。

　　羌活　防风　荆芥　紫苏　川芎　赤芍　枳壳　山楂　木通　甘草各六分　葱白一茎　生姜一片

　　升均汤　治痘出隐隐不起，面上红晕成片。

　　人参　白术　白苓　防风　桔梗　甘草各六分

　　羚羊解毒汤　治痘初起，根窠不分，颧颊一片如朱涂。

　　紫草　玄参各一钱　柴胡　荆芥六分　蝉蜕　川芎　红花三分　连翘八分　山楂一钱　木通七分　羚羊角剉末，一钱

　　化斑汤　治痘与斑夹，用此消斑起痘。

　　玄参　牛子各一钱　柴胡　荆芥　防风　连翘　木通　枳壳　蝉蜕　甘草　竹叶各八分

　　灯心引。

解毒饮子 治痘为风寒所遏，而起发迟。

柴胡　紫草　防风　白芷　荆芥　牛子一钱　川芎　蝉蜕　木通各味七分

透肌散 治痘发迟作痒，大便不实。

人参　白术　白苓　白芍　紫草　甘草　蝉蜕　当归　木通各八分　糯米一合

紫草快斑汤 治痘色不红活，不能起发。

紫草　白芍各一钱　甘草　木通各七分　蝉蜕七枚

大鼠黏子汤 治痘色红，根散不长发。

鼠黏子　当归　黄芪各一钱　连翘　柴胡　黄芩　全皮　甘草各六分

四圣散 治痘出不快，将欲到靥。

紫草茸　黄芪各一钱　甘草　木通各五分

夺命丹 治痘触邪，黑陷不起。

麻黄捶，蜜水炒　升麻　山豆根　红花　大力子　连翘　蝉蜕　紫草茸　人中黄各等分

托里快斑汤 治痘起发迟而热不止，即结痂后发热。

紫草　黄芪　鼠黏子　连翘　木通　当归　甘草　桂枝　川芎　防风　木香　蝉蜕　竹叶各等分

羌活救苦汤 治痘头面太多，及大头症。

羌活　白芷　川芎　荆子　防风　桔梗　黄芩　连翘　升麻　荸荠　人中黄各等分

攻毒汤 治痘伏陷倒靥。

鳝鱼头　雄鸡头　笋尖各三枚　生姜三片

煮熟加酒酿少许，令儿先饮，次食鸡冠、笋尖，余不用。

豆蔻丸 治痘出气虚，吐利不止。神曲糊为丸。

肉蔻煨，捶去油　木香　砂仁　龙骨煅，水飞　诃子肉　赤石脂

各等分　枯矾减半

当归丸　治热入血分，大便三五日不通。

当归五钱　黄连二钱　熟大黄三钱　紫草三钱　甘草一钱

加味消毒饮　治痘疹血热，咽喉不利。

牛子钱半　甘草五分　荆芥七分　紫草一钱　防风六分　糯米一撮

解毒防风汤　治痘干燥毒盛。

防风　地骨皮　黄芪　川芎　荆芥　牛子　枳壳各等分

神应夺命丹　治痘触寒邪，黑陷不起。

辰砂研，水飞过，二钱　蝉蜕去头足，三分　紫草酒洗，五分　红花五分　蟾酥三分　穿山甲五分　麻黄连根节，蜜酒炒，五分

芍药汤　治痘将收作痒。

白芍　炙草　金银花　白茯苓　黄芩各等分　苡仁倍用

橘皮茱连散　治痘初起，干呕而哕。

橘皮六钱　吴萸三钱　川连一两，同吴萸炒　竹茹一团

共为散，每服一钱。

前胡枳壳汤　治喘嗽便实。

前胡　枳壳　赤茯苓　大黄酒蒸　甘草各等分

共为散，每服二钱。

补肺汤　治肺虚痘毒乘肺，咳嗽不已。

黄芪蜜炒　牛子各一钱　阿胶八分　马兜铃　甘草各五分　杏仁去皮尖，七粒　桔梗七分　糯米一撮

黄芩泻肺汤　治肺热咳嗽。

黄芩　大黄　连翘　栀仁　杏仁　枳壳　桔梗　薄荷　甘草各七分

水煎服。

射干鼠粘子汤　治痘不起发，咽喉肿痛。

牛子二钱半① 甘草五分 射干六分 升麻四分

生津葛根汤 治痘发渴。

干葛 花粉 麦冬 生地 升麻 甘草各六分

人参酸枣汤 治心肺虚热。

人参 枣仁 栀仁 生地 麦冬 当归 甘草各六分

水煎服。

栀子仁汤 治痘疹毒盛。

炒栀仁 白鲜皮 赤芍药 升麻 寒水石 甘草各等分

排毒散 治痘后余毒发痈，能食便秘。

大黄 白芷 沉香末 甘草 木香末 穿山甲 归尾各等分

共为散。

解毒内托散 治痘后发痈。

黄芪 当归 防风 荆芥 连翘 赤芍 木通各等分 甘草节
减半 忍冬花倍用

入醇酒少许服之。

真人解毒汤 治痘母。

木通 连翘 防风 荆芥各三钱 净金银花半两 甘草节一两

酒水各半煎，分三服，以肿消痘出为度。

清热滋肺汤 治痘后余热，咳嗽声哑。

玄参 牛子 荆芥 葳蕤 川贝母 花粉 桔梗 马兜铃
麦冬 甘草各六分

当归散 治痘后牙根臭烂。

当归尾 赤芍 川芎 熟大黄 甘草各等分

共为细末。

双和汤 治痘后虚弱。

---

① 二钱半：益庆堂本作"钱半"。

熟地黄　炒白芍　炙黄芪　当归身　川芎　上肉桂　炙甘草　炒白术　白茯苓各等分

姜枣为引。

痘科捷效单方开后

白螺散　治痘湿不收。

陈年土墙上白螺壳，煅过为末，痘疮湿处掺之，即愈。

金华散　治痘后肥疮。

黄连　黄柏　黄芩　生大黄　黄丹各二钱　轻粉一钱　麝香一分半

共为末，湿则干掺，燥则猪油调敷。

生肌散　治痘疳蚀不敛，脓血杂流。

黄连　黄柏　五倍子　甘草　地骨皮

共为末，干掺上。

珍珠散　治痘疔疮。

珍珠一钱，无珍珠以荞麦粉代之　绿豆生，研末，三钱　豌豆烧存性为末，三钱　发灰二钱

共为细末，胭脂调银针挑破，口含清水，吸去毒血，将药末掺疮口上，即愈。

三仙丹　治痘疔疮。

地丁草　番白草火焙干　当归尾

共为末，水调服。

人牙散　治痘黑陷神昏。

人牙齿火煅过存性，为细末，酒调服。

地龙酒　治痘血热毒盛，黑陷不起顶。

活地龙五七条，即蚯蚓，洗净擂烂，酒少许热服。

鸡冠酒　治痘青紫黑陷，血热毒盛。

穿山甲土炒成珠，研细末，每用五六分，刺老雄鸡冠血数滴，

调匀热服。

枣变百祥丸 治痘黑陷，便秘。

大黑枣二十个，去核　大戟去骨，二两

二味同煮熟，去大戟不用，将枣肉为丸如绿豆大，紫草为引。

周天散 治痘黑陷，喘胀发搐。

地龙瓦炙干，一两　蝉蜕去头足，七钱

共为末，乳香汤下。

水杨柳洗法 治痘顶陷，浆滞不行，或为风寒所侵，俱宜用如痘初出，即收敛时痒塌，皆可用，损破者禁风。

水杨柳一二斤，三时用叶，冬用梗，以长流水煎滚，置盆中，候温热洗之，神效。

白花蛇散 治痘虚寒白陷，毒匿不起。

白花蛇醋炙，三钱　公丁香二十个

共为末，酒调服。

熏秽散 能解诸秽气。

苍术　北细辛　甘松　川芎　乳香　降香

共为细末，烧烟熏解。

辟秽香 治同上。

生大黄　苍术

共为末，烧烟熏之。

移豆神方 治痘出目中，初见点时，用此移之。

守宫十只，去头足　辰砂一钱，为细末，拌守宫阴干

守宫在石岩中，恐难取办，以壁上痴虎代之。外加珍珠、茯神、志肉各一钱，琥珀五分，共为末，紫草膏合为丸，每服一钱二分。欲移在手足，肉桂、灵仙煎汤下，专移在足，牛膝、木瓜煎汤下，微汗为度，再用后药二服。

藁本　荆芥　白芷　蝉蜕　防风各八分

姜葱为引。血热加紫草、连翘各六分。

无比散 治痘后牙根臭烂。

干牛粪火煅存性，入樟脑少许，研细擦之。

绿袍散 治痘后口疮臭烂。

荆芥穗　薄荷叶　好青黛　玄明粉　硼砂　甘草　烧牛粪

共为细末，擦舌上，令其自化吞吃。

至宝丹 治痘泄泻不止。

早米饭一碗，炒黑色，煎水半碗，徐徐饮之，即止。

又单方 治痘泄泻不止。

鸡子一个开一孔，以胡椒七粒，研末入鸡子内，搅匀煨熟，连子一齐吃下即止。

猪尾膏 治痘倒靥，心神不宁。

小猪尾尖上刺血数滴，入冰片少许，辰砂末一钱，同研成膏，分作三五服，木香汤下。

麻疹总论

麻疹者，手足太阴、阳明二经蕴热所发，小儿居多，大人亦时有之，是亦传染时气之类。其发热时，多咳嗽，多嚏，多呕，眼中如泪，面浮腮赤，多泻，多痰，多热，多渴，多烦闷，甚则燥乱咽痛，唇焦神昏，通身红赤。起而成粒，匀净而小，斜目视之，隐隐皮肤之下，磊磊①肌肉之间，其形若疥，其色若丹，以其阳气从上，故头面愈多者为顺，法当清凉发散为主。药用辛散以升发之，凉润以清解之，切忌酸收，凡动气燥悍及一切温补之药，慎不可犯。所以人参、白术、半夏、肉桂、附子，首尾当深忌也。误用祸不旋踵乎！

---

① 磊磊：众多委积貌。

麻疹治例分四十论

发热论

麻疹之初，必由发热，但痘热不过三日，麻热有六七日，或半月乃出。始热之际，必见面赤，眼肿多泪，咳嗽连声，是其候也。初发壮热，至已出而热不少衰者，其症必重，用清热透肌汤，出尽而壮热不退，用竹叶石膏汤去半夏，加连翘、玄参。

部位论

麻属腑候，发则先动阳分而后归阴经，一身之中，阳部宜多，阴部宜少。阳部者，头面、四肢向外者，皆为阳。阴部者，胸、腹、腰、四肢向内者，皆阴也。发自头面至足为顺，自手足起渐发胸背腰逆。

形色论

色贵红润，形贵尖耸，二便艰涩者，清热透肌汤，唇舌燥赤者，为火邪内郁，白虎汤加玄参、荆芥，谵语烦躁，黄连解毒汤。

咳嗽论

麻疹咳嗽，连声不断，是火烁肺金。然咳则毛窍开而麻易出，故未出之先，最喜咳甚，发透其咳自止。若出尽及没后，而咳仍不止，吉也，即咳甚痰中带血，亦吉也，麻后余热，从咳而散，宜服清咽滋肺汤。

出汗论

麻发之际，常宜微汗，微汗则肌腠疏通而麻易出，若壮热无汗，皮肤干燥，必风寒壅滞难出，宜葛根解肌汤，冬月宜越婢汤。

嚏泪论

麻疹初起而多嚏者，是内火因风邪激搏而然。正出时有嚏者，其候必轻，如没后尚有嚏者，邪热尽解，可无余患矣。如嚏而多泪者，浊壅得泄，肺气自清，最为吉兆。若无嚏而鼻塞，此必有风邪留滞，宜葛根解肌汤。

呕吐论

麻出之初，吐泻交作者顺，干霍乱者逆，欲吐不吐者危。呕吐是胃中邪热不得发泄，宜葛根解肌汤。若麻没后而呕者，脾胃虚而热滞也，宜石斛清胃散。呕而吐蛔虫多者，胃败不治也，若见吐虫多而活动不腐者，宜理中汤加花椒、乌梅，若吐虫，口渴不止，是虫坐胃脘，吸其津液，宜苦楝根煎汤加麝香，饮之立止。

伤目论

发热之时，眼光如水多泪，或白睛微红，正候也。没后见红赤，为肺经风热未尽，宜泻白散加荆芥、牛子、玄参、薄荷，目闭不开加连翘、麦冬、木通，眼眶赤烂，宜柴胡饮子，急早治之，恐为终身之患。

泄泻论

泄泻为麻之常候，热邪得以开泄也，不宜速止。大抵属热者多，属寒者少，亦不可令其久泄，恐元气下陷，或成肿症。

麻发不出

将发之时，或为风寒暴袭，寒郁热邪，不能外出，宜用升麻汤。

升麻汤宜缓缓服之，每一剂，自早至午，方许吃尽，恐升麻能升动阳气，以致热邪上攻，变生他症，宜紫苏、葱白代之，即桔梗，初起亦须慎用，恐载引浊气于上也。

透表论

麻疹无问尖大细小，必得透表，可无后患①。其或一片如风

---

① 患：原作"思"，据益庆堂本改。

毒，遍高红肿，必有热邪留伏，宜竹叶石膏汤去半夏。

不透表论

麻出而皮肤干燥，不能透表，风寒郁遏也，葛根解肌汤，或一味葱白浓煎，时时与之，但得微汗即解。

没早论

麻出未经三日，或为风寒外郁，或热邪内陷，或误食酸收之物，一日半日即没，急宜消毒饮加葱头热服，二仙汤亦可。外方用芫荽、葱白煎热汤，以小盆张处，用米筛盖定，将小儿两足立上，乘热气熏之，候温热洗之。又用塘内水上红胡荽<small>亦名浮萍</small>。取一片，炒热布包，扑小儿遍身，麻即出，真神方也。

——误食酸物收敛，以猪胆汁、制甘草煎汤，徐徐服之。

——误食猪肉，喘胀气急，枳壳汤加山楂、芒硝以下之。

一方　用川连三钱<small>酒炒</small>，浓煎汁，徐徐服完，麻即复出。

一方　用消毒饮加麻黄茸三分，穿山甲二片<small>炒成珠</small>。

难没论

麻出三四日后，点燥色赤，隐隐于肌肉而难没者，此必卫气素微，不能焮发，或衣被单薄，阻其发越之机，以致绵延多日，法当辛散透表，不可遽用寒凉，蔽其泄之路也。

口渴论

渴乃肺胃热盛。唇红便闭者，门冬甘露饮，渴而烦躁，热入心包，白虎汤加麦冬、淡竹叶。

喘急论

喘者，麻之大患，未出而喘者易治，没后而喘者难治。初发之时喘者，三拗汤加石膏、芽茶，喘而鼻干口燥，白虎汤最捷，没后而喘，又宜清咽滋肺汤，白虎汤又为切禁。

气促论

气促多因肺热不清。麻初出气促，清热透肌汤，没后气促，清咽滋肺汤。

声哑论

肺热为风寒所袭，咳甚咽伤，故哑，宜清咽滋肺汤。若哑而肿痛者，射干消毒饮。然哑为麻疹之常，不可与痘哑比例。

搐搦论

搐为痰热聚于心包。见于初发时，用清热透肌汤加瓜蒌子、竹叶，没后见者难治，不可误用金石之药。

鼻血论

衄者，火邪炽盛，血随火载上行而溢于鼻。麻疹初起，是为顺候，其热得以开泄，不治自已，若衄血不止，犀角地黄汤加荆芥穗。没后衄血不止，四物汤加茅根、麦冬以滋降之。

谵语论

谵妄是热邪炽于心包。麻初发见者，白虎汤加荆芥、牛子，甚则加麻黄以发越之。没后见者，宜竹叶石膏汤去半夏，加生地以清解之。

咬牙论

麻疹咬牙，皆为热例，乃阳陷于阴。喜饮冷者，麦门冬汤加丹皮。

唇燥论

唇燥多属脾胃之热。淡而燥者其热轻，赤而燥者其热重，紫黑而燥者热极也，俱宜白虎汤合清胃散，随轻重以清润之。

舌裂论

舌裂者，心火上冲也。初发见之，宜白虎汤加黄芩、黄连、玄参、荆芥、薄荷，没后见者为心脾俱绝，及紫黑枯燥者不治。

口气论

口气秽浊，乃热邪蕴于胃，宜清胃散加石膏、连翘、甘草，其有臭不可闻者，胃败也，不治。

舌苔论

舌者，心之苗，麻本火候，故舌多有苔。白为肺热，黄为胃热，黑为心热，纯黑燥裂为心绝，并宜白虎汤加麦冬、竹叶。

口疳论

牙根臭烂，是热留阳明经，加味清胃散加石膏、荆芥，大便秘者，当归散微下之。齿落口臭，喘促痰鸣者，皆不治。外方用绿袍散敷之。方见痘门。

腹痛论

腹痛为火毒内郁。麻初发腹痛，急与疏表，麻透自已。麻见一二日忽没腹痛，用泻心汤，没后腹痛，分利余热，其痛自止。

便闭论

大便闭结，火壅血燥，麻疹大非所宜。无论日期前后，速宜四顺清凉饮，甚则凉膈散下之，慎勿迟延，恐变烦躁不治。

溺涩论

小便赤涩，在初热正出时，是为正候。没后见之，为热结膀胱，宜导赤散加木通。

痢症论

麻之作痢，为热邪内陷。在正出没后而痢下赤白者，宜黄芩汤加防风、枳壳。

下虫论

下虫多见于没后，此胃热少食，虫不能安而下也，须调饮食自愈，不必服药。

沉睡论

麻疹正出，精神困倦，沉睡不醒者逆，宜麦冬汤加茯神。没后沉睡不醒，为气血虚，宜四物汤加茯神、志肉。

不食论

胃中热邪炽盛，不可强与，虽数日不食，亦无妨害。在初出时，白虎汤加荆芥，麻透热清，自能食也。没后不食，石斛清胃散。

鼻扇论

肺将绝也，急宜清热滋肺汤，服后不愈，难治。

胸高论

麻疹胸高，肺热炽盛而胀也，宜泻白散加麻黄，没后见不治。

身冷论

麻为胃肺邪热所发，本属于阳，肢体常宜温暖，反见清冷者凶，宜泻心汤。

虚羸论

麻患既平，形体消瘦，精神倦怠，饮食减少，泄泻不已，皆真元亏损，并宜双和汤去川芎以和之，寒凉切禁。

麻疮论

麻后发疮搔痒，宜荆防败毒散去川芎，加金银花、蝉蜕、牛子。外方用荆芥、防风、艾叶、蝉蜕、金银花、西河柳<small>亦名水耳</small>

草。地茄根、侧柏叶、姜皮，煎汤洗之。

妊娠论

麻属火，易堕胎，急以疏解，佐以清凉，滋血安胎为主，四物汤倍加条芩、艾叶、荆芥、紫苏、葱白之类。若胎气上冲，用苎根、艾叶煎汤，磨槟榔续进以降之。一切补脾行气之药，既碍麻疹，复伤子气，皆宜禁用。

麻疹诸方开后

清热透肌散 治麻疹未透，热甚而咳。

玄参　石膏熟　牛子　荆芥　防风　前胡　干葛各七分　杏仁去皮尖，七粒　甘草三分

水煎葱白引。

竹叶石膏汤本方去人参、半夏

石膏　淡竹叶　麦冬去心　生甘草各等分

四物汤

当归　生地黄　川芎　白芍各七分

白虎汤

石膏　知母　甘草各八分

黄连解毒汤 治麻疹发热，口渴烦躁。

黄连酒炒　黄柏　黄芩　黑栀仁各七分

清咽滋肺汤 治麻后余热，咳嗽声哑。

玄参　牛子　荆芥　玉竹　贝母　花粉　桔梗　马兜铃　麦冬去心。各味七分　甘草三分

葛根解肌汤 治麻初起，发热咳嗽，乍凉乍热。

干葛　前胡　荆芥　牛子炒　连翘　赤芍　蝉蜕去头足　木通各七分　甘草三分

越婢汤 治麻为风寒外郁，内为火逼，出不透表。

麻黄茸　甘草　石膏

三拗汤

麻黄茸　杏仁　桔梗　荆芥各八分

石斛清胃散　治麻后呕吐，胃虚不食。

金钗石斛　茯苓　橘红　枳壳　扁豆　藿香　丹皮　赤芍各八

两　甘草煨，四分

泻白散　治肺热，咳嗽不止。

桑皮　地骨皮　甘草各八分

柴胡饮子

柴胡　防风　荆芥　玄参　大黄　黄芩　滑石末　生甘草各

六分

升麻葛根汤　麻疹主方。

川升麻　葛根　白芍生用　甘草生用。各八分

水煎葱白引。

消毒饮　治麻疹初出主方。

牛子炒研　荆芥　防风　甘草生用。各八分

二仙汤

黄芩　白芍各一钱

甘桔汤　治麻疹咽痛，口舌生疮。

桔梗钱半　生甘草五分　山豆根　玄参　牛子　荆芥　麦冬各味

八分

枳壳汤　治麻疹便闭。

枳壳　大黄各一钱　甘草五分

犀角地黄汤

犀角　生地　丹皮　白芍

门冬甘露饮

麦门冬　玄参　黄芩　瓜蒌子炒　连翘　甘草　竹叶各七分

灯心一茎

射干消毒饮

射干　玄参　连翘　牛子　荆芥　甘草各八分

灯心引。

麦冬汤

当归　生地　麦冬去心　白芍各一钱

当归散

归尾　赤芍　川芎　大黄　甘草各二钱

绿袍散　方见痘门

四顺清凉饮

当归　赤芍　大黄

导赤散

生地　木通　竹叶　甘草各八分

凉膈散

大黄　芒硝　甘草　连翘　黄芩　黑栀仁　薄荷　竹叶各七分

葱白引。

双和汤　治麻疹后，气血两虚。

熟地　炒芍　蜜芪　当归　川芎　炙草　肉桂

姜枣引。

十仙汤　治麻疹后余毒主方。

柴胡　干葛　玄参　黄连酒炒　黄芩　黑栀仁　陈皮　赤苓

枳壳　生地黄各七分

姜皮、灯心引。

增补洪氏眼科一盘珠

目疾总论

五轮八廓所属

肝属木，曰风轮，在眼为黑精。心属火，曰血轮，在目为二眦。脾属土，曰肉轮，在目为上下胞。肺属金，曰气轮，在目为白仁。肾属水，曰水轮，在目为瞳神。

胆之府为山廓，又名清净廓。大肠之府为天廓，又名传送廓。膀胱之府为泽廓，又名津液廓。肝之府为风廓，又名养化廓。肾之府为水廓，又名会阴廓。命门之府为火廓，又名抱阳廓。脾胃之府为地廓，又名水谷廓。小肠之府为雷廓，又名关前廓。

眼角属心

心居包络主君名，血随火奔眼内凝，大眦赤者为心热，小眦赤者心之虚。傍鼻两边为大眦，眉根两角小眦名。

黑珠属肝

东方属木木生风，在脏为肝应目中，暴怒不常生内郁，更生风热翳侵瞳。初起宜服洗肝散，川连木贼见奇功。

眼胞属脾

太阴属土主脾元，积热相干病有原，上下胞睑肿又赤，厚针时发根当存，内生粟米外弦烂，泻脾积热自然安。

白珠属肺

肺脏停留心热攻，双睛微见绛纱笼，但把心凉宣肠胃，方解昏昏似火红，肺与大肠为表里，通幽清肺自成功。

瞳仁属肾

肾胆同宫出精华，阴虚火旺便成花，上冲胆水便成绿，化源急养不须嗟。石斛夜光丸可服，五宝丹吞不可差。

内障要论

从来内障受病，多在瞳仁，不红不肿，人不经意，日久不治，便成痼疾。瞳仁为肾，又通胆腑，人身最灵者，惟此瞳神，而人身最重者，惟此肾经，所谓乙癸同乡之义也。夫人有阴虚者，有阳虚者，阴虚则水不滋木，少火挟肝木而炎上，肝通眼窍，眼斯病矣。盖肾经如太极图也，水火具焉，右肾属阳水，左肾属阴水，命门少火居中。少火者阳也，以一阳陷于二阴之中，成乎坎之象，故曰天一生水，滋养脾气也，水火既济，百骸通畅。

然脾土非少火不生，肝木非肾水不养，脾土旺则肺金生焉，肝气足则心火培焉，是肾为五脏之源，所谓先天真气，生身立命，正在此也。故无水者，壮水之主，以辅阳光，无火者，益火之源，以消阴翳。此水火乃无形之水火，即先天真阴真阳是也。阴虚补阴，阳虚补阳，脉理参之，庶几勿失。若水火有亏，瞳仁受病，遂为内障等症。内障者，血少神劳，法当养血补阴，安神明目，加减地黄汤主之，兼进五宝丹、磁朱丸、石斛夜光丸、还少丹，随时选用，自获全效。

凡医眼疾，不拘男妇，皆因恼怒伤肝，郁发心火，克于肺经，七情之所感，或因时感未曾发散，及发散之后，疾已退而未安，又犯其色欲，久而未调，遂成痼疾，变作诸般形象。先贤七十二症，症多方乱，难以枚举，故孙真人编作总理七十二症之法，口传真言，不拘肝气上冲，翳膜遮睛，捲帘乌风，瞳仁歪斜，青光内障，红丝缠绕，眼角风痒，羞明怕日，诸般异症，皆用十将军冲翳散，又名开路先锋散。惟揭障丹乃七十二症之总司，金液汤乃外瘴之要领，石斛夜光丸、生熟地黄丸、五宝丹又内障之圣药也。

时行火眼治法

时行火眼易为治，散火汤攻共羡奇，归尾连翘羌活独活，红花赤芍牡丹皮，白菊柴胡兼桔梗，防风荆芥莫狐疑。夜痛热泪流不止，夏枯_草香附莫迟迟，羞明怕日脾之实，大黄加入下之宜，服之不过四五剂，肿消热退笑嘻嘻。误投眼科杂乱药，致成痼疾又谁医。

外方治法

荆芥　白菊　胆草各六分　黄连三分　胆矾　铜绿各三厘

同煎汤洗之，每日三五次。

又方

生大黄三钱，胆草三钱，浸水润黄纸，贴眼胞上，红肿即退。

又方　治眼白珠上生红肉不退。此药临睡时用。

枯矾、生矾各二钱，为末，以乳调敷上眼胞，候干自不落，天明洗下，不可留人眼中。

又方　治眼因损目珠。

用牛口中涎，日点数次即愈。宜避风，又忌食热物。

金液汤　治外障主方。

金液柴胡荆芥防_风，桔梗赤芍蔓荆羌_活，黄芩知母薄荷叶，前胡甘草小芎凉。随时加减为妙药，管教眼疾自安康，每日饭后服一帖，若还多服自家伤。外障等症火为根，误投补药助邪阳，眼不医兮犹不瞎，皆因此辈误为殃。

——受风寒者，加白芷、紫苏。

——红甚者，加红花、归尾、丹皮。

——热泪多者，加夏枯、香附。

——忽生热翳者，加谷精、蝉蜕。

——白珠胬肉，加葶苈、牛子。

——大眦红者，加连翘、炒栀仁。

——肿痛甚者，加大黄、黄连。

——小便痛者，加车前、木通。

十将军冲翳散 治火眼忽然生翳，冲之即落。

忽然生翳在其中，我有单方在外攻。川芎白芷薄荷升麻，苦参倍子羌活防风，草决明荆芥罐中炆，纸封罐口开口对目冲。冲到一次三五次，自然翳落见奇功。

搐鼻碧云散 塞鼻冲翳。

鹅不食草一两　好青黛五钱　川芎五钱　北细辛一钱　小牙皂一钱

上药共为末，先口含清水满口，每用绿豆大搐鼻内，以嚏泪二三次为度。

揭障丹 治七十二症之总司，随症加减，真秘诀也。

黄荆子一斤水洗过，童便浸三日，一日一换水，洗净，炒研末，收贮定用，每料用一两为君　当归尾　川芎　白芍　生地　谷精草　荆芥　薄荷叶　胆草各钱半　白芷二钱　草决明　升麻　柴胡　木贼各一钱

上十四味，共为细末，或丹头，多照依此药分两配之。内障重者，加石膏醋煅研末三钱，淡竹叶汤下，日服三次。

又具各症加减用药于后。以揭障丹为主。

——目中红丝多者，加炒栀仁三钱。

——细密红丝侵黑珠，加桑皮三钱。

——目中泪多者，加柴胡、升麻、夏枯草、香附各三钱。

——瞳仁侧身，加柴胡、升麻各五钱。

——血灌瞳仁，加石膏、大黄各二钱。

——眼皮作痒，加白蒺藜三钱。

——两目作胀，加蔓荆子三钱。

——上眼皮盖下眼皮，如作睡人，此脾倦也，加白术土炒三钱。

——虾眼蟹眼，老膜突出者，加千里光三钱、石燕一钱半。

——视人长大，一人似二人者，多为轮不分明，加青葙子三钱。

——瞳仁端正不动，我将手招他，他手不动，谓之水火未济，加山上转土螳螂虫一名推车郎。瓦上炕焙为末二钱。

鸡宿眼，乃肝不纳血之症，加大黄三钱，黄柏、知母各二钱。

青光瞎，三轮有病源也，加赤茯苓、玄参各一钱半。

以上二症，初起可治，久则难治。

——眼肉如针刺，谓之血热，加大黄、栀仁各二钱。

——两目珠突起如怒像，号曰古睛，加防风、蒺藜、车前各二钱。

——合浆眼，乃上下眼胞合不能开，将手分开，泪则倾似米汁之状，此风热攻于肝肺，加胆草、白芍、柴胡、防风、羌活、桑皮各三钱。

——两目黑珠红，白珠不红，名热血相侵，加茜草、栀仁、赤芍各三钱。

——白珠红，黑珠不红，名余血伤肺，加百合、黄连、牛子各一钱。

——目内青翳忽起，乃水盛火衰，名曰乌睛突起，肝不纳水之故，加木贼、花椒各三钱，柴胡、赤芍各二钱。

以上各症，此其大略而已，神而明之，则又存乎其人矣。

外障论

以后诸症，删补石顽先生《医通》要略。

石顽曰：外障诸症虽殊，究其本不出风火湿热内蕴，故必以涤热消翳为务。然初起者，但于除风热药中略兼消翳，其翳自去。

若去宿障，自当专力攻翳，但必兼助脾胃，行其药力，始克有济。

目痛症①

天行赤热症

目赤痛，怕日羞明，涕泪交流，里巷老幼相传，只用童子小便煎黄连温洗，先服洗心散一剂，次用洗肝散一二剂。此症只气候瘴毒之染，全属外因，虽有赤丝乱纹，赤肿痛甚，终不伤损瞳神也，七日之外自愈，若投眼科杂药，必变他症。

暴露赤眼症

此症与天行赤眼同，但天行能传染，此但患一人，不可骤补，先宜酒煎散发散，次用大黄当归散疏通血气，外用清凉药洗之自愈。

暴风客热症

卒然而发，白珠胬肉攀睛，疼痛难开，此肺经受风毒，虽有肿胀，治亦易退，宜服泻肺汤，稍加麻黄三分。

火胀大头症

目赤肿痛，兼头浮肿，或如斗大，此天行时令湿热相攻，急用普济消毒饮。若不速治，则血滞于内，虽得头消而目必变也。

气眼痛

才怒气则目痛，肝火过旺也，用石决明、草决明、楮实子、香附米、木贼、甘草、川芎、蝉蜕，共为末，清茶调下。

目珠痛如针

痛属心经实火，若忽然一二处如针刺，目虽不赤，亦是心经

---

① 目痛症：原无此标题，据张石顽《医通·卷八》补。

流火，宜洗心散。

——体虚目劳，营气不上潮于目，如针刺痛者，宜四物汤以养血，若降火则殆矣。

热结膀胱

目病，小便不通，头痛，寒热者是也。宜先利水，后治其目。用五苓散加车前、滑石，血热用导赤散合益元散。

雷头风症

头目痛，耳中如闻雷鸣是也。

头目痛极不可忍，身热头旋，恶心呕吐，急用清震汤，迟则目伤。

单方 用羊粪五钱为末，茶调下，或荷叶煎汤下。

阳邪风症

目痛则眉棱骨痛是也，发则多于六阳用事之时，宜用选奇汤，甚则清空膏。

阴邪风症

目病则脑后枕骨痛是也，多发于六阴用事之时，久而不治，内障成矣，用三因芎辛汤。

巅顶风症

目病，脑顶内痛如锤是也。夹痰湿者，每痛多目赤肿，用羌活胜风汤，若目痛昏眇，不红不肿，宜用冲和养胃汤。

邪风症

其人素有头风，因而目痛，《内经》所谓：风入系头，则为目风眼寒是也。发则头痛目亦病，目病头亦痛，轻则一年数发，重则连绵不已，先用羌活胜风汤，次与还睛丸。目中常若风吹状者，此火气内伏，阳气不行于外也，用大追风散。

目肿胀症①

目肿如杯

此木火之邪传脾土而为炎燥之病，风热上攻而成毒也，宜用洗肝散，次用龙胆饮，不宜轻用麻黄、木贼、石决明、蒙花之类，恐有乌珠胀裂之患，不可不慎。

状如鱼胞

气轮努胀，不紫不赤，状如鱼胞，乃金火相搏所致，不宜针割，惟以清凉自消，用泻肺汤，外方用黄牛身上牛蜱血，点之即消。

鹘眼凝睛

此骤然而起，五脏皆受热毒，致令五轮壅起，目胀不能转动，若鹘之睛，乃三焦阳邪亢极之害。先用香油调姜粉汁，于额脸顶上摩擦，急用酒煎散热服，用被覆盖出汗，其眼即活动。又用灯火十太阳、发际各三燋，以断风路。

旋螺突起

乌珠高而绽起如螺，为肝经热盛，必有瘀血，急宜石燕丹、绛雪膏点之，或调鳝鱼血点尖处。若年久，用细绛针横入，放出恶水，纸封避风一日，先服守真双解散，后以六味地黄丸加黄柏、知母，急救少阴伏匿之邪。若初起失于正治之法，则瘀血虽退，而气结膏凝，不复平矣。

珠突出眶

此乌珠忽然突出眼眶也。有因精华衰败，痒极搔擦而出者，其人不久必死。有酒醉怒甚，及呕吐极而绽出者。有因患火症热

---

① 目肿胀症：原无此标题，据张石顽《医通·卷八》补。

盛，关格亢极而出者。有因打扑而出者，而眼皮未断，乘热捺入，须用清凉膏。

目 痒 症

目痒因风寒者，姜粉和白蜜点之。风热甚急，服四生散，或黄芪、防风、蒺藜、羌活、蝉蜕、黄芩、甘草之类。赤肿者，用洗肝散加防风、蝉蜕。红虚者，四物汤加羌活、防风、蒺藜、黄芪。

痒若虫行

乃痒不可忍，非若寻常之小痒也。治宜姜粉、枯矾、硼砂，唾调如米大，时将一丸纳入大眦，少顷枣汤洗下，又将蒜截片，艾灸太阳穴。

外障诸症①

血翳包睛

此乃心经发热，肝经受邪，有红翳于乌睛上，如红霞映日之状，宜先服洗心散，次服洗肝散，加蝉蜕、谷精草。

黄膜上冲

在风轮下际，有翳色黄，此经络阻塞极甚，三焦关格，火土邪实，宜用神消散、皂荚丸选用，外点石燕丹。

黄膜下垂

此脾胃热结，血凝气滞，膏脂窒塞，故生是症，甚则满目皆黄，不辨人物。治宜蝉花散加龙胆草、大黄，点以石燕丹。

蟹睛症

神膏绽出，黑颗小如蟹眼，大如黑豆，甚则损及瞳神，或时

① 外障诸症：原无此标题，据张石顽《医通·卷八》补。

奇痒，或时掣痛，古法用小绛针，针出恶水，流尽即平，以炉甘石散不用片、麝点之，内服防风泻肝散，次用六味丸，加蒺藜、车前调之。

银星独见

乌珠上有星独见，由火在阴分而生，初起白颗，小而圆嫩，俨然一星之像。凡星见青者为风，其人必头痛，用蝉花散去苍术，加白蒺藜、谷精草，并用碧云散，去风为主。星久不退，恐其成翳，阿魏搐鼻法，每夜搐之。或小点乱生者，为肾虚，其人必多梦泄，宜六味丸加谷精草、白蒺藜、车前子。

聚星翳障

乌珠上有细颗四五粒，或白色，或微黄，或联缀，或团聚，此症多由痰火之患，能保养者庶几，斫丧犯戒者，变症生焉，先服羚羊角散，后服补肾丸。

垂帘翳障

生于风轮，自上而下，本当言顺，何以逆称？盖指火而言，火本炎上，今反下垂，是谓逆矣，宜生熟地黄汤、羚羊角汤选用，虚者兼进补肾丸。

胬肉攀睛

多起于大眦，如膜如肉，渐侵风轮，甚则掩过瞳神。初起可点而退，久则必用钩割。以针从上边胬肉中道挑起穿过钩定，沿眦割去，若血出，用软纸蘸墨浥之则止。去后，用点药消其根，内服四物汤加栀仁、柴胡，兼进六味丸加蒺藜子。

五花翳障

生于神珠之上，斑斓驳杂，盖由五脏经络之气俱伤，结为此疾，宜用神消散、皂荚丸，并用点药。

鸡冠蚬肉

其目大眦内有红肉一块如鸡冠蚬肉者，乃心经血分之精华，若误割之，轻则损目，重则丧命，宜三黄丸加芒硝噙化，外用绛雪膏，去麝香，加阿魏点之。

鱼子石榴①

其状生肉一片，如榴子绽露于房，障满神珠，血即瘀结，乃目疾之最恶者也，宜服皂荚丸，点以绛雪膏。

黑翳如珠

非蟹睛之比也，蟹睛因破流出，此则肝气有余，欲泛起之患，故从风轮处发起，黑泡如珠，多寡不一。其火实盛者痛，虚缓者不痛。治法用小绛针，逐个横穿破其黑翳，中有恶水，流出即平，挑后用炉甘石散，去脑、麝点之。先服羚羊角散，去五味，加赤芍，次用六味丸，后用补肾丸。设若不谙此法，服凉剂，点凉药，鲜能奏效也。

内障诸症

内障在睛里昏暗，与不患眼相似，惟瞳神里有隐隐青白者。

娄善全曰：内障先患一眼，次第相引，两目俱损者，皆有翳在黑睛内遮瞳子而然。今详通黑睛之脉者，目系也，目系属厥阴、太阴、少阴之所主，治宜疏通此三经郁结，使邪不入目系而愈也。

倪仲贤云：内障初起，视觉微昏，常见空中有黑花，神水淡绿，次则视歧，睹一成二，神水淡白，可以冲和养胃汤、益气聪明汤，有热兼服黄连羊肝汤。

石顽曰：内障诸症，其翳皆生于乌珠②里面，治宜滋水以制阳

---

① 榴：原脱，据原书目录补。
② 乌珠：原作“内障”，据益庆堂本改。

光，如六味丸、磁朱丸之类，气虚者，佐以八珍汤、神效黄芪汤，治法纵各不同，大意不出乎皂荚丸、生熟地黄丸。以上数方，皆滋养真阴之剂，切不可误用下火消翳等药，致成痼疾。

又单方　治偏正头风，久成内障生翳。

老蛇蜕炙脆为末，每服一钱用，黑豆炒熟，淋酒一盏，入葱白三茎同煎，和滓日三服，极效。

青风内障

瞳神内气色昏蒙，如青山笼淡烟也，急宜治之，免变绿色，变绿色则病甚而光没矣。阴虚血少之人，及竭劳心思，忧郁忿怒，用意太过者，每有此患，急用羚羊角汤。

绿风内障

瞳神浊而不清，如黄云之笼翠岫，似蓝靛之合藤黄，乃青风所变之重症也，皆由痰湿所攻，火郁忧思忿怒之故。肝受热则先左眼，肺受热则先右眼，肝肺同病则齐发，用羚羊角散。

黑风内障

与绿风相似，但眼中时时见黑花起，乃肾受风邪，热攻于眼，宜先与去风热药三四剂，加荆芥、防风、羌活、木贼、蒺藜、菊花之类，后用磁石补肾丸。

银风内障

瞳神大成一片，雪白如银，其病头风、痰火人偏于气忿，怒郁不得舒而伤真气，此乃痼疾，金丹不能返光也。

丝风内障

瞳神内隐隐然，若有一丝横经或斜经于内，自视全物亦如有碎路者，乃络为风攻，故视亦光华有损，宜六味丸加细辛、蒺藜，间进皂荚丸，延久则重，不可救矣。

乌风内障

色昏浊昏滞，气如暮雨中之浓烟重雾，风痰人嗜欲太过，败血伤精，肾络损而胆汁亏，真气耗而神光坠矣。

偃月内障

瞳仁内上半边有隐隐白气一湾，如新月覆垂而下，乃内障欲成之候，脑漏人及脑有风寒，阴气拂郁者患之，先与芎辛汤与皂荚丸之类，后用生熟地黄丸。

仰月内障

瞳仁内下半边有白气隐隐一湾，如新月仰而从下向上也，乃水不足，木失培养，金反有余，故津液亏，乃火气郁滞而为病也，补肾丸、补肾磁石丸选用。

如银内障

瞳神内白色如银，轻则一点白亮如星，重则瞳神皆白，乃湿冷在脑，郁滞伤气，故阳光为其闭塞而不得发现也，非银风内障已散大而不可复收之比。血气未衰者拨治之，先服羚羊补肝散，次用肾丸，庶有复明之理①。

如金内障

瞳神不大不小，只是黄而明莹，乃湿热伤元气，因而痰湿、阴火攻激，故色易变，非若黄风之散大不可治者，神消散、皂荚丸、羚羊补肝散主之。

绿映瞳神

瞳神乍看无异，久之熟视，乃见隐隐绿色，自视渐觉昏渺，

---

① 在脑……之理：原脱，益庆堂本作"阙。疑此处有错落，惜原本未载，今暂阙之"，据张石顽《医通·卷八》补。

此痰火湿热，害及清纯之气也，先服黄连羊肝丸，后服补肾磁石丸、皂荚丸之类。

云雾移睛

自见如蝇飞花落，旌旗旋绕，空中撩乱，或青黄黑白，仰视则上，俯视则下也，乃络间津液耗涩，郁滞清纯之气，黑者，胆肾之病，用补肾磁石丸，黄白者，痰火伤脾肺清纯之气，用皂荚丸。

圆翳内障

黑睛上一点圆，初患之时，但见蝇飞蚁垂，薄烟轻雾，若油点浮水中，医者不审，以凉药治之，点以清凉散，转见黑花。此因肝肾俱虚而得，先与皂荚丸合生熟地黄丸，次与羚羊补肝丸。

冰翳内障

翳如冰冻坚实，傍观透于瞳神内，阴处及日中看之，其形一同，痛而泪出，此因胆热攻脑而然，用皂荚丸合生熟地黄丸。

五风内障

初患时，头旋偏肿，痛甚，或一目先患，或因呕吐，双目并暗，瞳神结白如霜，却无泪出，乃毒风脑热所致，先用除风汤，次用皂荚丸、生熟地黄丸。

以上内外障，名目虽多，予摘其要者，恐繁文缛节，以假乱真，误人非浅。今以其易知简能者，详明著列，开峡了然，其功岂浅鲜哉？其中轻重在手，详略增损之故，则又存乎其人。

瞳神散大

风热所致也，火性散，挟风益炽，神光怯弱不能支，犹风起而水涌也。治宜苦、宜酸、宜凉，如四物汤去川芎，加黄芩、黄连、甘草、五味，或六味丸加五味子、石决明。大忌辛热，药中不可用茺蔚子、青葙子、川芎、蔓荆子之类，以味辛反助火也，当归味亦辛甘而不去者，以其和血之圣药也。若散大而有内障起者，于收瞳神药内量加攻内障之药，如补肾磁石丸、补肾丸、千金磁朱丸，皆可选用。

瞳神紧小

瞳神细如簪脚，或如芥子，此因病目不忌淫欲，相火相搏肾水，肝肾俱伤，元气衰弱，不能升运精汁以滋于胆，故瞳神日渐耗损，甚则陷没。先与黄连羊肝丸，次与六味地黄丸，换生地，加天冬、麦冬，兼进滋肾丸。

瞳神欹侧

此谓瞳神歪斜，或如杏仁、桃仁、半月，此肝肾火烁，水槁火炎，耗损瞳神，宜六味丸加当归、蒺藜。神膏流绽而欹侧，瞳神将尽矣。

雀　盲

雀盲俗称也，亦曰鸡盲，至晚不见，至早复明。方书以为木生于亥，旺于卯，而绝于申，至酉戌之时，木气衰甚，故不能睹，至日出于卯之时，木气稍盛，故复明。蛤粉丸、煮肝散、决明夜灵散效，后常服六味丸加当归、沙参，永保终吉。

辘轳转关

目病六气不和，或风邪所激，神珠不待转运而目忽然窜上，忽然窜下，或左或右，倏易无时，治用姜汁调香油，摩擦眼胞及太阳两边，内服神效黄芪汤、补中益气汤加羌活。

瞳神反背

因风热搏击其珠而斜翻转侧，通肝散加全蝎、钩藤，或用黄芪建中汤加川芎、防风、归身、全蝎尾，虚则用神效黄芪汤，或补中益气汤，皆可用。

拳毛倒睫

由目紧皮缩所致也，人有拔去剪去者，有医以竹板夹起上眼皮，七日连皮脱下者，得效虽速，殊不知内病未除，未及则复倒，譬之草木枯槁，则枝叶萎垂，即朝摘黄叶，暮去枯枝，徒伤其本，不若培益水土，则黄者翠而垂者耸矣。宜服防风饮子，后服生熟地黄丸，外用搐鼻碧云散。

又起侧倒捷法

以木别字一个，去壳焙干，剉片为末，绵裹塞鼻中，一夜其毛自直。若内边另出一层短毛撩于珠上，揭起镊去，以虱血涂之，则不复生矣。

漏 睛 症

漏睛者，眦头结聚生疮，流出脓汁，或如涎水粘睛，上下不痛，仍无翳膜，此因风湿停留睑中所致，久而不治，致有乌珠坠落之患。

大眦漏症

大眦之间生一漏，时流血水，紫晕肿胀而痛，病在心火实毒，金花丸加羌活、蝎尾。

小眦漏症

小眦间生一漏，时流血，色鲜红，病由心包络而来，相火横行之候，导赤散加透风清热药。

阴漏症

不论何部生漏，但从黄昏至天晓，则痛胀流水，作青黑色，或腥臭不可闻，日间则稍可，乃幽阴中有伏火为患，四物加细辛、香附、连翘之类。

阳漏症

不论何部生漏，但日间胀痛流水，其色黄赤，遇夜则稍可，乃阳络中有湿热留著所致，人参漏芦散去当归，加羌、防、生甘草。

正漏症

生于风轮，或正中，或略偏，为肝肾风热伏陷所致。若初发破浅，则流出如痰白膏，日久而深，则流出青黑膏汁，瞳神已损，急用泻肝药，如龙胆、羌活、生地、大黄之类下夺之。

偏漏症

生于气轮，痰湿流于肺经而成，较正漏为害稍迟，其流如稠黏白水，重则流脓，急用泻肺药，如贝母、桔梗、桑皮、生甘草、黄芩、山栀之类凉解之，久而失治，水泄膏枯，目亦损矣。

外漏症

生于两眦之外，或流稠脓，或流臭水，胀痛则流出，不胀则略止，先与人参漏芦散，后用千金托里散加葱白。

窍漏症

乃目傍窍中流出薄稠水，如脓腥臭，拭之即有，久则目亦模糊也，嗜燥耽酒，痰火湿热者，每多患此，竹叶泻经汤、千金托里散，先后收功，久而不治，亦有暗伤神水，耗损神膏之患。

治眼汤散开列于后

五宝丹 主开瞖复明，瞳仁缺者能圆，陷者能起，真至宝也。

夜明砂水淘净晒干，五两 晚蚕砂去土，五两，二味用醋炒 凤凰退取子壳内白衣，洗净微火烘干，如焦则不用，为末，二两 母鸭肝滚水泡过切片，瓦上焙干，勿犯铁器 公鸡肝制法如鸭肝。各五两

上五味，共为细末，酒调服，至七日见效，再服一料全愈。

四生散　治肾风上攻，耳中鸣痒，目痒昏花。

白附子　黄芪蜜炒　独活　白蒺藜各味一两

共为细末，每服二钱。

拨云退翳散　治阳跻受邪，内眦赤脉攀睛。

蔓荆子　木贼去节　蒙花各一两　白蒺藜炒研去刺　川芎　当归

各八钱　白菊　荆芥各五钱　楮实子　薄荷　花椒　黄连　蝉蜕去头

足。各三钱　蛇蜕酥炙　甘草各三钱

共为细末，茶清送下。

夏枯草散　治目黑珠夜痛，及流泪不止。

夏枯草一两　香附二两　甘草三钱

共为末，水调服。

大黄当归散　治眼壅肿，瘀血凝滞不散。

大黄　黄芩各一两　红花　苏木　归尾　栀仁　木贼去节。各

五钱

共为末，每服三钱。

洗肝散　治眼诸般积热。

薄荷　当归　羌活　黑栀仁　大黄　木通各一钱　甘草五分

防风　石膏二钱

水煎服。

酒煎散　治暴露赤眼生翳。

防己　防风　甘草　荆芥穗　当归　赤芍　牛子　白菊各等分

共为散，每服五六钱，酒煎，食后服。

泻肺汤　治暴风客热外障，白睛肿胀。

羌活　玄参　黄芩各一钱　地骨皮　桑皮　大黄　芒硝　甘草

各八分

水煎服。

石膏散　治头风患眼。

生石膏三两　藁本　白术生　甘草各两半　白蒺藜炒去刺，一两

共为末，茶调服，每服三钱。

通肝散　治辘轳转关，睑硬睛疼，风热翳障。

黑栀仁　白蒺藜各一两　羌活二两　荆芥穗　当归　牛子　甘草各一两二钱

共为末，每服三钱。

助阳和血汤　治气血不和，痛如针刺。

生黄芪三钱　当归　防风　甘草各一钱　白芷　蔓荆　升麻　柴胡各八分　赤芍七分

水煎服。

白蒺藜散　治肝肾虚热生风，赤涩多泪。

蒺藜　白菊　蔓荆　草决明　甘草　连翘　青葙子

水煎服。

泻肝散　治肝热目赤肿痛。

栀仁　荆芥　大黄　甘草各五钱

共为末，每服三钱。

羌活胜湿汤　治目疾，一切风热表症。

羌活一钱半　白术　川芎　桔梗　枳壳　荆芥　柴胡　前胡　黄芩　白芷　防风各六分　细辛二分　薄荷　甘草四分

水煎服。

羌活除翳汤　治太阳翳膜遮睛。

麻黄根　薄荷各五分　生地一钱　当归　川芎　黄柏　知母　荆芥各六分　藁本七分　防风　羌活各一钱　川椒　细辛各三分

龙胆饮　治肝经湿热，目赤肿胀，痛如针刺。

黄芩　犀角　木通　车前　黄连　玄参　知母　栀子　大黄　芒硝　龙胆草　竹叶　黄柏

万应蝉花散　治奇经客邪目病。

蝉蜕五钱　蛇蜕炙，三钱　川芎　防风　羌活　甘草　当归各一两　赤芍　石决明煅　苍术各两半

共为末，每服三钱，茶调下。

保命羚羊角散　治陷翳久不得去，用此焮发。

羚羊角二两　升麻两半　细辛一两　甘草五钱

——半蜜丸，一半为散，取散为先导，丸后吃也。

神消散　治黄膜上冲。

黄芩　蝉蜕　甘草　木贼各一两　苍术　谷精草各二钱　蛇蜕三钱

共为末，每服三钱。

防风泻肝散　治蟹眼睛疼，针去恶水用之。

防风　羌活　桔梗　羚羊角　赤芍　玄参　黄芩各五钱　细辛　甘草各二钱

共为末，每服三钱。

羚羊角散　治内外翳障，但酸疼涩痛，不热不肿者。

羚羊角　白菊　川乌头　川芎　防风　羌活　半夏　薄荷各五钱　细辛二钱

共为末，每服二钱，翳陷加升麻二钱。

羚羊补肝散　治肝风内障。

羚羊角　人参　茯苓　防风各三钱　细辛　玄参　车前　羌活　黄芩各二钱

除风汤　治五风变成内障。

羚羊角　车前　人参　白芍　茯苓　大黄　黄芩　芒硝　全蝎尾

水煎服。

防风饮子　治拳毛倒睫，眦睑赤烂。

蔓荆子　黄芪生　黄连各钱半　甘草炙　防风　葛根各一钱　细

辛三分　当归七分

柴胡饮子　治风热烂沿风眼。

柴胡　羌活　防风　赤芍　桔梗　荆芥　生地　甘草各等分

止泪补肝散　治肝虚，迎西北风流泪不止。

白蒺藜　当归　熟地黄　川芎　白芍　木贼　防风　羌活
香附各等分

共为末，肥人加夏枯草，瘦人加桂枝。

菊花散　治目风流泪，见南东风则甚，渐生翳膜。

苍术　木贼　草决明　荆芥　旋覆花　甘草　菊花　蝉蜕各
等分

人参漏芦散　治眼漏，脓水不止。

黄芪三两　防风两半　大黄　人参　当归一作地骨皮　远志　黄
芩　漏芦　赤茯苓各一两

共为末，每服三钱。

竹叶泻经汤　治眦内窍如针孔，津津出脓。

柴胡　栀仁　羌活　升麻　甘草　黄芩　黄连　大黄各八分
草决明　茯苓　车前　泽泻　竹叶各六分

决明散　治痘疮入目。

草决明　赤芍　甘草　花粉

共为散，入麝香少许，米泔调，食后服，以愈为度。

密蒙散　治小儿痘疹热毒入目。

密蒙花　青葙子　草决明　车前子各等分

共为末，用猪肝切开，入药末，湿纸裹，煨熟，空心食之。

谷精散　治痘疮入目生翳。

谷精草　绿豆皮　蝉蜕　猪蹄退酥炙　菊花各等分

共为散，米泔调服。

神功散　治痘入目生翳。

蛤粉　谷精草各一两　羌活　蝉蜕各五钱　绿豆皮四钱

共为末，猪肝一片同煮熟，一并吃下。

羚羊散　治痘后余毒攻目。

羚羊角一两　黄芪　黄芩　草决明　车前　升麻　防风　大黄
芒硝各五钱

共为末，每三钱。

决明鸡肝散　治小儿疳积害眼生翳。

草决明晒干，勿见火，为细末　鸡肝生者，不落水

上将鸡肝捣烂，和决明粉二三钱研匀，酒和饭上蒸服。

——腹胀如鼓，加芜荑末一钱，目翳腹大，加鸡内金尤妙。

——本方或加蒺藜末亦可。轻者数服，重者二三十服，无不
愈也。

又单方

火硝一两　朱砂三钱

共为末，每用四分，不落水生鸡肝一个，剖开入药扎处，酒
蒸熟，空心服轻者一料，重者二三料，翳膜推去半边而退。

选奇汤　治一切头风目痛。

川活　防风　黄芩　甘草各等分

普济消毒饮　治火眼目痛，头大如斗。

黄连　黄芩　柴胡　玄参　连翘　牛子　升麻　白芷　甘草
桔梗　马勃　僵蚕　板蓝根各等分

水煎服。

三因芎辛汤　治目痛，脑后枕骨痛。

熟附子一钱　川乌制，七分　南星制，一钱　黑姜一钱　北细辛三
分　川芎八分　甘草五分

芽茶为引。

凉膈散　治风热时行，眼发表后，红肿刺痛如针。

大黄生　芒硝各三钱　甘草　连翘　黄芩　栀仁　薄荷各七分

石膏引。

千金托里散　治眼漏。

黄芪蜜炒,钱半　人参　甘草各五分　川芎　当归　肉桂　白芷

防风　桔梗　白芍　天冬　连翘　金银花各七分

生姜引。

金花散即金花丸

黄连　黄柏　黄芩各等分

加栀仁,名栀子金花汤。

治眼丸药诸方开具于后

磁朱丸　治神水宽大,目中时见黑花,及内障等症。

磁石能吸铁者佳,二两,火煅醋淬七次,水飞过晒干听用　神砂一两,另
研细,水飞过晒干听用　神曲末二两,与前二味和匀

又以神曲一两水和作饼,煮浮为度,搜入前药内,炼蜜为丸,
空心水吞五钱。

石斛夜光丸　治内障等症。

天冬去心　麦冬去心　人参　生地　熟地黄　白苓各一两　菟丝
饼七钱半　北五味五钱　杏仁　枸杞　川牛膝　净白菊　淮山药
草决明各七钱半　白蒺藜　石斛　肉苁蓉　川芎　甘草　枳壳　青
葙子　防风　川连　犀角　羚羊角锯末。各味五钱

共为细末,炼蜜为丸。

三奇汤　治内障初起。

熟地八两　麦冬四两　前子盐水炒,四两

炼蜜为丸。

补肾丸　治肾虚眼目无光。

巴戟去骨　淮山　故纸盐水炒　牡丹皮各二两　小茴一两　大蓉酒

洗，四两　枸杞四两　青盐五钱

炼蜜为丸。

夜光椒红丸　治火衰目无精光，至夜更甚。

川椒去目，四两　熟地四两　枸杞子焙干　麦冬各四两　丹皮三两

炼蜜为丸。

皂荚丸　治一切障膜，与生熟地黄丸并进。

蛇蜕酥炙，七条　蝉蜕　元精石　穿山甲　当归　白术生　白苓

谷精草　木贼　白菊　刺猬皮蛤粉炒　胆草　连翘各两半　川芎半两

猪蹄爪三十个，蛤粉炒　人参一两

共为末，一半入牙皂十二个烧存性和匀，一半入淫羊藿一两为末
和匀，服三钱，用猪肠汤送下。

生熟地黄丸　治肝虚目暗，膜入冰轮，内外诸障。

生地八两　熟地十二两　石斛盐水炒　牛膝酒蒸。各四两　菊花六两
羌活　防风　杏仁　枳壳二两

炼蜜为丸，黑豆炒熟淬酒送下。

此即明目地黄丸加菊花、羌活，其中防风、杏仁、枳壳同用
者，以其久风袭入寒水之经也，若精血亏者及年老人，则当去此
三味，易白蒺藜、当归、枸杞，未为不可也。

还睛丸　治眼风毒上攻，怕日羞明，眼痒赤痛，瘀肉侵睛，
疼不可忍者，并服立效，并治头风牵痛。

白术生用　菟丝子　白蒺藜　木贼去节　羌活　青葙子　蒙花
防风　甘草各等分

炼蜜为丸如弹子大，每服一丸，细嚼白汤送下。

宣明丸　治瘀血灌睛，赤痛涩痛。

赤芍　当归　熟大黄　黄芩酒炒。各二两　生地三两　黄连　川
芎　薄荷各一两

炼蜜为丸。

拨云退翳丸　治阳跻受邪，内眦赤纹攀睛。

蔓荆子　木贼　蒙花各二两　川芎　蒺藜　当归　白菊　荆芥　楮实各一两　川椒　薄荷　黄连　蝉蜕五钱　蛇蜕　甘草各三钱

炼蜜为丸。

黄连羊肝丸　治目多赤肿。

黄连一两，为细末　白羊肝一具，生用

二味同捣匀为丸晒干，每服二三钱。

补肾磁石丸　治肾虚肝气上攻，目昏渐成内障。

磁石醋煅七次，水飞　菊花　石决明煅。各一两　菟丝饼　肉苁蓉酒洗。各二两

共为末，用雄雀十五枚，去毛、嘴，留肠，盐煮烂，同药捣为丸。

蛤粉丸　治雀目，日落后不见物。

蛤粉即蚌蛤，烧研粉　黄蜡各等分

上熔蜡搜蛤粉，捏作饼子，每饼重三钱，用猪肝一大片，竹刀破开，裹药饼，线扎定，以泔水煮熟，乘热熏目，温吃肝，连汁一齐吃下，以愈为度。

又方

用乌贼骨六两为末，黄蜡制服，同蛤粉丸制法。

加减地芝丸　治能远视，不能近视。

生地黄四两　天冬　枸杞　麦冬　白菊　熟地　枣皮各三两　当归二两　北味一两

蜜为丸。

加味定志丸　治能近视，不能远视。

志肉　菖蒲各二两　人参　黄芪各四两　茯苓三两　肉桂一两

共为末，蜜为丸。

加减驻景丸　治肾虚，目眽眽如无所见。

熟地六两　当归四两　枸杞四两　车前　五味　菟丝饼各二两
楮实五两　椒红一两

炼蜜为丸。

济阴地黄丸　治阴虚火炎，眼目昏暗。

熟地八两　当归　山药　枣皮　枸杞　巴戟　麦冬　苁蓉　北
味　白菊各味四两

炼蜜为丸。

孝感丸　治内障等症。

夜明砂淘净　当归　木贼去节　蝉蜕去头足。各味二两　黑羊肝一
具，煮烂，捣如泥和药

蜜为丸。

眼药诸方开列于后

玉华丹　治眼一切外障红肿，羞涩翳膜等症。

炉甘石三两　川连一两，水一碗浸半日，煎汁，去滓不用　童便一碗

将甘石炭火上煅红，以连汁、童便淬之六七次，以干为度。
又用朱砂三钱，同研细末，水飞去脚晒干，再加好冰片三分，同
研细末如尘，磁罐收贮定用。原方加珍珠一钱，每日早午饭后点
六七次。

照水丹　治攀睛膜。

乌贼骨一钱　辰砂五分

共为细末，临点之时，加冰片、灵脂各一分，同研如尘。

武当仙方　治近时远年翳膜，一点开光。

好羊脑甘石三两，轻白者佳　巴豆去壳取仁，五钱　蓖仁去壳取仁，
五钱

二味同煎水一碗，去滓留水，将甘石炭火上煅红，放于巴豆、
蓖仁水中淬六七次，以干为度，水飞过，晒干听用。又将好硇砂
三分研末，田螺一个漂二日，待泥尽开口时，以硇砂入内，候其化

水，以铜铫煎干收贮，每用二厘，龙骨_{火煅为末每用三厘}，白丁香，_{即麻雀屎，真白者佳}。甘草水浸一宿，飞澄晒干，每用二厘。上药各依制法，每料依等分，细研如尘，磁罐收贮，临点加冰片、麝香各三厘尤妙。

石燕丹　点外障诸翳，及胬肉攀睛。

甘石_{四两}　川连_{一两}　木贼　归身　防风　羌活　麻黄_{各五钱}

水二碗，童便一碗，同煎去滓，以甘石炭火煅红，淬六七次，候干为度，水飞晒干定用。外加硼砂_{铜勺煮干}一钱，石燕_{火煅、醋淬七次，水飞过}一钱，琥珀_{剉末}钱半，朱砂_{水飞}钱半，白丁香、上冰片、上麝香各分半，上药共研如尘，加熊胆三分尤妙。

绛雪膏_{即春雪膏}　治昏暗痒痛，隐涩难开，眵泪生翳。

甘石_{四两}　川连_{一两}　当归_{五钱}

同煎水去渣，后将甘石炭火上煅红，取黄连、当归水一碗，入童便一盏，淬六七次，以水干为度，水飞过，晒干听用。外加硼砂一钱半_{水调盏内，炭火缓缓炖干用}，黄丹一钱半_{水飞过}，明乳香_{炙去油}一钱半，乌贼骨_{烧存性，研细末}一钱半，白丁香一钱半_{甘草水浸一宿，飞澄晒干}，麝香五分，轻粉五分，炼白蜜四两，先下制净甘石末一两，不住手搅，次下后七味，搅至紫金色，不粘手为度，捻作梃子，每用少许，新水磨化，时时点之。忌食酒、醋、荞麦。

春雪膏《局方》　治风热生翳。

蕤蕤仁_{去壳研细，纸包压去油，再研再压数十次，油净为度}，取净蕤仁五钱，入熊胆五分，炼白蜜一钱五分，再研匀，磁罐收贮，每用少许点大眦。

又方　取净制蕤仁五钱，麝香、朱砂各五分，共研细末，点眼大眦，极效。

熊胆膏　治一切老翳。

甘石_{一两}　川连_{三钱}

煎汁，制法如前，晒干定用。每料用甘石末二钱为君，外加琥珀剉末五分，玛瑙_{水飞净}三分，珊瑚_{水飞净}三分，珍珠_煅，飞净三分，朱砂_{水飞净}五分，冰片二分，麝香二分，熊胆三分，上药共研如尘，磁罐收贮，每日点四五次。

炉甘石散　治烂沿风眼。

甘石三两，用车前草一斤捣汁，火煅甘石淬之，以干为度，澄研晒干，临用加冰片少许。

碧云散　治外障等症。

鹅不食草_{焙干}　好青黛　川芎_焙。各两半

共为末，先含清水满口，每用一丸如豆大搐鼻，时嚏时换。

——方　加细辛、牙皂末各一钱，尤妙。

阿魏搐鼻散　去星翳。

阿魏三钱　鸡内金一钱　冰片三分

炼熟蜜和箸头上，令中空通气，外裹乌金纸，去箸，每夜塞鼻中，星翳自退。

清凉膏　治打扑伤眼肿痛。

大黄二钱　芒硝　黄连　黄柏　赤芍　当归各一钱　细辛五分
薄荷叶八分　芙蓉叶三钱

上药共为末，用生地黄汁入鸡子清、白蜜同调，贴太阳及眼胞上，即退。

玄明春雪膏　治时气热眼。

玄明粉五钱　月石三钱　冰片三分

上药细研如尘，每日点四五次。

丹砂散　治时气热眼生翳。

硼砂　乌贼骨　甘石_{煅红，童便淬七次。各一两}　朱砂五钱，用此则不粘

共研细如尘，每日点四五次，即退。

光明丹　治一切风热害眼。

甘石一两，童便淬　朱砂一钱　硼砂二钱　轻粉五分　冰片三分

麝香一分

用法如前方。

洗烂弦风眼良方

文蛤　黄连　防风　荆芥各一钱半　苦参一钱　铜绿五分　薄荷

八分

共煎水，每日洗四五次。

眼目打伤青肿

生半夏为末，水调涂之，即愈。

决明夜灵散　治鸡盲眼。

石决明　夜明砂各三钱

猪肝蒸吃。

校注后记

一、作者生平考

洪金鼎（1684—1759），临江府新淦县（今江西省新干县）人。据同治十二年（1873）《新淦县志》卷八《人物志·方技》载："洪金鼎，字玉友，新淦人。康熙壬辰，学使冀霖取补弟子员，举业之余，兼读《灵》《素》《金匮》诸书。家口五十余人，金鼎复清癯善病，因究心医理，因症切脉，因脉用方，因方辨药，试辄有效。摭拾古人之遗，撰为歌诀，名曰《一盘珠》，取临证便于记诵，圆通无滞，如弹丸脱手云。"卷九《艺文志·书目》载："《一盘珠》，洪金鼎著。"

洪金鼎本为儒士，因常年体弱多病，故在学业之余兼读医书，凡数十年，采其所历试历验之方，择其精而可通行者，集为《一盘珠》，雍正十三年（1735）受县令郑兆龙、司铎骆康二公资助刊行。当时的《一盘珠》仅有一卷，内容殊少，洪金鼎"特患其略而弗详耳"，故"复揣摩十余年"，"参稽前贤，检校古方，且于所经治验者步诸名家后尘，汇为十卷"，于乾隆十四年（1749）刊刻《医方一盘珠全集》。其目的是"词尚浅显，理取确据"，"俾穷乡僻壤，医师难以猝应者，得是书而开卷了然，于人或有所济，虽讦其鄙陋，而亦有所不辞也"。洪金鼎关心百姓疾苦，行医足迹遍布新干、清江、新余等数县，深得乡间邻里的称赞。晚年所著《医方一盘珠全集》为其一生临床经验总结，精简实用，故被后世不断重印翻刻，为中医药在民间的传承作出了应有的贡献。

二、版本流传考证

本次调研，先后共搜集版本35种，其中有明确刊刻年代的14

种，根据内容形制等特点，连同虽无刊刻年代但扉页有重订字样的两个版本，可分为以下五类：

1. 行书体自叙+"杳"字类两种

福建中医药大学图书馆之乾隆五十二年丁未（1787）益庆堂刻本（图1）、上海图书馆无刊刻年代但扉页有重订字样之清刻本两仪堂藏板（图2），此2版本形制内容相仿，正文俱11行24字，自叙为行书字体，自叙中"岐黄术"后为"杳"字。

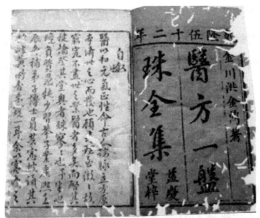

图1　清乾隆五十二年丁未（1787）益庆堂刻本

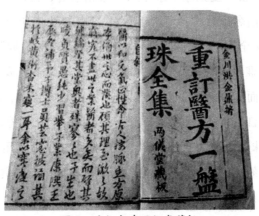

图2　重订本清两仪堂藏板

2. "香" + "折" 字类四种

成都中医药大学图书馆之清道光二十七年丁未（1847）崇顺堂刻本（图3）、镇江市图书馆之清同治三年甲子（1864）恒盛堂刻本（图4）、中国中医科学院图书馆之清光绪十三年丁亥（1887）务本堂刻本（图5）、清光绪二十二年丙申（1896）宏道堂刻本（图6），此四版本形制内容相仿，正文俱12行22字，自叙中"岐黄术"后为"香"字，条论中"条分缕析"之析作"折"。

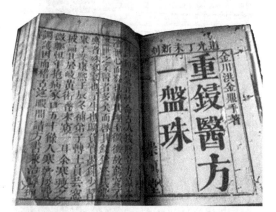

图3　清道光二十七年丁未（1847）崇顺堂刻本

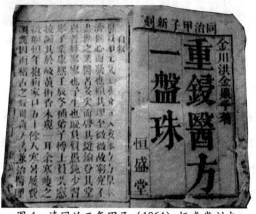

图4　清同治三年甲子（1864）恒盛堂刻本

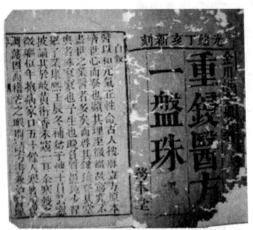

图 5　清光绪十三年丁亥（1887）务本堂刻本

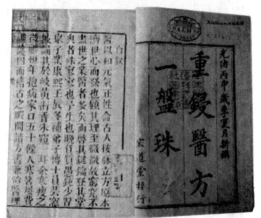

图 6　清光绪二十二年丙申（1896）宏道堂刻本

3. "香" + "坏" + "衣" 字类一种

辽宁省图书馆之清同治九年庚午（1870）富春堂刻本（图 7），正文 11 行 22 字，自叙中"岐黄术"后为"香"字，条论中"穷陬僻壤"之壤作"坏"、"医师"之医作"衣"。

4. "原叙" + "杳" 字类一种

广东省立中山图书馆之清光绪四年戊寅（1878）福锦堂刻本

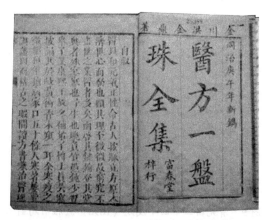

图 7　清同治九年庚午（1870）富春堂刻本

（图 8），正文 11 行 22 字，自叙作"原叙"，"岐黄术"后为"杳"字。

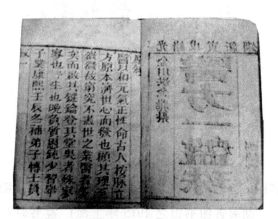

图 8　清光绪四年戊寅（1878）福锦堂刻本

5. "自序" + "香"字类八种

湖南省图书馆之清光绪二十四年戊戌（1898）澹雅书局刻本（图 9）、浙江大学图书馆医学分馆无刊刻年代但扉页有重订字样之宝华楼刻本（图 10），形制内容相仿，正文俱 12 行 24 字，自叙作"自序"，"岐黄术"后为"香"字，无条论。

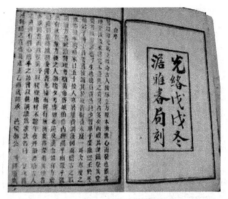

图 9　清光绪二十四年戊戌（1898）澹雅书局刻本

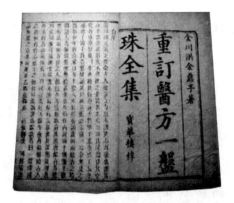

图 10　重订本清宝华楼刻本

　　甘肃省图书馆之清宣统二年庚戌（1910）上海渊明书庄石印本（图 11）、湖南省图书馆之 1915 年上海广益书局石印本（图12）、上海图书馆之 1919 年上海陶明记书局石印本（图 13）、广东省立中山图书馆之鸿文书局石印本（图 14）、辽宁省图书馆之上海锦章图书局铅印本（图 15）、成都中医药大学图书馆之新文丰出版公司影印本（图 16），此 6 版本内容形制相同，与澹雅书局、宝华楼刻本相仿，亦自叙作"自序"，"岐黄术"后为"香"字，无条论。

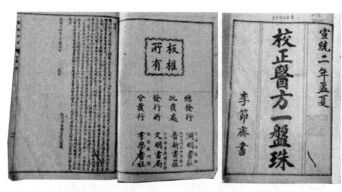

图 11　清宣统二年庚戌（1910）渊明书庄石印本

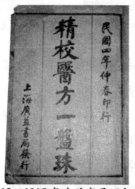

图 12　1915 年广益书局石印本

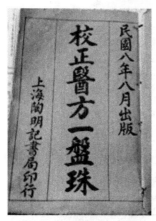

图 13　1919 年陶明记书局石印本

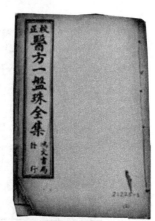

图 14　鸿文书局石印本

校注后记

二九一

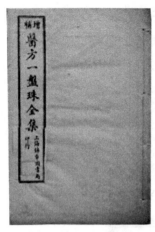
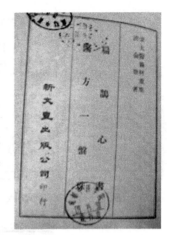

图 15　锦章图书局铅印本　　图 16　新文丰出版公司影印本

以上为有刊刻年代的版本 14 种（附重订本 2 种）。

另有无刊刻年代版本 19 种，此类版本由于刊刻年代不清，版本质量也优劣混杂，需要进行更深入地分析，方可辨别。根据形制内容等的区别，分别有以下五类：

1. "杳"字类三种

湖南省图书馆之清刻本三畏堂藏板（图 17）、国家图书馆之清

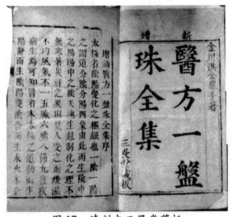

图 17　清刻本三畏堂藏板

刻本简文堂藏板（图18）、山东中医药大学图书馆之清刻本（图19），此三版本形制内容相仿，正文俱9行25字，自叙中"岐黄术"后为"杳"字。其中山东中医药大学图书馆之清刻本，无刊刻年代，亦无刊刻书商堂号，《总目》载之为著者序刻本，待考。

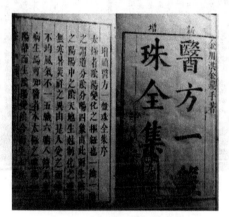

图 18　清刻本简文堂藏板

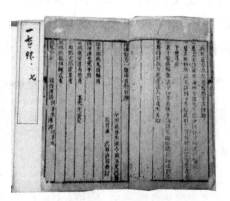

图 19　山东中医药大学之清刻本

2."香"+"折"字类一种

国家图书馆之清刻本（图20），无刊刻年代，亦无刊刻单位，《总目》载之为著者序刻本，待考。此版本正文12行22字，自叙中"岐黄术"后为"香"字，条论中"条分缕析"之析作"折"，与前述有刊刻年代之"香"+"折"字类（崇顺堂、恒盛堂、务本堂、宏道堂）四个版本内容形制相仿。

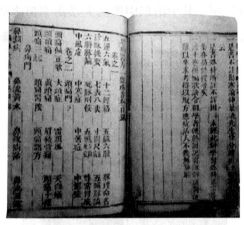

图 20　国家图书馆之清刻本

3."香"+"土"有点字类八种

此八种版本，正文俱 11 行 22 字，自叙中"岐黄术"后为"香"字，正文"五运者，金木水火土也"，土字右边多一点，分别有：中国中医科学院图书馆之清刻本（图 21）、安徽中医学院图

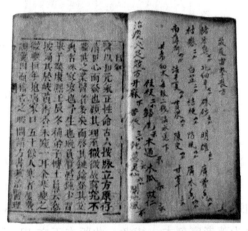

图 21　中国中医科学院之清刻本

书馆之清刻本蜀西什邑富兴堂藏板（图22）、四川省图书馆之清刻本（图23）、成都中医药大学之清刻本成都达道会存版（图24）、甘肃省图书馆之重锓本必盛堂藏板（图25），此五版本形制内容相仿，条论中"筩篋"之筩作"筒"、"条分缕析"之析作"枳"、"繁文缛节"之缛作"祥"、"医师"之师作"迊"，其中中国中医科学院图书馆之清刻本，《总目》载之为著者序刻本，待考；中国

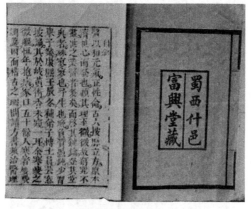

图22　清刻本蜀西什邑富兴堂藏板

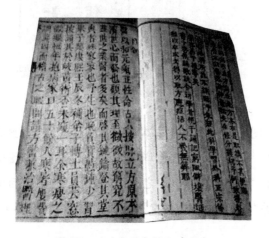

图23　四川省图书馆之清刻本

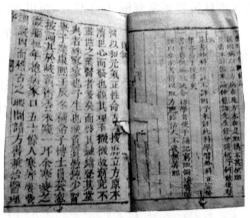

图 24　清刻本成都达道会存版

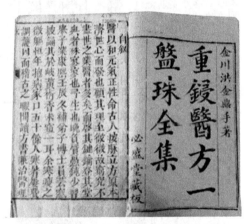

图 25　重锓本清必盛堂藏板

中医科学院图书馆之文秀堂刻本（图 26）；福建中医药大学之清刻本（图 27）；上海图书馆之菁华楼刻本（图 28），条论中"穷陬僻壤"之壤作"坏"、"医师"之医作"衣"，此版本与前述有刊刻年代之"香"+"坏"+"衣"字类（富春堂刻本）形制内容相仿。

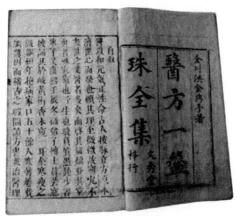

图 26　清文秀堂刻本

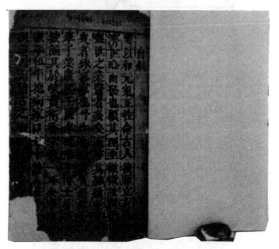

图 27　福建中医药大学之清刻本

　　4. "总论" + "百" 字类四种

　　此四种版本，正文俱 11 行 22 字，自叙中 "岐黄术" 后为 "百" 字，条论作 "总论"，分别有：湖南省图书馆之清三让堂刻本（图29）与裕德堂刻本（图30）、安徽中医学院之清尚德堂刻本（图31）、浙江省图书馆之清经纶堂刻本（图32）。

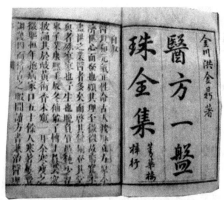

图 28　清菁华楼刻本

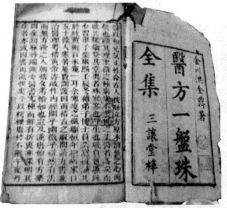

图 29　清三让堂刻本

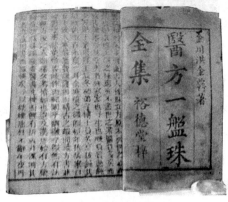

图 30　清裕德堂刻本

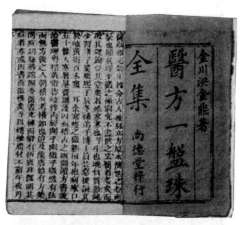

图31　清尚德堂刻本

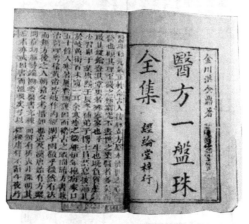

图32　清经纶堂刻本

5. 行书体自叙类三种

此三种版本，自叙为行书体，从刊刻字体来看，笔画粗劣，质量明显较差，分别有：甘肃省图书馆之清四教堂刻本（图33）、安徽中医学院之清锦盛堂刻本（图34）、浙江省中医药研究院之清文苑斋刻本（图35）。

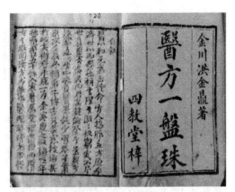

图 33　清四教堂刻本

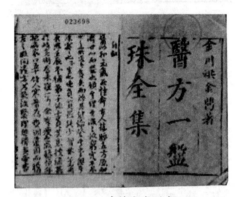

图 34　清锦盛堂刻本

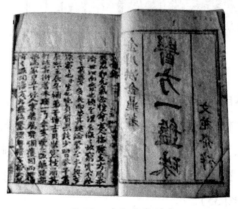

图 35　清文苑斋刻本

以上调研搜集的35种版本中，从时间上可以追溯的最早版本，为乾隆五十二年丁未（1787）益庆堂刻本。对于有明确刊刻年代的14种版本与2种重订本，此本刻印精良，错别字较少，应以为佳。但此本距离初刻年代，乾隆十四年己巳（1749），亦有三十多年之隔，同时还有近二十来种没有刊刻年代的版本，为数众多，其中是否存在初刻本，或是比益庆堂本更优秀的版本呢？于是，当版本的形制信息不足以进行判断时，就需要从内容中寻找更多的线索。

在无刊刻年代的版本中，"杳"字类3种：三畏堂本、简文堂本、山东中医药大学本，属于同一体系，行格疏朗，明显与其余版本压缩段落空白以节省版面的刻法不同。因三畏堂本破损在修复中，只能看到第一卷，而山东中医药大学本则错别字较多，故将益庆堂本与简文堂本进行互校。

在序言上，简文堂本除了洪金鼎自叙外，多了洪金鼎有官衔的三位同乡，礼部祠祭王云焕、新淦县知县郑兆龙、司铎康必达三人之叙。这对于仅是生员的洪金鼎来说，应是一种荣耀和提高医书知名度的方法，在这些序言中也可以看出是洪金鼎主动请求这些人为其作序的，因此初刊之时，这些序言于情于理都应该保存。后来重订翻刻，也许是着重于医书本身的价值作用，又可能也为了节省版面，从而将这些对医书内容并无太大影响的序言删去，仅保留了洪金鼎的自叙。简文堂本并在正文前保留了当时参与校订此书的人员列表。

又在正文上，益庆堂本之于简文堂本，有着多处明显的脱漏与错误。如：内科卷"五脏脉病虚实论"后脱落"六腑脉病虚实论"的标题，女科卷调经论"附脉"误作"附录"，后期而至者本属"血虚"误作"血气"，儿科卷"不曰马口脐"后脱落"则曰撮口脐"，眼科卷"如银内障"之第二行脱落，补有"疑阙，此处有错落，惜原本未载，今暂阙之”的说明（此处简文堂本亦脱落，但显示为空行），“丹砂散”误作“玄明春雪膏”而与前方“玄明春雪膏”重名等。

从以上的形制内容中可以推断：简文堂本即便不是初刻本，也应该更接近于初刻本，而益庆堂本则是经过了版面压缩后的早期翻刻本。根据上述线索，在其余版本中俱可找到同样的脱漏与错误，又根据益庆堂本与简文堂本自叙中“岐黄术”后皆为“杳”字，连起来应是“其于岐黄术，杳未窥一也”，其余版本则多作“香”字，也有作“百”字，应是在原有的错误基础上，不断传刻而形成的新的错误，同时往往伴随着更多的错误，如“笥箧”之笥作“筒”，“条分缕析”之析作“折”、“柷”，“穷陬僻壤”之壤作“坏”，“医师”之医作“衣”等。

综上，本次《医方一盘珠全集》整理的版本选择，以内容完整、错误较少、校刻精当、早期版本、不同体系为原则，选择简文堂本为底本，益庆堂本为对校本，“香”字类国家图书馆之清刻本为参校本。

三、著作内容与学术思想考评

洪金鼎因自小体弱多病，故潜心医药，治病救人，多有所获，于是搜集数十年来自己历试历验之方，于雍正十三年（1735）刊行《一盘珠》一卷，据王序中言，乾隆四年（1739）已遍行天下。但洪金鼎又“特患其略而弗详”，故检校古方，再附心得，增为十卷，于乾隆十四年（1749）刊行《医方一盘珠全集》，即是本书。从其现存的众多版本可知，十卷本《医方一盘珠全集》后来被不断地重订翻刻，而原先的一卷本《一盘珠》已流传甚少，本次调研只见到上海图书馆有《一盘珠》与《万氏女科》的清代合刻本。大体上，内、妇、儿、眼科是先后两书的共有框架，全集又增添了脏腑、脉理等基础内容和外科卷，并在各科门类、论述、选方、医案上作了较大篇幅的增入，使是书不但精练而且覆盖面广，成为后世医家案头常备的综合临证参考用书。

虽然本书内容大多从古人著作中节略而来，但在删繁就简的同时，通过对内容的重新编排并加入洪金鼎自身对医学的理解发挥，形成了本书自有的价值。首先，洪金鼎善于化繁为简，直取精要。正如其在条论中言："古之医书，汗牛充栋，非自少至老，不能详阅，予故就其症之切要者，去其繁文缛节，因病以立方，病在是，方亦在是，取携不甚便耶。"本书所涉病证，往往篇幅短小，寥寥数语，即将要点叙述清楚，所谓"知其要者，一言而终，不知其要，流散无穷"，以免后之学者，面对各家学说长篇大论，"非深明其理者，亦或因书而滋误矣"。其次，洪金鼎注重临床实用，书中所选的俱是自己试验有效，用之得心应手的方药，并突出其简便廉的特色，常以外治单方捷法取效。如头痛"用米一碗，炒热布包，扑头上立止"，牙根臭烂"刀豆壳烧灰，加冰片擦上，涎出即安"，耳聋"芥菜子捣碎，以人乳调和，绵裹塞耳，数易之即闻"等，所谓"单方一味，气死名医"，这对于当今社会用大处方、开名贵药的现象有着重要的借鉴作用。又如"咽喉肿痛在须臾，速取雄黄燕子泥"，"雄黄恐难卒办，单用燕子泥亦可。如无燕子泥，用烧纸数张，以烧酒浸湿贴喉外，随干随换"，又蟾酥"乡中恐难卒办，黄连代之"，牛黄"恐难卒办，以玄明粉五分代之"等，洪金鼎用药并不死守成方成法，而是根据实际情况灵活变动，这种不拘一格的临证替换用药，在那些缺医少药的穷乡僻壤具有很大的指导意义。另外，洪金鼎以秀才之能，将本书内容多以歌诀形式编撰，取其朗朗上口，"圆通无滞之意"，给人以一定的韵律和美感，有助于阅读和理解。

总之，全书简练精准，切合实用，不失为一部很好的精而全的中医临床参考书籍。但由于古人思想的局限性，本书也存在一定的迷信怪诞色彩，为保持原书面貌，本次整理并未进行取舍，需要读者自行鉴别。

总 书 目

I

本　草

鼎刻京板太医院校正分类青囊药性赋

方 书

医便

卫生编

袖珍方

内外验方

仁术便览

古方汇精

圣济总录

众妙仙方

李氏医鉴

医方丛话

医方约说

医方便览

乾坤生意

悬袖便方

救急易方

程氏释方

集古良方

摄生总论

辨症良方

卫生家宝方

寿世简便集

医方大成论

医方考绳愆

鸡峰普济方

饲鹤亭集方

临证经验方

思济堂方书

济世碎金方

揣摩有得集

亟斋急应奇方

乾坤生意秘韫

简易普济良方

名方类证医书大全

南北经验医方大成

新刊京本活人心法

临证综合

医级

医悟

丹台玉案

玉机辨症

古今医诗

本草权度

弄丸心法

医林绳墨

医学碎金

医学粹精

医宗备要

医宗宝镜

医宗撮精

医经小学

医垒元戎

医家四要

证治要义

松厓医径

济众新编

扁鹊心书